梁冰全国名老中医药专家传承工作室　整理

五十载诊治血液病经验

梁冰教授经验集锦

荣誉主编兼主审　梁冰
编著　李达　代喜平　李玲

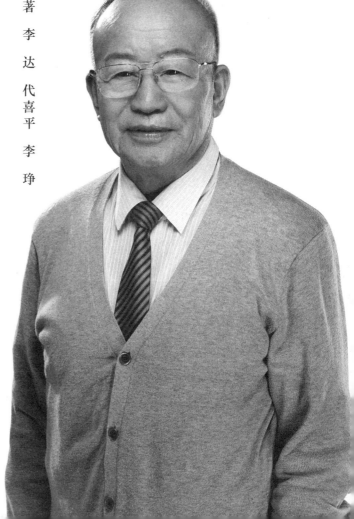

U0335358

中国中医药出版社
·北京·

图书在版编目（CIP）数据

梁冰教授经验集锦：五十载诊治血液病经验 / 李达，代喜平，

李玲编著 . —北京：中国中医药出版社，2019.6

ISBN 978-7-5132-5472-4

Ⅰ . ①梁… Ⅱ . ①李… ②代… ③李… Ⅲ . ①血液病

—中医临床—经验—中国—现代 Ⅳ . ① R259.52

中国版本图书馆 CIP 数据核字（2019）第 024094 号

中国中医药出版社出版

北京经济技术开发区科创十三街 31 号院二区 8 号楼

邮政编码　100176

传真　010-64405750

廊坊市祥丰印刷有限公司印刷

各地新华书店经销

开本 710×1000　1/16　印张 20　字数 224 千字

2019 年 6 月第 1 版　2019 年 6 月第 1 次印刷

书号　ISBN 978 – 7 – 5132 – 5472 – 4

定价　98.00 元

网址　www.cptcm.com

社 长 热 线　010-64405720

购 书 热 线　010-89535836

维 权 打 假　010-64405753

微信服务号　zgzyycbs

微商城网址　https://kdt.im/LIdUGr

官 方 微 博　http://e.weibo.com/cptcm

天猫旗舰店网址　https://zgzyycbs.tmall.com

如有印装质量问题请与本社出版部联系（010-64405510）

《梁冰教授经验集锦——五十载诊治血液病经验》
编写团队

荣誉主编兼主审　　梁　冰

编　　著　李　达　代喜平　李　琤

梁冰全国名老中医药专家传承工作室

整 理 人　胡永珍　李　慧　林　双　蒋　群

参编人员　王会朋　吴建伟　陈　瑶　郑育涛

　　　　　　陈羡男　温楚楚　卓秋燕　廖顺康

　　　　　　钟心媛　潘一鸣

走近血液病名医梁冰教授

前　言

梁冰先生，生于河北唐山，传承燕赵名医张锡纯等先辈之医钵，临证辨治崇尚衷中参西，博古通今，融会贯通，形成中西医病证结合的治疗血液病特色经验。

先生注重临证的偶然发现，探索其中的必然规律，倡导整体观念辨析及体现个体化的思路与方法，强调临床实践务必密切结合基础理论与实验研究，究疾病之本质，旨在促进临床疗效的不断提高。

如今，先生年届八旬，依然精神矍铄，日日耕耘，不敢懈怠，坚持日常查房与出诊，事必躬亲。先生数十年习惯门诊登记每位患者的信息，并注明疾病特点及关注重点。每逢查房之前日，必抽出大量时间翻阅相关文献，逐一书写记录，待查房时与众人交流。

本书历经数载，搜集整理先生五十余年，从冀北到岭南的学术、科研与临证经验的资料，加以梳理，编著成册。

全书主要分为医家小传、学术思想、专病论治、方药杂谈、诊余漫话五大内容。医家小传着重介绍先生的学习与工作经历；学术思想主要介绍先生的治疗思路，有针对整体的，也有针对个案的，给读者以更多启示；专病论治是本书的重点，从中西医结合的角度，对十种血液方面的疑难重症进行了分析和解读，并拿出行之有效的治疗手段和方法；方药杂谈主要涉及先生的经验方、对经典方药的发挥、对成药的巧用及特色药对；诊余漫话主要论述先生的治则、治法等内容，虽显零散，但切于实用。附录部分展示了先生以往在科研、论著及师带徒方面的成绩。

本书集先生五十余年的中西医结合治疗血液病经验，势必对从事血液病治疗和研究的医生大有裨益，对于学习阶段的医学生也有参考价值，书中的相关案例也会受到病患及家属的关注。

本书可供从事相关疾病治疗的医生、科研人员及中医药院校学生学习参考，也可供有一定医学知识的患者及家属阅读。

本书由梁冰名医传承工作室主要成员负责并在研究生积极参与下完成，由于水平所限，书中难免存在差误之处，希望读者不吝赐教，以期重印时修正。

《梁冰教授经验集锦——五十载诊治血液病经验》编委会

2018 年 9 月于广州

储　序

中医药学博大精深，是一座伟大的宝库，在中华民族繁荣昌盛及防病治病方面功不可没。血液系统疾病的治疗，中医药也发挥了并将持续发挥良好的治疗作用。

自 20 世纪 60 年代，国家倡导中西医结合，逐渐挖掘并开发出青黛类药物，如靛玉红、异靛甲等，砒霜与雄黄类药物，如三氧化二砷、复方黄黛片等，对于某些血液病的治疗乃至治愈起到了举足轻重的作用。再生障碍性贫血类骨髓衰竭性疾病，依据中医医理"肾主骨髓"，从中西医结合角度达成"从肾辨治"共识，对于此类疾病的治疗起到了显著的增效减毒效果。

我与梁冰教授相识已有四十余年，他自 20 世纪 70 年代就开始了血液病的研究与治疗，难能可贵的是，尽管毕业于中医院校，但他不畏艰难，刻苦钻研，自学现代血液学基础与临床知识，中西医融会贯通治疗血液病，尤其对于急性再生障碍性贫血，在当年缺乏有效治疗手段、支持疗法非常不足的情况下，采取"凉血解毒法"治疗，获得显著效果，获卫生部优秀科技成果奖。梁冰教授在 1980 年后建立了全国最大的中医血液病专病医疗中心——河北省廊坊市中医院血液科，尽管处于北京和天津各大医院及血液病研究所之间，但却凭借其独特的以中医药为主的治疗方法及良好的疗效，立足冀北，进而逐渐影响大江南北。

梁冰教授不但中医功底深厚，西医现代血液学知识也很丰富，并与时俱进，不断学习交流跟进，颇具衷中参西特色，与传统单纯名老中医不同，广泛得到中医、西医、中西医结合血液病同道的认可。

梁冰教授已年届八旬，依然精神矍铄，上午照常出诊并查房，下午博览群书，与时俱进学习血液学新进展。不但开设了冀北以血液病研治为主的廊坊市中医院，退休之后又南下广州，指导并参与广东省中医院血液科的建设，目前廊坊市中医院血液科已成为国家区域中心，广东省中医院血液科已成为岭南综合实力最强的专科。

本书乃梁冰教授第一本经验专辑，书中介绍了他关于血液病的学术思想及临证辨治经验，集五十余年经验荟萃。书中所载，既有古法之传承，又有与现代医学之结合，并有药理实验研究之佐证，颇具临床与研究参考价值，值得血液学同道共同鉴赏。

欣闻其书即将付梓，拜读诸多妙谛，故特出此序共勉。

储榆林

2018 年 9 月 25 日

梁冰先生简介

　　梁冰，男，1939年12月生于河北省唐山市滦南县，1962年毕业于天津中医学院（五年制大学专科），教授、主任中医师、博士生导师，国内著名中医血液病专家。经人事部、卫生部、国家中医药管理局遴选为第二批国家级名老中医及第三批全国老中医药专家学术经验继承指导老师。1999年10月获得并享受国务院政府特殊津贴。1995年至2004年经河北省委、河北省人民政府批准为省级优秀专家。曾任河北省廊坊市人民医院副院长、河北省廊坊市中医院院长兼党委书记。

　　梁冰先生在中医理论上造诣极深，精通中医经典著作，临床经验丰富。对近代医学血液病知识自学成才，从事中医临床工作五十余载，擅长中医、中西医结合治疗各类血液病，尤其对于再生障碍性贫血、急慢性白血病、血小板减少性紫癜有丰富的治疗经验，对内科疑难杂病也很见长。先后在国家级及省级杂志发表学术论文30余篇，主编人民卫生出版社《血液科专病中医临床诊治》（专科专病中医临床诊治丛书）第1、2版，《血液病》（专科专病名医临证经验丛书）第1、2版等，影响深远。

　　2014年"梁冰名中医专家传承工作室"成立，2017年"梁冰广东省中医药专家传承工作室"成立，2018年"梁冰全国中医药专家传承工作室"成立。共培养学术继承人4名，现均已成为院内骨干和学术带头人。先生现仍坚持日常门诊和查房工作，深受患者拥护，门诊日常常爆满，但先生宁可拖班也要把病人看完。

科研上，先生先后获部级、省级、市级各类科研成果10余项，其中"中西医结合治疗急性再生障碍性贫血"成果荣获河北省科技进步二等奖、卫生部科技进步二等奖，"HOA中与HOAP治疗急性淋巴细胞白血病"成果荣获河北省科技进步三等奖，"再生障碍性贫血肾虚临床与实践研究"成果荣获河北省卫生厅科技进步一等奖。

目 录

医家小传

学术思想

专病论治

目 录

方药杂谈

诊余漫话

目 录

附 录

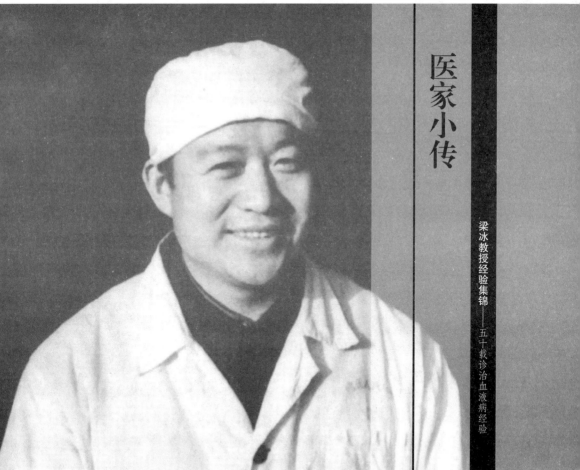

医家小传

梁冰教授经验集锦——五十载诊治血液病经验

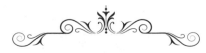

梁冰教授经验集锦
——五十载诊治血液病经验

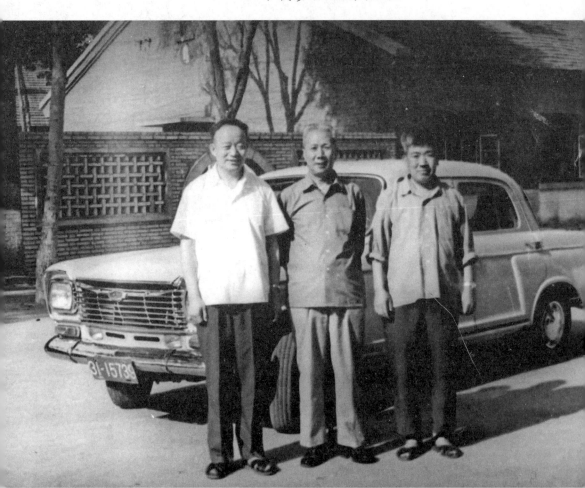

梁冰教授与关幼波名老中医、廊坊市原卫生局副局长邢福增

燕赵后裔，传承医钵

自古以来，燕赵之地名医辈出，历史上为大家所耳熟能详的就有刘完素、张元素、李杲、王清任、张锡纯等。

梁冰先生（以下统称"先生"）作为燕赵后裔，1939年岁末出生于唐山滦南。自幼聪颖，勤俭好学，中学毕业之后，以优异成绩考上当时的天津中医学院。大学期间，刻苦学习，博览群书，夯实了中医药学基础；作为班级干部，积极组织并参与各项有益活动，广交学友，增长阅历，为其成就一番事业奠定了基础。

医者仁心，情定血液

先生于1962年大学毕业，其时工作就业，需要服从分配，于是只身一人带着简单行李来到天津地区疗养院，做了一名临床医务人员。

"文革"结束，先生被调入河北廊坊市第一人民医院中医科工作，起初从事中医全科工作，包括针灸治疗和辨治内科杂病。那时工作高度紧张，先生白天要看110个门诊病人，还要做20个针灸治疗，白天工作一天，晚上看书到12点后才回家休息。由于廊坊市地处北京、天津之间，先生常常往返奔波两地，学习、请教、拜望京津大医院的专家教授并参与会诊。逐渐地，一个现象被细心的先生发现，全国各地投奔京津等大医院寻求诊断、治疗血液病的人越来越多，尤其华北、西北、东北等地，且多为经济条件不好的农民。在 20 世纪 70 年代初期，血液病的诊断、治疗是相当困难的，大多需要依靠反复化疗、输注血液等西医手段维持，费用之昂贵难以想象。即便在当今，血液病依然是治疗困难、费用昂贵、难以攻克的疑难病症。

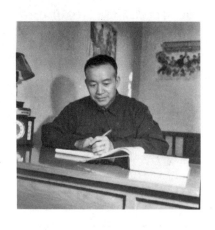

先生感觉中医药在血液病的治疗领域发挥的作用甚少，心里就萌生了救人于危难之中的医者仁心，毅然决然地选择了血液病这块难啃的骨头，立志攻坚克难。在先生的建议下，医院批准建起了血液科病房。先生白天工作，晚上对照血液学图谱分析每例标本。1973 年在苏州召开的第一次全国血液病会议，全国代表 60 人，中医仅先生一人。在这次会议上先生结识了全国知名的血液病专家、教授，尤其是北京协和医院张之南教授，因廊坊离北京很近，先生几乎每个星期都到张之南教授办公室登门求教。自 20 世纪 70 年代始，先生情定血液病，潜心钻研，博览古今医书，寄希望于通过中医药来减缓病人的病痛。

先生在繁忙的日常医疗工作中抽出时间，到上海参加全国西医血液病研习班，并以中医医生的身份成为班长，最后以优异成绩通过考核结业。从此，奠定了衷中参西、中西医融合血液病诊疗、辨治模式。时至今日，先生年近八旬，依然每日兴致勃勃地浏览现代西医血液病治疗进展的书刊，不断汲取养分

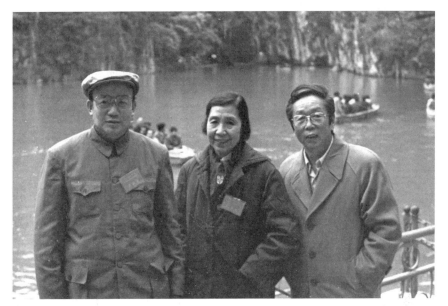

梁冰参与全国血液病会议，与胡亚美、席雨仁合影

为我中医辨治所用。

血液病可谓世界级的一个难题，血液病病人承受着身体、心理及经济等各方面的折磨。先生从踏上工作岗位起，历经血液病病人特殊群体诊治之痛楚与医者的束手无策，不畏艰难，勇于探索，以攻克血液病为己任，誓愿帮助血液病病人解除病痛折磨。他不辞辛劳，常常奔波于京津冀等各大医院，拜访名医，不耻讨教。

先生曾历经无数个不眠之夜，翻阅、摘抄文献，从浩瀚医籍中苦苦寻觅"灵丹妙药"；除了日常诊疗工作外，先生还担负着医院繁忙的管理事务，日渐憔悴，尽管如此，他始终如一、从不舍弃自己以血液病诊治为己任的决心。他常对中医科医护团队人员讲："对待血液病病人，不仅要从身体上帮助他们减轻痛苦，更要从心理上帮助他们战胜病魔！"

先生带领团队人员在明确的目标与既定的方向上，孜孜不倦，攻坚克难，勇攀高峰，终于使中医药在辨治常见多发血液病方面有了一定的成就，尤其是用中医药治疗急慢性再生障碍性贫血（简称"再障"），以及中西医结合诊疗辨治急慢性白血病。

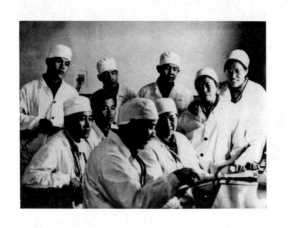

在已取得的成绩面前，先生并未满足，不敢丝毫懈怠，而是涌现更高期望：争取建造一所专门研究与治疗血液病的专科医院，为更多的血液病病人带来福利。先生在这样的想法中不断筹划、反复酝酿，终于在市人民医院中医科医护团队基础上，以突出中医特色的中西医结合模式诊治血液病为主的廊坊市中医院于1986年应运而建。医院血液病区占据"半壁江山"，其规模不断扩大，很快就拥有了4个血液病区，包括1个血液儿科病区在内。自此，先生的查房也从1个病区增加到3至4个病区，尽管如

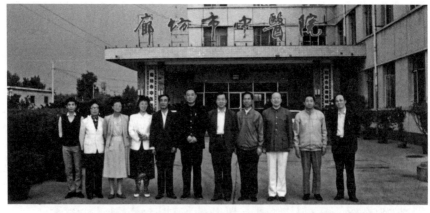

国家中医药管理局原司长陈佑邦、廊坊原地委书记赵慧巨、
河北省中医药管理局原局长李彩瑞一行

此，他总是耐心而认真地对待每一位病患，年轻医生深有感触，病患及家属倍受感动。

随着血液疾病诊疗发展的需要，医院于1992年成立了专门针对血液病研究的实验室与科研信息科，为深入发展以中医药为主辨治血液病奠定了良好基础。

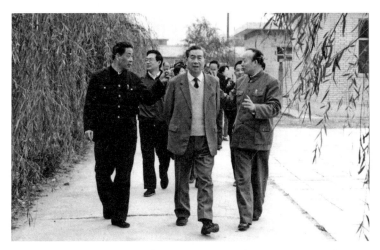

原卫生部长崔月犁、廊坊市长赵成在廊坊市中医院漫步，
听取梁冰院长汇报工作

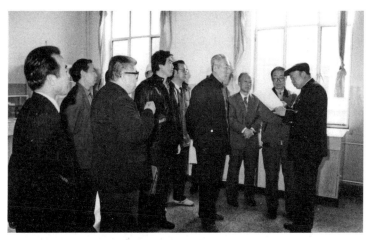

国家中医药管理局原副局长田景福、于生龙听取梁冰院长
汇报关于老年病房的建成

医家小传

廊坊，这个在中国版图上不起眼的小地方，却在先生及其团队的努力拼搏、不断奋进、积极建设下，成为全国中医药治疗血液病最有特色、最负盛名的地区之一，被国家中医药管理局授予并挂牌为"全国中医血液专病医疗中心"。

独辟蹊径，自成体系

早在 1970 年，先生就在国内首次提出把急性再生障碍性贫血（简称"急性再障"，现归属于重型再障范畴）用中医的"急劳髓枯温热"加以概括，独创"凉血解毒法"辨治，成为当时首创，临床疗效显著，居国内药物治疗的领先地位。先生及其团队历时 8 年，总结出急性再障诊断明确的 35 例病人，均采用中医辨证分型施治，后将这些病例有效的、无效的、死亡的、不做疗效统计的全部资料送到中国医学科学院，经张之南等四名专家进行为时一天的审阅后，一致认为急性再障诊断明确，资料完整，可以鉴定。后经以张之南教授为主任委员的 8 名国内知名专家鉴定后认为：有效率达 70.5%，居国内领先水平。从此以后，中国中西医结合学会把急性再障列为急劳髓枯温热型，全国试用。这开辟了中医药治疗急性再障的先河！

先生衷中参西辨析，认为急性再障乃造血之源肾精枯竭，短期内贫血呈进行性加剧，加之极易外感温热，内陷营血，呈现"急劳髓枯温热"标急本虚之证。在治疗上，先生针对急劳髓枯病本，选用了《卫生宝鉴》之"三才封髓丹"；针对上焦外感标证，选用了《济生方》之"苍耳子散"；针对温热之邪内陷营血，选取了《千金方》之"犀角地黄汤"。三方联合，标本兼顾，随症加减，自拟独创"凉血解毒汤"，共奏滋阴补肾、凉血止血、散风清热之功效，经过临床反复验证，疗效显著。

先生对于慢性再障的辨治，通过反复实践，不断总结经验，对其证型演变与辨证施治加以梳理升华，概括为初期、中期、后期、末期4个阶段，依次采取：初期滋阴补肾，中期滋阴济阳，或者上述两法隔日交替使用，后期温补肾阳、填精益髓，这一凉、平、温、热的辨治规律，得到中医血液病界普遍认可而广泛应用。

先生及其团队经过不断探索，尤其是承担并开展了国家"七五"攻关课题"再障肾虚临床与实验研究"之后，对于再障的临床疗效不断得以提高，急性再障的中医药治疗有效率达70%以上，慢性再障的中医药治疗有效率达86%，先生被业界及病患誉为"养血大师"。

20世纪80年代前后，在急性髓系白血病的治疗中，国内通用的方案是HOAP（三尖杉酯碱、长春新碱、阿糖胞苷、泼尼松），先生通过临床实践发现P（泼尼松）作用不大，于是总结出HOA中（即中药）与HOAP治疗急性髓系白血病各30例对照，结果显示疗效没有显著性差异，并将此结论在太原召开的六省一市血液病大会上宣读，引起参会代表的重视，后被国家级核心期刊《中华内科杂志》选中刊出。此后，先生从中西医结合角度不懈探索急慢性白血病的病证结合辨治，针对发病之初即以全血细胞减少，易于并发弥漫性血管内凝血为特点的急性早幼粒细胞白血病，倡导"重病轻取"的理念，采取小剂量三尖杉酯碱联合益气养阴扶正补虚中药治疗，获得明显增效减毒效果，居当时中西医结合治疗的先进水平。

先生对于常见出血性疾病之一的原发免疫性血小板减少性

紫癜，从偶然发现的少阳证辨治，施以和解少阳的小柴胡汤经方加减施治，获得提升血小板和减缓出血之效，形成清泻肝胆郁火而从肝论治的特色。

在临床辨治血液病的过程中，先生强调中西医并重、衷中参西、病证融合，重视临床与实验密切相结合，逐渐形成其独特的辨治经验体系。

1996 年 6 月，先生在接受了中央电视台《天涯共此时》栏目组有关突出中医特色、中西医结合辨治血液病经验的采访后，进行了中医特色治疗血液病方面的专题系列报告，受到国内外观众的一致好评，先后多次应邀到香港、台湾、美国、新加坡等地讲学交流。

继承创新，硕果累累

先生仁心仁术，谦逊好学，饱读古代中医经典书籍，博览现代医学血液专业文献，并善于在临床实践中及时总结个案的偶然发现，得以启发并揭示具有潜在规律性的东西，进而扩大临床验证，从中引出新的学术思路与方法，并进一步形成行之有效的治疗方案。

先生从医五十余载，积累了扎实的中西医理论基础和丰富的临床融合经验，为血液病的辨治及疗效的提高带来了近乎突破性的进展。

先生从不满足对实践医学的追求，在血液疾病的研究、探索期间，衷中参西，与时俱进，时时了解国内外相关动态，总结并不断完善以病人个体为中心的中西医结合辨治的理论与方法体系，与病人携手攻克疾病，帮助病人树立生活的信心。

由于敢于探索，勇于创新，先生的科研成就硕果累累，其主持并完成的"七五"国家攻关课题"再障肾虚的临床与实验研究"，荣获河北省卫生厅科技进步一等奖；随后，先生带领团队骨干开展的"中药凉血解毒为主治疗急性再障"科研成果，获得河北省科技进步二等奖，其结合计算机技术的"凉血解毒并电子计算机程序治疗急性再障"荣获卫生部重大科技成果乙等奖。先生不但在再障方面成就颇丰，在白血病中西医结合治疗方面也取得可喜成果，"HOA/HOAP方案并中药治疗急性非淋巴细胞白血病"荣获河北省科技进步三等奖；其他省市级科研成果十余项。

先生善于总结，勤于笔耕，撰写的《以中药为主治疗急性再障》一文，在第五届国际东方医学大会上宣读交流，并荣获金奖。

一腔热忱，技传岭南

先生从医五十余载，收获经验与成就无数，然而丝毫不敢懈怠，与时俱进，不断探索。在2000年岁末，先生从廊坊市中医院书记、院长的领导岗位退下来后，花甲之年接到时任广东省中医院院长吕玉波的盛情邀请，期盼能把北方辨治血液病及建设、发展中医血液专科的宝贵经验带到岭南，指导并帮助广东省中医院建设血液专科。先生意识到这是一个能让全国乃至东南亚地区的血液病病人受益的好机会，毫不犹豫，爽快答应，不久便南下广州，担任广东省中医院血液科主任导师，筹划组建血液病科，毫无保留地将自己几十年总结的治疗血液病经验和学术思想分享给大家，并培养了一批中医血液病人才。

至此，广东省中医院血液病科在先生的悉心指导及对各项工作的亲力亲为下，在医院的大力支持下，从无到有，从小到大，平稳而蓬勃地发展起来；从开展常规血液病诊疗与辨治开始，现如今成为华南地区综合实力雄厚的广东省中医重点专科，中医特色突出，西医诊疗紧跟现代进展，并开展了造血干细胞移植等高精尖诊疗技术，未来，更会像一只蓄势待发的雄鹰变得更大更强。

自 2001 年初春，先生携徒弟李达南下广州，受聘于广东省中医院，开展血液病科的建设工作。先生期望在冀北积累的中医辨治血液病经验，能够在岭南开出新花，结出硕果。

在临床实践中，先生强调整体观念个体化，凡病人皆遵循因人、因地、因时诊治。比如对于慢性再障的治疗，北方人主要以肾虚精亏为主，治疗上施以补肾活血法获效；而南方多湿热，病人大多易于脾虚湿困，在治疗上先生多采用健脾祛湿法施治而获效。在岭南地区，先生继续开展中药并环孢菌素治疗急性再生障碍性贫血的临床研究，包括 ATG 治疗无效病例 26 例，治愈、缓解 18 例，有效率仍在 70% 以上。而对于慢性再生障碍性贫血，病情相对稳定，中医的治疗上多施以温补脾肾，先生在岭南观察了 86 例慢性再障病人，结果临床治愈 29 例，缓解 18 例，总有效率为 85%。

先生在治疗 1 例急性淋巴细胞白血病伴反复高热、白细胞明显增多病人时，偶然发现使用具有清热解毒功效的中成药"安脑片"后，获得控制发热、减缓病状，且使得白细胞负荷降低的临床缓解效果。于是，先生先后对 12 例早幼粒细胞白血病病人予安脑片治疗，均获得较好的治疗效果，继而拓展应用于慢性骨髓增殖性疾病，诸如骨髓纤维化、真性红细胞增多症等，也获得良好减缓、控制疾病的疗效。先生先后对2例套细胞淋巴瘤病人于一次化疗后施中药安脑丸治疗，复查PET/CT显示淋巴肿大一次比一次缩小，1例恢复原来工作，1例已正常生活3年以上。1例真性红细胞增多症病人原来血红蛋白180g/L，服用安脑丸治疗后降至160g/L，未放血亦未化疗，仍正常工作。慢性淋巴细胞白血病病人何某，女，76岁，就诊前血红蛋白60g/L，外周血淋巴细胞$7.0×10^9$/L，接受以安脑丸为主的中药治疗，由原来1～2周输血一次，逐渐到不再输血，血红蛋白升至106g/L。

先生认为，在我国家医学发展道路上，有中医亦有西医，应该中西医结合，优势互补，并贵在创新。在急性髓性白血病治疗上，西医多行联合化疗和骨髓移植，已达到国际先进水平，在某个领域更是处于国际领先水平。而急性白血病的治疗关键是缓解后的复发，尤其完全缓解后微小残留病变是复发的根源，消灭微小残留病变是治愈急性白血病的根本。中医治病求其本，肿瘤病人放疗、化疗是手段，最后治愈是靠自身免疫功能的恢复，即正气的恢复，自身免疫功能的恢复消灭残存的微小病变，正所谓"正气存内，邪不可干"，中医治疗应放在"固本清源"。

先生门诊上有很多从西医院血液科"脱离"强烈联合化疗的急性白血病病人，因难以承受副作用，寻求中医辨治。病人胡某，女性，2012年诊断为急性髓性白血病（M5b），在广州某医院行化疗后，因不能耐受，选择中药治疗，曾服安脑丸、八宝丹3年，3年后停药，至今随访6年，病人处于完全缓解无病状态。为消灭微小残留病变，先生衷中参西，提出并实践门诊节拍性姑息化疗"四药一日"疗法，具体做法是在末次化疗缓解后第一年1个月一次，第二年2个月一次，第三年3个月一次，第四年停药观察（四药为阿糖胞苷、高三尖杉酯碱、依托泊苷、地塞米松），有机结合扶正补虚中药，使得不少病人尽管未能获得充分化疗效果，但也由此获益而长期生存。先生认为，如果一味进行化疗，必然会伤及正气，犯虚虚之弊，病人免疫功能大伤，邪气会死灰复燃，促使疾病复发，正如《内经》所言，"大毒治病，十去其六"，充分利用中医优势战胜白血病。

仰之弥高，钻之弥坚

先生不仅医德崇高，医术精湛，而且十分注重对后人的言传身教。从事中医临床、教学、科研工作五十余年，在专科建设、学术传承、人才培养等方面做出了卓越贡献。他经验丰富，治学严谨，先后撰写论文30余篇，均发表在省级以上核心期刊，著有《再生障碍性贫血的国内外研究现状》《血液科专病中医临床诊治》《实用中医血液病学》《血液病》（专科专病名医临证经验丛书）等著作。

先生在北方创业期间，就带出了一支临床与实验结合的治疗队伍，在此基础上逐渐成长并发展起来，成为"全国中医血液专病治疗中心"暨河北廊坊市中医院血液科的骨干人才，在北方乃至全国范围颇具规模与影响力。其培养的人才先后被引进广东省中医院、河北医科大学附属医院、中国中医科学院广安门医院及望京医院等，成长为上述各大医院血液专科的带头人与中流砥柱。

由于所从事的血液病诊治的特殊性，需要不断学习现代医学新技术、新进展，先生自从情定血液病之年轻时代就养成了阅读文献的习惯，不论行政工作的繁忙，抑或年龄增长的精力所限，自始至终秉承着中西医结合、衷中参西之理念，订阅了一系列中西医杂志：《中华血液学杂志》《中华内科杂志》《中医杂志》《中国中西医结合杂志》等，每日都要翻阅，不断汲取中西医进展及各位专家学者的认知与成果，与时俱进，融合中西，应用于临床实践，不断提高疗效而造福于病人。

尽管先生年近八旬，但依旧精神矍铄，思路敏捷，其体力丝毫不亚于年轻人，这得益于经常的阅读思考，得益于坚持不懈的养生运动。每日午后基本都是先生阅读文献、思考临床疑难问题的时间，轻易不会间断或被打扰；每日晚间新闻联播之后，小区院里养生活动始终坚持。

除了每周四个半天的专家门诊之外，先生每周坚持血液病区查房一次。在查房前一天，先生都会致电病区，问询主管医生查房病人的详尽临床资料，以便结合资料反复查阅文献，提前考虑诊疗与辨治思路及方案，全面评估病情，并不辞辛劳做好笔记；第二天查房之时，可以提出切实可行的中西医结合解决方案，帮助病人缓解病情，促进早日康复。

悬壶济世，传道授业

尽管历经五十余载临床辨治，积累了丰富经验，但每次临证，先生依然丝毫不敢懈怠，如履薄冰般慎重而认真，不论血液病专科出诊，还是血液病区查房，面对病人，不分高低贵贱与远近亲疏，一视同仁。出诊之际，凡有加号，尽力帮助。先生常挂嘴边的话：血液病患，多是来自异地他乡，非常不易，帮助一下，举手之劳而已！

先生在从医生涯中，十分关爱病人，以病人为中心，根据每位病人的个体差异采用恰当的个性化治疗方案，并再三给予鼓励，帮助他们树立战胜病魔的信心，改善其生活质量。

作为全国第二、三批全国老中医药专家学术经验继承指导老师，先生在冀北与岭南分别带徒李达医生与周红医生等中青年专家，并在广东省师承项目中指导胡永珍医生与李玲医生，均以优异成绩获得出师。在广东省中医院系统内，先生不遗余力，培养了一批又一批中医血液业务骨干。

在广东省中医院外聘工作期间，先生亲自参与并指导血液专科的建设，使其从医疗组逐渐发展成为独立的血液专科病区，进而跻身广东省级重点专科。

"学贵得师，亦贵得友"，先生不仅在教学上匠心独具，循循善诱，在生活上更是平和善良，亦师亦友，堪称学习的楷模。

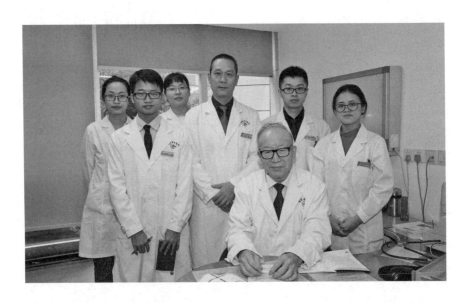

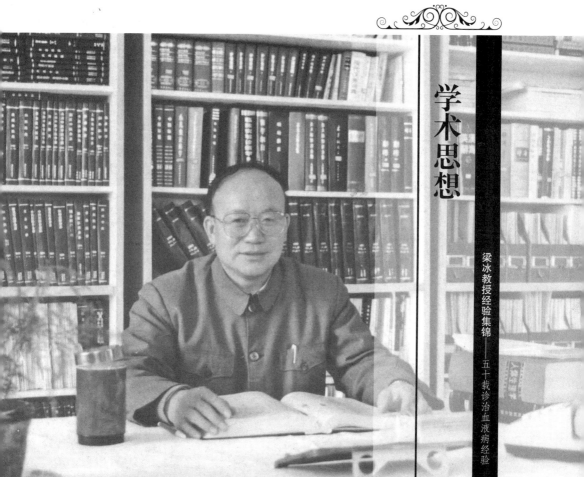

学术思想

梁冰教授经验集锦——五十载诊治血液病经验

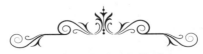

梁冰教授经验集锦
——五十载诊治血液病经验

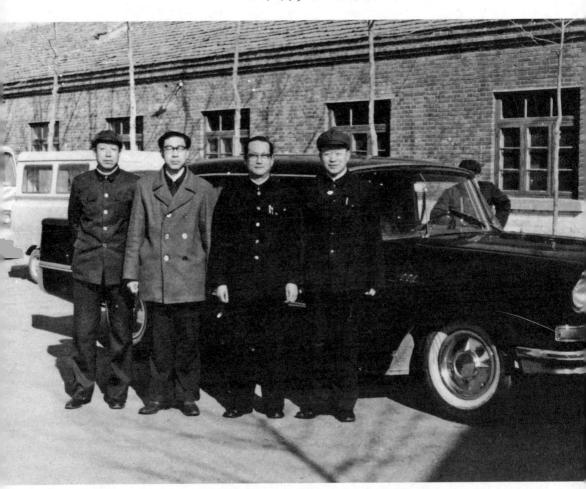

李恩复（左二）、张桂如（左三）、梁冰

从偶然发现中得到的启示

血液病不同于一般疾病，虽然发病率低，但一旦患病，便是危重疑难，且治疗难度大。血液病在古典医籍中鲜有记载，仅散在于"虚劳""发热""血证""温病"等文献描述中。血液病的诊断结果与治疗效果，都是需要依靠实验检查得出的血液与骨髓等指标来评判的。

先生历经五十余载中西医结合临床，认识到在疾病诊疗中，对一些疑难重症，尤其是血液病，用一般的常法辨治，效果往往不好，当打破常规，而采用"变法"应对处理时，往往会收到出乎意料的效果。

然而"变法"的运用，绝非来自脱离实际的冥思苦想与闭门造车，往往是从临证个案的治疗经验中总结出来，进而形成新的行之有效的"常法"，此乃先生所谓从偶然的发现中得到的启示。

1. 凉血解毒法辨治急性再生障碍性贫血

20 世纪 70 年代初，中医对于急性再障的辨治，通常归属于"虚劳""血虚"范畴，而采取"虚则补之""劳则温之"的补益脾肾、填精益髓方药施治，其结果是：不但没有获得补虚生血的效果，反而出现"补阳热更炽、滋阴血不生"的结果，病人多半在短期内死于重症感染和 / 或内脏出血等并发症。

1977 年 5 月，一例诊断明确的急性再障病人（高某，女性，43 岁）转来先生主管的廊坊市人民医院中医科住院，其间反复发热，体温 39℃ 以上，咽部充血，扁桃体Ⅱ度肿大，皮肤多发紫癜，子宫出血不止，血象呈现三系显著减低：血小板 $11 \times 10^9/L$，白细胞 $0.9 \times 10^9/L$，血红蛋白 70g/L，骨髓检查提示增生极度低下，其非造血细胞之淋巴细胞 90% 以上，粒细胞与红细胞系极度减低，全片巨核细胞未见；舌淡白，苔黄腻，脉洪大数疾。符合再障贫血中严重类型的"急性再障"，面对如此急危重病情的病人，依照先生既往经验，采取常规补益法治疗，恐怕是九死一生，需要另辟蹊径予以应对救治。

先生拓宽思路，查阅中医文献，反复推敲与思索，认为如此严重的急性再障贫血，发病急，贫血呈进行性加剧，符合虚劳中"急劳"范畴，以此概括病性；因造血组织迅速广泛破坏而衰竭，以"髓枯"概括其病位与病本；"邪之所凑，其气必虚"，因而极易外感"百病之长"的风邪，入里化热，侵及营血并呈温热征象，又以"温热"概括其病标。整体而言，先生用"急劳髓枯温热"加以全面概括。

先生依照上述思路，将此病人辨证为"急劳髓枯温热型"。治疗上针对外感风邪，入里化热，选用散风清热的苍耳子散加减；针对热毒炽盛，侵及营血并迫血妄行，选用清热凉血、解毒止血的犀角地黄汤加味；针对进展急骤的髓枯精竭之血虚病本，给予三才封髓丹以滋阴固本，组成了标本兼治的"凉血解毒汤"。先生突破常法，以此"变法"连续施治 150 天，并加强西医输血等支持疗法，病人终获病情缓解而出院，血象逐渐恢复正常，已随访 12 年，恢复正常工作。

从此以后，针对此类急性再障，先生摒弃了传统的以补益为主的做法，而是首选凉血解毒法，逐渐形成"先稳症，后生血"的"变法"。其后，先生率领团队在临床上系统观察治疗了 34 例急性再障病人，获得良好效果：痊愈 11 例，缓解 9 例，明显进步 2 例，总有效率达 64.5%，较一般常规治法有效率提高了 10.7%，达到国内先进水平，并居药物治疗的领先地位。

2. 和解少阳法治疗原发性血小板减少性紫癜

20 世纪 70 年代中期，面对临床常见多发的出血性疾病之一的原发性血小板减少性紫癜，西医除了使用糖皮质激素外，没有其他好的办法，寻求中医帮助的病人众多，然而先生参照"血证"中"紫癜"的常规辨证施治，效果并不令人满意。

先生曾经接诊一位女性病人，17 岁，因月经过多，皮下散在紫癜住院，当时血小板计数 47×10^9/L，骨穿提示：骨髓增生活跃，尽管巨核细胞增多，但生成血小板障碍，全片血小板少见。当时，病人伴有发冷发热，体温 38.5℃，两胁胀满，心烦干呕而不欲食，舌质淡，苔薄黄，脉弦滑。先生并未一味按照紫癜辨治，而是依照临床症状，采取六经辨证，认为属于少阳病证，乃邪入少阳血分，施以小柴胡汤方加减施治，以和解少阳、和血，用药 4 剂以后，病人发热发冷消退，同时皮下紫癜也日渐消退，10 天后复查验血提示血小板明显提升，恢复到正常范围（ 105×10^9/L ）。

先生通过此病例的偶然发现，认为常规紫癜治法多用补气摄血的归脾汤和滋阴补肾、凉血止血的知柏地黄丸、犀角地黄汤等，一般不采用和解少阳法治疗。先生以中医理论为指导，整体考虑，标本兼顾辨证施治，获得了意想不到的效果。

此后，凡辨证属于邪入少阳血分的病人，先生均试用此法治之，大多收效；其后不断积累经验而创制了"柴胡木贼汤"方，曾指导团队医生治疗观察了 32 例原发性血小板减少性

学术思想

紫癜病人，获得痊愈 15 例，显效 10 例，有效 4 例，总有效率 90.6% 的效果。逐渐形成了紫癜辨病治疗的新常法：从肝论治，施以清肝凉血解毒。此法随着先生南下广州，扩大临床实践，病人大多获得稳定病情，减缓出血，血小板逐渐提升的效果。

3. 重症脑溢血的活血化瘀法治疗

1990 年春，先生接诊了河北省廊坊市某县一位干部，男，48 岁。该病人在向市委领导汇报工作的过程中，突发口齿不利、言语謇涩，进而半身不遂、肢体运动障碍，手不能握物，足不能行走，即刻用车送入廊坊市中医院救治。病人神志尚清，无明显头痛呕吐，测量血压：156/90mmHg，神经系统体查：右半身浅感觉减退，右侧肌力、肌张力减退，病理反射未引出，舌体略向右偏，舌质淡，苔薄白，脉弦滑。

先生辨析认为该病人属于中风病证的中经络，未来得及实施头颅 CT 检查而经验性按照缺血性脑梗死给予了静脉点滴脉通、复方丹参与刺五加等注射液，并口服活血化瘀中药，3 天后病人症状明显减轻，患侧肢体已能活动，言语吐字转清。此时给病人检查头颅 CT 提示：存在密度增高的片状出血灶，确诊为急性脑溢血。

因前法治疗有效，故而效不更方，继续治疗 15 天，病人奇迹般地站立行走，恢复如常；30 天后再做 CT 复查，灶性出血大部分吸收。

出院时病人右半身肌力、肌张力恢复正常，语言清晰，吐字清楚。此例病人住院时虽然诊断为中风，但按风中于络的闭塞性脑血管病施以活血化瘀治疗收获佳效。既往对脑溢血的治疗多是先止血脱水，后期才用活血通络法，这一例脑溢血的急性发作期用活血化瘀法为主治疗的成功，确实是出于偶然的发现。

在此偶然成功案例的启发下，先生再用此法治疗同样的病人也获得成功。例如老红军王某，男，73岁，头痛呕吐，浅昏迷入院，经CT检查证实：丘脑出血并流入脑室，在严密监护下，施以活血化瘀法为主治疗，3天后病人神志清醒，病情一天天好转起来，治疗3个月后，病人在他人帮助下能下床活动。出院时病人的老伴高兴地在报纸上赞扬医务人员医德高尚，医术超群。

以后先生指导神经内科团队制定中医方案开展了临床研究治疗，共观察脑溢血病人10例，经CT检查证实，获得8例明显见效的满意成绩。先生初步体会到，对脑溢血病人，活血化瘀法是行之有效的治疗手段，此乃"活血止血"获效的验证，且越早治疗效果越好，待瘀血内著成块，再化则晚矣。

4. 含砷中成药"安脑片"治疗慢性骨髓增殖性疾病

南下广州的2005年初，先生在门诊接诊了一位6岁的难治性急性淋巴细胞白血病患儿，在外院实施了十几个疗程的联合化疗，始终未获缓解，经人介绍来寻求中医治疗。

就诊时，见患儿精神萎靡，反复发热，舌红、苔黄、脉数，四诊结合，先生辨析认为属于温毒内蕴骨髓病证，给予清热解毒方药治疗，偶然联合选用了中成药"安脑片"。意想不到的是患儿服药一周后复诊，精神转佳，在发热减退同时，复查血象发现白细胞从 38×10^9/L 降至 0.8×10^9/L。针对白细胞的显著下降，先生分析认为"安脑片"可能有抗细胞增殖作用的成分而降低了白细胞。

于是，先生详细阅读说明书，推测其发挥效果的缘由。

安脑片是由人工牛黄、猪胆汁粉、朱砂、冰片、雄黄、石膏、黄芩、薄荷脑等15味中药组成的复方制剂，有清热解毒、醒脑安神、豁痰开窍、镇惊息风的功效。其中的清热解毒药，诸如雄黄、朱砂等含"砷"成分。

由于儿童急性淋巴细胞白血病多为缓解后，才来寻求中医调理防治复发的，所以先生设想运用"安脑片"尝试治疗临床更加常见的以血细胞增多为主要表现的慢性骨髓增殖性肿瘤。此类疾病现代医学需要长期应用羟基脲、干扰素等抗细胞增殖作用的药物，给病人日常生活带来极大不便，明显降低了生活质量，若能采取简便且不良反应轻微的治疗方法，符合临床治疗的需要。

2005年8月至2008年12月，先生在门诊系统观察了27例单纯服用安脑片的慢性骨髓增殖性疾病的病人，其中原发性骨髓纤维化（MF）5例，真性红细胞增多症（PV）12例，特发性血小板增多症（ET）10例（男8例，女2例），病人年龄在45～75岁。

所有病例均符合张之南主编的《血液病诊断及疗效标准》中关于上述疾病的诊断标准。其中脾肿大者17例，左肋下3.0～6.5cm，骨髓增生均为活跃、明显活跃，相应系列显著增生，骨髓纤维化者骨髓活检提示纤维组织明显增殖。所有病例进行了BCR/ABL融合基因检测，结果均为阴性，8例JAK2基因检测结果为阳性。病人口服安脑片治疗，每次3～4片，每天2次，连续治疗3个月后按照疗效标准进行评估：其中MF病人好转2例，进步3例；PV病人临床缓解4例，好转5例，无效3例；ET病人缓解1例，好转5例，无效4例。上述慢性骨髓增殖性肿瘤治疗总有效率74%，治疗过程中个别病人出现皮肤瘙痒、胃肠轻度反应，以及少数色素沉着，未影响治疗疗程，停药后症状逐渐消失。

经验分析及启示：原发性骨髓纤维化、原发性血小板增多症、真性红细胞增多症均为慢性骨髓增殖性疾病，其共同特点是多能造血干细胞受累，已转化的造血干细胞克隆相对于未转化的克隆占优势，一种或多种血细胞成分过度增殖。临证常用的活血化瘀/破血软坚中药尽管有一定减缓症状的作用，但难以获得理想的降低血细胞的效果。通过偶然应用安脑片获得显效，进而临床验证，发现安脑片确实有抗细胞增殖、降低血细胞的作用，从解毒法角度施治获得较好效果，且不良反应轻微。提示活血与解毒方药联合应用，有望获得增效效应。

先生认为，血液系统疾病疑难、复杂、危重，治疗疗程长，病情容易反复，稳定期的中医门诊持久治疗是必需的。但是，现代工作生活节奏紧张，汤剂煎煮烦琐，致使部分病人难以坚持，服用方便、有效且价廉的中成药则解决了这一问题。传统的中成药难以对疑难的血液疾病有所作为，故临证中可用心在现代的中成药中发现其新用途，拓展适应证，造福病人。

总而言之，在临床实践中，应注意个案的总结和偶然的发现，尤其是对一些疑难重症，要在个案中寻求启发，然后扩大验证，总结规律。作为一名临床医生，无论职称的高低、从业时间的长短，均要认真、细致地观察每一个病例，深挖细究，并从中提出新的学术观点和治疗方法，在某个方面才能有突破性的进展。

学术思想

整体观念个体化是血液病治疗的
重要法则

任何疾病的发生发展都会产生相应的症状、体征等病理改变，以及反映疾病本质的功能、实验检测指标的异常变化。中医症候群形成的证，恰是疾病不同时期、不同阶段产生的不同的症状、体征的概括，况且还有年龄大小、体质强弱、兼症有无等个体化差异。

因此在疾病中医治疗过程中的辨证分型不是一成不变的，也不能一方到底。先生主张整体观念个体化，把制定整体的治疗方案和特殊个性化辨治结合起来，才能标本兼顾而收获良好的治疗效果。

1. 整体观念与程序化治疗

中医对疾病的辨证分型，实际上是对疾病发生后不同阶段、不同时期的症状与体征等病理变化加以分析，通常以八纲辨证为基准，在此基础上，若为外感热病，则多用六经辨证与卫气营血辨证，若为五脏六腑疾病，则多用脏腑辨证，四肢关节疾病多用病因辨证。先生提倡血液病适宜采用气血津液辨证与脏腑辨证相结合的模式。病种的不同，病因、病机、症状、体征之差异，决定了采用不同的辨证方法去分析疾病、治疗疾病。

先生在血液病诊疗辨治方面，有着自己独特的方法，例如针对慢性再生障碍性贫血，在临床上观察到病人证的转变有其规律性特征：初期的虚劳血虚，常呈肝肾阴虚征象，需以滋阴补肾、凉血止血为基本治法；中期的虚劳血虚，呈现肾之阴阳俱虚征象，需兼顾滋补肾阴与温补肾阳；后期的虚劳血虚，则多呈肾阳虚为主的征象，则需以温补肾阳、填精益髓之法施治。病人的脉象变化也有规律，病初多现滑大、数疾之象，待病情稳定，逐渐转为顺证的沉细、缓和之象。其用药规律，则是根据病程的前、中、后、末不同时期，分别采取凉、平、温、热之治法与方药。先生及其团队曾在冀北系统中医辨治了113例慢性再生障碍性贫血病人，其中约有86%符合上述规律，给予了相应药物辨治获得缓解。

2. 从个体化中寻求规律

再以治疗再生障碍性贫血为例，先生总结出慢性再障者，其补肾辨治过程呈现出滋补肾阴、滋阴济阳到温补肾阳的规律，但又发现大多数急性再障病人用上述方法治疗，反而出现"补阳热更炽、滋阴血不生"，效果并不满意。

如前文所述，急性再障发病急、进展快，贫血呈进行性加剧，常伴有严重感染和内脏出血，造血组织迅速广泛破坏，造血功能极度衰竭，病人短期内易死于严重感染或内脏出血。对此，采用常规路子走不通时，先生及时抛开了慢性再障常规化的治疗思路，从中医学辨证治疗角度寻求新的治疗途径。

第一例急性再障病人高某的治疗成功给先生以启发，另辟蹊径，采取"急则治标、缓则治本"的标本兼顾辨治方法，以"急劳髓枯温热"全面概括其病理特点，在用药上给予了自拟的凉血解毒汤方，以凉血解毒、清热疏风、滋阴补肾，先行减缓症状、稳定病情，继而促进升血，而获得治疗急性再障贫血的良好效果。

　　先生的这种祛邪扶正、标本兼治的新补肾途径，显然不同于传统一味温补肾阳或滋补肾阴的观念。其后，先生率领团队扩大临床应用范围，系统诊治急性再障病人 45 例，有效率达到 70% 以上，居当时药物治疗的领先水平。

3. 整体观念与微观化实验研究

　　从宏观的临床实践进入微观的实验研究是现代中医发展的重要途径。中医在注重临床实践的同时，也必须同实验研究密切结合。实验研究应包括对该类疾病的实验室常规检测、基础实验研究、药理研究等，以及诸如 B 超、CT 等影像学检查，但凡能够反映疾病本质的相关检查、检测，其指标都应该拿来作为疾病诊断的标准、用药的依据、疗效的评价标准等，对中医的辨证分型及施治有重要参考价值。

　　20 世纪 90 年代，先生在河北廊坊工作期间曾诊治一位男性病人，34 岁，因肾衰尿毒症入院。曾在北京某医院诊断为溶血性贫血，此次因贫血、尿少、皮肤巩膜黄染就诊，血红蛋白50g/L，血肌酐、尿素氮异常升高，酸化血清溶血试验（Ham's试验）阳性，诊断为阵发性睡眠性血红蛋白尿症（PNH）伴肾功能衰竭。治疗上先生给予 PCT 方案：泼尼松（40mg/d）、环磷酰胺（200mg/qod）、中药（大黄、生龙牡灌肠，口服补肾活血方药）等，经系统治疗，病人不但肾功能得以改善，且血红蛋白上升至120g/L，Ham's 试验转阴，病情获得缓解而出院。之后先生用此方案治疗 4 例 PNH，皆取得满意效果，总结：骨髓增生明显活跃的 PNH 病人，皆可应用 PCT 方案治疗。当常规治疗效果不明显时，应该探讨新的中西医结合治疗途径，微观化评价指标的偶然发现，有助于寻找到某类疾病整体的内在的有效治疗方法，不断提高临床疗效。

诊治再障贫血病人，不但要了解病人的症状、体征、舌苔、脉象，还要把相关的生化指标尤其是骨髓象作为必检项目。先生从20世纪80年代，就开始了造血干细胞的实验研究，通过造血干细胞CFU-GM的培养，探讨再障发病机制，尤其是急性再障；研究发现79%与细胞免疫有关；20世纪90年代，先生指导团队人员进一步开展实验研究，又发现再障病人T细胞亚群的变化：Th1/Th2平衡失调，Th1产生的相关造血负调控因子（白介素IL-2、干扰素IFN-α、肿瘤坏死因子TNF-α等）是再障发病的重要机制；之后，又用在河北省廊坊市中医院开发的凉血解毒冲剂测试研究，发现对造血负调控因子有明显的抑制作用，进一步证明了凉血解毒法治愈急性再障的明确机制。

先生强调血液病的临床，务必与实验研究密切结合，一是利于临床确切有效的中医疗法得到西医的公认，二是理论上的创新和疗效的提高必须有实验研究作为基础，三是从中医角度上讲，使传统中医得到发展提高，使其符合科学发展观的与时俱进的时代要求。

先生曾经研究再障病人舌象病理变化，发现初发再障病人舌温偏高，支持初期阴虚内热的辨证分型，舌乳头减少与贫血呈正相关，再障病人镜面舌，舌面pH值呈偏酸性，支持气血亏虚；胃得血而纳谷，脾得血而运化，消化机能减退与贫血血虚有关；舌体胖嫩提示有水肿，骨髓象呈现大量油滴，非造血细胞增多，而与骨髓病理呈水肿状态相关，揭示肾虚湿蕴，治宜补肾渗湿；舌面瘀血状态与骨髓微循环障碍相一致，治宜补肾活血化瘀。

这些微观的实验研究，都使中医对再障的认识更加深化，有助于辨证分型及治疗方法和药物的选择；再结合造血干细胞培养 GM-CFu 和活化毒性 T 细胞及其分泌造血调控抑制因子，如干扰素（INF）、肿瘤坏死因子（TNF）等；并运用流式细胞仪对 CD4、CD8、HLA-DR、CD16 的检测，不仅探讨清楚其发病机理，也为诊断分型客观化，为选择用药及疗效评价提供了依据。

此外，先生从再障病人头发微量元素分析，发现肾阴虚型再障病人呈现钙、铬、锂、锶明显减少，而肾阳虚型再障病人是锌、锶、钙、钡、锂、镁缺乏，肾阴阳俱虚再障病人 12 种微量元素都有不同程度缺乏。

先生非常重视衷中参西，中西医结合，临床与实验相结合诊疗、辨治血液病，重视并深入研究血象、骨髓象等诸多检测指标。这样做不但有助于确诊、评估病情，更有助于中医再障的辨证分型，从而精准遣方用药而不断提高疗效。

4. 整体观念与兼症结合

一种疾病要有系统化的整体治疗方案，也要有相应支持疗法的措施。再障病人并发消化道出血比较常见，其出血的主要原因是血小板减少，出血特点是点状出血，并非血管因素所致片状紫癜及凝血障碍的大面积瘀斑渗血，采用常规输血及止血的治疗方法，效果并不满意。先生在临床上施以自拟的中药"四味止血散"治疗：蒲黄炭、三七粉、阿胶珠、白及粉等共研细末，藕粉调和加热成糊状，每次 10g，日服 3 次，止血最快 6 小时，最慢 72 小时，曾临床治疗观察 45 例，有效率为

100%。

先生临证体会，此类血小板减少所致消化道点状渗血者，让病人尽早适量进食流质食物有利于止血，而过去禁食时间过长，病人营养不足，缺乏热量，出血难以控制。该方法对非血液病的各类消化道出血也适宜，用三腔管填塞压迫止血失败的病例，可以尝试用此方法，有望收到良好效果。

就感染并发症而言，针对感染发热病人，动态监测其降钙素原的水平对于了解感染性质与程度，指导用药并判断预后都有帮助。降钙素原增高多为细菌、真菌、寄生虫等感染，若用药后降钙素原下降，病人往往会表现出"汗出热退、脉静身凉"等向愈之象，而降钙素原无明显升高多为病毒、结缔组织疾病、肿瘤性疾病等所致，对于此种类型病人，需要有针对性地查找原因。

5. 整体观念之与时俱进

先生习于翻阅学习现代医学期刊，其时阅读了 2012 年第 4 期的《中华血液学杂志》刊载的有关"骨髓增生异常综合征（MDS）"专家共识，非原始细胞增多的类型，处于低危、中危 1 型者，强调支持对症治疗，疾病治疗的目标在于寻求较长时间的社会生存及较高的生活质量；而进入原始细胞增多的中危 2 型与高危病患，西医主要给予抗甲基化的地西他滨、联合化疗等为主，然而效果不好，生存期明显缩短，大多需要创造条件实施造血干细胞移植。

先生衷中参西，反复思考，为什么 MDS 会出现如此现象？因为异质性造血干细胞占据骨髓，发展成为白血病细胞时，已经占据大部分骨髓造血组织，化疗效果不佳。先生感悟并在反复临床实践中提出中医治疗的思路是初期积极扶正补虚，以健脾补肾为法，中后期在扶正基础上，积极驱邪解毒治疗。

天津血液病研究所对于急性髓系白血病病人，进行6次强烈联合化疗后则停止，因为如果反复化疗，伤及正气，抑制免疫，反而容易复发。先生主张6个疗程以后给予四药一日的节拍式维持化疗，并中西医结合施以解毒驱邪的含"砷"中药安脑片之类序贯干预。其四药一日疗法的骨髓抑制作用不是很强，对于病人而言，耐受程度好。先生从中医角度辨析白血病，认为系正虚及肾，肾不藏精，精不化血，从而造成疾病恶化、久久不复，因此扶正要贯穿疾病治疗的始终。

整体观念个体化应贯穿各种血液疾病治疗的始终，要注意整体观念的程序化，从中找出规律性认识，从偶然中去寻求必然规律，将宏观诊治与微观研究结合起来，借以提高中医证治水平。

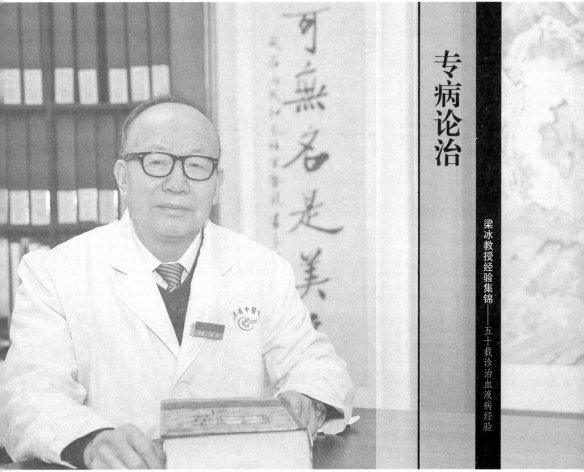

专病论治

梁冰教授经验集锦——五十载诊治血液病经验

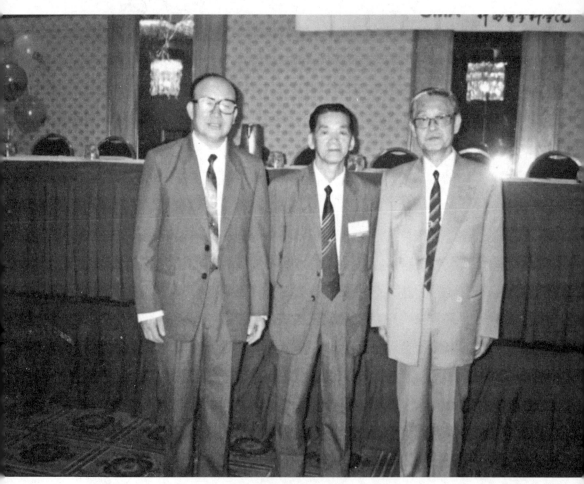

梁冰教授与国医大师路志正

再生障碍性贫血

再生障碍性贫血（简称"再障"，AA），是指骨髓造血组织减少、造血功能降低和/或衰竭的一组临床综合征，常由物理、化学、生物等因素导致，呈现贫血、出血、感染等表现，血常规显示全血细胞减少，网织红细胞降低。

虽然随着免疫抑制剂、造血干细胞移植技术的应用，以及造血刺激、成分输血等支持技术的发展，本病疗效有了明显改观，但临床上依然有不少病人的疗效不尽如人意，且相当部分病人难以接受强效免疫抑制剂及造血干细胞移植，部分原发耐药和/或不易耐受不良反应等，寻求中医帮助者众多。中医药辨治有望提高病人贫血状态耐受性，在防治出血与感染等稳证/减症基础上，促进血细胞改善及进一步恢复，并防治反复。

依照再障临床呈现贫血、出血及发热等症状为主，先生将其归属于中医学"虚劳""髓劳""发热""血证""紫癜"等范畴。

先生从 20 世纪 70 年代开始探索中医药为主，中西医结合治疗本病，逐渐形成了自己独特的辨治体系，积累了五十余载的临床辨治经验，不论急性、重型，还是慢性、难治型，不论北方病人，还是南方病人，积极开展中医药治疗，大都可以取得良好效果。

一、常见病因病机

本病的发生与奇恒之腑"髓"（骨髓）和肝、脾、肾等脏腑失调或损伤相关。肾为先天之本，主骨藏精生髓，化生精血；脾为后天之本，主统血，乃气血生化之源；肝主藏血，主疏泄。肝肾同源，脾肾先后天相关，三脏受损，导致虚劳血虚类病证。

诸多病因伤及脏腑，尤其是肾、脾、肝三脏，则精血滋生不足，气血化生匮乏；或因脏腑气机不畅，经络瘀血阻滞，致"瘀血不去，新血不生"，均可导致虚劳血虚之骨髓衰竭性再障病证。病位在肾，涉及肝、脾。

究其病因，《理虚元鉴》指出"有先天之因，有后天之因，有外感之因，有境遇之因，有医药之因"，临证常见禀赋薄弱，或感受邪毒，或情志过极，或劳倦过度，或久病入络、瘀血内阻等。

外感邪毒，或内伤劳倦、饮食等病因，损伤先后天之本肾与脾。先天之本肾虚则精亏血少，生髓无力，后天之本脾虚则运化失司，气血生化乏源，乃成脾肾亏虚之证。

情志过极或外感邪毒（如药毒、污染、射线等），邪毒内伏少阴，耗伤精髓和阴精，精不化血，波及血分，造血失控，遂致肝肾亏虚发病。

瘀毒阻络，新血不生，痰湿不化，阻滞气机，痰瘀胶结，损伤正气，肝、脾、肾三脏功能失调，精血不生，气血不化，疾病久久难复。

先生认为，上述常见病因病机所致虚劳血虚类病证因人而异：外感温热、药物及理化邪毒等伤及骨髓，多呈现急劳髓枯之急性重型再障；而慢性非重型再障者，常因劳倦、情志、饮食、久病等伤及肝、脾、肾，脏腑失调而精血亏虚。

二、临证中医治疗

1. 辨证施治基础

慢性非重型再障，其特征以慢性全血细胞减少之虚劳血虚征象为主，宜遵"虚则补之""损则益之"等治则，补肾为基本治法，联合健脾益气、和血养肝、化瘀解毒等疗法综合施治以获增效；急性重型再障呈进行性全血细胞减少，并极易发生感染发热、多发出血、渐进贫血等并发症，宜凉血解毒、滋阴补肾、滋阴清热，标本兼治，遵循"先稳症，后生血"的原则施治。

2. 常见基本证型

慢性非重型再障常见肝肾阴虚、脾肾阳虚、肾阴阳两虚等。

（1）肝肾阴虚

常见证候：面色少华，头晕心悸，倦怠乏力，兼见手足心热或五心烦热，夜寐盗汗，尿黄便干。舌红、苔少，脉弦细数。

基本治法：滋阴清热，益肾填精。

基本方剂：左归丸（《景岳全书》）及类似方剂加减。

常用药味：生地黄、熟地黄各 12 ～ 15g，菟丝子 15 ～ 24g，牛膝 9 ～ 12g，龟板胶 9 ～ 12g（烊化），山药 12 ～ 15g，山茱萸 9 ～ 12g，女贞子 12 ～ 18g，知母 9 ～ 12g，黄柏 9 ～ 12g，牡丹皮 9 ～ 12g 等。

随症加减：气虚明显者，加人参 9 ～ 12g、太子参和 / 或西洋参 12 ～ 15g、黄芪 15 ～ 24g 等加强补气之力；出血明

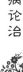

显者，加仙鹤草 30g 以收敛止血，茜草 12～15g、大小蓟各 12～15g、紫草 12～15g 以凉血止血；阴虚内热者，加青蒿 9～12g、旱莲草 12～18g、鳖甲胶或龟板胶 9～12g（烊化）以滋阴清热，凉血止血，或用知柏地黄丸加减；阴虚及阳或可常规加入淫羊藿 9～12g、菟丝子 15～18g 等以求阳生阴长，促进血生阴长。

（2）脾肾阳虚

常见证候：面色苍白，困倦乏力，腰膝酸软，气短懒言，动则益甚，兼见形寒肢冷，食少便溏。舌淡胖、苔白滑，脉沉弱。

基本治法：温补脾肾，填精益髓。

基本方剂：右归丸（《景岳全书》）及类似方剂加减。

常用药味：熟附子 12～15g（先煎），肉桂 3～6g，红参（另煎）6～9g，熟地黄 12～15g，山药 12～15g，茯苓 12～15g，山茱萸 12～15g，菟丝子 15～18g，鹿角胶 9～12g（烊化），当归 6～9g 等。

随症加减：气虚明显者，加味并重用黄芪 30g 以补益元气；脾虚甚者，加炒白术 12～15g、石菖蒲 9～12g、砂仁 9～12g 等以健脾益气；衄血者，加仙鹤草 15～30g、茜草 12～15g、地锦草 15～24g 等以凉血活血止血；阴虚内热明显者，加生地黄 12～15g、牡丹皮 9～12g、地骨皮 12～15g、知母 9～12g 等滋阴清热。

（3）肾阴阳俱虚

常见证候：面色少华，倦怠乏力，头晕心悸，手足心热，盗汗自汗，畏寒懒言，腰膝酸楚，间或齿鼻衄血，肌肤紫癜，或既无阳虚证候，又无阴虚表现。舌淡白，苔白略腻，脉细无力。

基本治法：滋阴、济阳、补肾。

基本方剂：金匮肾气丸（《金匮要略》）及类似方剂加减。

常用药味：熟地黄 15 ～ 24g，山茱萸 9 ～ 15g，熟附子 9 ～ 15g（先煎），桂枝 9g，泽泻 9 ～ 12g，茯苓 12 ～ 15g，牡丹皮 9 ～ 12g。

随症加减：阴虚内热明显者，加女贞子 12 ～ 15g、旱莲草 12 ～ 15g、知母 9 ～ 12g、黄柏 9 ～ 12g 等滋阴清热；阳虚明显者加补骨脂 15 ～ 24g、淫羊藿 12 ～ 15g、锁阳 12 ～ 15g 等温肾助阳；气虚明显者，加党参 15 ～ 24g 或人参 9 ～ 12g、黄芪 24 ～ 30g 等增加补气之力；衄血紫癜者，加仙鹤草 24 ～ 30g、白及 15 ～ 24g、卷柏 15 ～ 24g 等凉血收敛止血；兼夹瘀血征象者，加三七片 6 ～ 12g、赤芍 12 ～ 15g、茜草 15 ～ 24g 等活血化瘀。

上述分型施治，主要适宜于慢性再障及急性再障稳定期的治疗。而急性再障初期与慢性再障转化为急性再障者按如下辨治：

临证之时，病人并非单一呈现肝肾阴虚或脾肾阳虚证型，多数阴阳两虚，各有所偏而已。有的阴虚为主，兼见阳虚证候，有的阳虚为主，兼夹阴虚证候，此时应本着阴阳互根互用的原则，灵活加减施治。

急性重型再障贫血，临证阴虚内热明显，常见发热及出血等症状，较之慢性之肝肾阴虚更甚，以急劳温热概括为宜。

（4）急劳髓枯

常见证候：起病急骤，进展迅速，面黄乏力，头晕心悸，动则气短，外感发热，甚则高热不退；肌肤泛发紫癜，齿鼻衄血或尿血，便血或经血不断。舌质红绛，苔微黄或腻，脉洪大数疾或虚大无力。

基本治法：滋阴凉血，清热解毒，佐以补肾。

基本方剂：犀角地黄汤（《温病条辨》）合清瘟败毒饮（《疫疹一得》）及类似方剂加减。

常用药味：犀牛角（以羚羊角粉 1～2g 冲服或水牛角 30g 先煎替代），生地黄 12～15g，牡丹皮 9～12g，赤芍 12～15g，玄参 9～12g，连翘 12～15g，黄连 6～9g，黄芩 9～12g，石膏 20～30g，栀子 9～12g，甘草 9g。

随症加减：若血热迫血妄行者，加茜草 12～15g、紫草 12～15g、旱莲草 12～15g、卷柏 15～30g 等凉血止血；热盛者，加石膏 20～30g、栀子 9～12g、牡丹皮 9～12g 等清热泻火；神昏谵语者，加用安宫牛黄丸以清热开窍，豁痰解毒。

上述辨证分型属于临床血液疾病中医论治基础，先生认为这是符合临床实践的。

三、辨病施治经验

先生衷中参西，提出此类骨髓衰竭性血细胞减少症之再障贫血的临床辨治，务必中西医融合，从病证结合角度临证，因其不同类型的中医辨治特点各异，分为急性重型与慢性非重型分别叙述。

1. 急性重型再生障碍性贫血

偶然发现启示：记得在 1977 年 5 月，先生出门诊时，接诊了一位女性病人，43 岁，高烧 39.6℃，全身广泛紫癜，子宫出血不止，化验血象：白细胞仅有 0.9×10^9/L，血小板 11×10^9/L，血红蛋白 70g/L，反复输注全血，没有效果；先后在多家大医院看过，经过骨髓检查确诊为"急性再生障碍性贫血"，因为当时缺乏治疗这种疾病的有效药物，没有成分输血与强效支持疗法，医生针对此类"不治之症"给家属的建议是"回家后能吃什么就吃什么，尽量满足病人要求吧"。

然而病人及家属不甘心，经人介绍转来当年先生工作的河北省廊坊市人民医院就诊，当先生看到病人骨髓报告时非常震惊：骨髓增生极度低下，代表非造血细胞的淋巴细胞占90%，粒系、红系及产血小板的巨核系均未见到，血小板极少。

病人住院后，依然反复高热，出血倾向广泛而严重，贫血呈进行性加重，三五天就要输血一次给予支持。先生临证观察其症状与舌脉之象：舌淡白，苔黄腻，脉洪大数疾；查阅古代文献，结合病人临床表现，辨析认为属于温热所致"急劳髓枯"，给予清热解毒、凉血止血，以犀角地黄汤为主加减施治，针对兼夹的反复外感风邪，鼻堵咽痛，间或发热，选用疏风清热之苍耳子散，针对髓枯精血虚损之进行性贫血给予补肾生髓之三才封髓丹，组成了"凉血解毒汤"方剂，日1剂，水煎服；与此同时，积极加强输血输液、抗感染等支持疗法，肌肉注射丙酸睾丸素刺激造血，并联用多种止血药物。伴随着治疗的进行，奇迹发生了：外感风邪消除，发热逐渐消退，疾病进而稳定，血象渐次恢复；历经5个月的治疗调理，血象改善：白细胞 4.5×10^9/L，血红蛋白 145g/L，血小板 110×10^9/L，获得临床治愈，病人恢复正常工作[1]。

先生从这第一例急性再障的辨治成功获得启发，开始思考既往单纯"虚则补之"的治疗是难以奏效的，而采取非补益为

专病论治

主的方药却使得如此急危重的急劳髓枯得以缓解，获益于凉血解毒方药为主的施治，收获"行稳症""血始生"之效；集上述三个方剂的效应，合方加减，突出标本兼顾，内外施治，共奏疏风清热、凉血解毒、滋阴补肾功效，奠定了凉血解毒法施治急性再障的基础。

急劳髓枯概括：先生认为大凡急性再障，临床均表现为发病急，进展快，常伴有严重感染及内脏出血，贫血呈进行性加重，骨髓增生极度低下之造血衰竭等特点；四诊合参辨析，尤以反复高热为最常见症状，伴发面色苍白，周身乏力，心悸气短，反复出血（或肌衄，或鼻衄，或尿血，或便血，甚至颅内出血而危及生命），脉呈浮大而数疾，归属于中医"急劳""髓枯""温热"等范畴。

古代文献中缺乏关于急性再障的记载，从临床表现分析，先生翻阅复习，认为诸如《金匮要略·血痹虚劳病脉证并治》中"脉大为劳，极虚亦为劳""男子脉虚沉弦，无寒热，短气里急，小便不利，面色白，时目瞑，兼衄，少腹满，此为劳使之然"，与《圣济总录·虚劳门》中"热劳之证，心神烦躁，面赤头痛，眼涩唇焦，身体壮热，烦渴不止，口舌生疮，饮食无味，肢节酸痛，多卧少起，或时盗汗，日见赢瘦者是也""急劳之病其证与热劳相似，而得之差暴也。缘禀受不足，忧思气结，荣卫俱虚，心肺壅热，金火相刑，脏气传克，或感外邪，故烦躁体热，颊赤心忪，头痛盗汗，咳嗽，咽干骨节酸痛，久则肌肤销铄，咯涎唾血者，皆其候也"，等等，符合现代急性再障的特点。依照上述文献描述，可以看出古人对于此类疾病的了解，确实病情严重。

借鉴古籍记载与中医基本医理，先生认为急性再障属于骨髓虚损劳伤导致的血虚病证，应该归属于"虚劳"中"髓劳"范畴，根据其急性发病、进展迅猛的特点，判断为急性髓劳病证。具体而言，虚劳血虚呈进行性加剧，骨髓造血衰竭，先生将其概括为"急劳髓枯"，确切地表述了急性再障的病本。在髓枯，正气亏损基础上，常因外感邪毒而诱发疾病加重，或外感风寒入里化热，或温热邪毒直中，热邪入里，伤及营血，耗血动血，极易血热妄行，血溢脉外，或溢于口鼻诸窍，或溢于肌肤，或下泄于前后二阴；进一步加重血虚，如果不加以及时治疗，病人多半在短期内死于严重感染和内脏出血；先生的总结是标本务必兼顾，"急劳髓枯温热"全面概括疾病的标本，更能反映急性再障的发病、病机及其演变特点。

回顾治疗急性再障的经验与教训，传统治疗再障的补益方法施治，先生发现"补阳热更炽，滋阴血不生"，合乎"虚不受补"之意；由于病人的自然病程多半在短期内死于大出血或感染败血症，对急性再障必须寻求新的治疗途径以救病人于危难之中！

先生归纳辨析，急性再障乃造血之源肾精枯竭，短期内贫血呈进行性加剧，以急劳髓枯概括其病本，加之外感温热，内陷营血，其标本概括为"急劳髓枯温热"之证，在治疗上针对急劳髓枯之病本，先生选用《卫生宝鉴》记载的滋阴补肾之三才封髓丹（人参、天冬、熟地黄、黄柏、砂仁、甘草等），针对标证的上焦外感外邪选用《济生方》记载的苍耳子散（苍耳子、辛夷等），针对温热之邪内陷营血选取《备急千金要方》记载的犀角地黄汤（犀角、生地黄、芍药、牡丹皮等），三方联合，随症加减，自拟形成了独具先生辨治特色的"凉血解毒汤"，共奏滋阴补肾、凉血止血、散风清热之功效，这种扶正祛邪、标本兼治的新补肾途径，显然不同于传统意义的补肾，即一味地温补肾阳、滋补肾阴的观念。

凉血解毒论治： 先生的经验方"凉血解毒汤"的常用药味：羚羊角粉 0.5～1.0g（冲服），牡丹皮 10～15g，赤芍 10～15g，生地黄、熟地黄各 10～15g，天冬 20～25g，茜草 10～15g，板蓝根 10～15g，黄芩 10～15g，贯众 10～15g，生龙牡各 20～25g（先煎），三七粉 2g（冲服），黄柏 10～15g，辛夷 10g，苍耳子 10g，甘草 10g 等；其中羚羊角粉（替代犀牛角）、牡丹皮、生地黄、熟地黄、天冬等滋阴补肾，凉血止血，贯众、黄芩、黄柏、板蓝根、苍耳子、辛夷等清热疏风解毒，茜草、三七等加强止血，共奏标本兼顾之效。

临床实际应用过程中，随症加减施治，先生经验如下：若遇高热不退，属温热外感，热入营血，配合紫雪散、安宫牛黄丸等治疗，皮肤黏膜出血明显者重用犀角地黄汤凉血止血，齿衄、鼻衄实热出血者选用自拟大黄止血经验方（大黄 5～10g，代赭石 15～30g 等）降逆止血，消化道出血内服自拟四味止血散（蒲黄炭、白及粉、阿胶珠、三七粉各等份共 2.5g，藕粉调成糊状服用）以活血收敛止血。

中医学虽有同病异治、异病同治之法，但不是万病一方，更不是一方万病，而是证变法亦变。在急性再障的治疗过程中，先生认为依照病证、病期而调补肾之阴阳，此乃治疗成败的关键！急性再障的早期病人，常常呈现"急劳髓枯温热"证型表现，采用凉血解毒汤加减施治后，有助于控制发热、出血症状，对于稳定病情、防治并发症起到关键作用。

病情得以稳定之后，逐渐进入肾虚为主的状态，病人血热妄行，反复高热症状得以控制，呈现贫血明显、间断输血之虚劳血虚表现，先生认为此阶段，病证由急劳髓枯温热证型转化为脉证相符的急劳髓枯虚寒证型，治疗上常常渐减凉血解毒药味，渐加温补肾阳、填精益髓之自拟参芪仙补等药味（人参 10～15g，黄芪 20～30g，淫羊藿 10～15g，补骨脂 15～30g，仙鹤草 20～30g，熟地黄 15～20g，当归 10g 等），针对有些病人的具体情况，单方药味较多，就采取凉血解毒与滋阴济阳、补肾填精之方交替隔日煎服，效果同样不错，先生不断探索，什么样的病人可以在凉血解毒方基础上加减，什么样的病人适宜凉温交替，以便进一步提高疗效。

先生在临床初步获得显著疗效的基础上，逐渐开展科研工作，主持国家"七五"重点科技攻关项目"再障肾虚的临床与实验研究"，获得卫生部与河北省科技部门的立项资助，实施系统而规范的研究：廊坊市中医院 1975 年至 1988 年收治入院的急性再障 88 例，治疗在 6 个月以上，中医辨证分两型：病初多为"急劳髓枯温热型"，施以凉血解毒汤辨治，病情稳定或恢复期多为"急劳髓枯虚寒型"，施以参芪仙补汤或上述寒温两方交替辨治；部分病人配合西药康力龙（2～4 毫克/次，日三次）或丙酸睾丸素（50～100 毫克/次，肌注，日一次）治疗（注：现今西医认为此类药物对于急性重型再障病人并无效果）。

治疗期间配合全血输注、抗感染等支持治疗。结果：治愈 17 例（19.32%），缓解 34 例（38.64%），明显进步 22 例（25%），无效 8 例（9.09%），死亡 7 例（7.95%），总有效率约为 83%。

先生进一步扩大研究，于 1988 年 3 月至 1998 年 3 月共收

专病论治

治再生障碍性贫血病人 950 例，采用中药为主的方法施治。疗程满 6 个月可做疗效统计的 521 例，其中慢性再障以参芪仙补汤辨证加减并雄激素（康力龙为主）治疗，急性重型再障以凉血解毒汤为主施治，治愈缓解病例中男性 129 例，女性 73 例，年龄 < 14 岁 77 例，14 ～ 59 岁 119 例，60 岁以上 6 例，慢性再障 185 例，重型再障 17 例；治愈缓解率约为 39%，总有效率为 86.25%[2]。上述系统观察及对照研究获得成功，先后荣获卫生部乙级成果奖及河北省卫生厅科技进步一等奖等，为中医药辨治急性再障奠定了基础，开创了急性再障以"急劳髓枯温热"概括，以"凉血解毒"施治的先河。

2. 慢性非重型再生障碍性贫血

（1）肾脾辨治经验

先生认为，相对于急性重型再障而言，慢性非重型再障的发热、出血等并发症比较轻，输血相对较少，临床上此类病人主要呈现为慢性虚劳血虚证候，对于此类病人的治疗，主要在于促进骨髓造血与血细胞的逐渐恢复。

20 世纪 70 年代至 90 年代末，先生在河北省廊坊市中医院工作期间，本着"肾主骨，生髓，髓能化血"，"脾乃后天之本，气血生化之源"，"中焦受气取汁，变化而赤是谓血"，"先后天相关，脾肾相关"等中医理论，着手从肾论治为主，健脾益气为辅，依照肾之阴阳的偏盛偏衰，辨证分型为（肝）肾阴虚、（脾）肾阳虚、肾阴阳俱虚等不同证型，反复摸索，逐渐总结出益肾健脾的补益方药——"参芪仙补汤"，主要由参类（红参 5 ～ 10g，党参 15 ～ 20g，太子参 15 ～ 20g）、黄芪 20 ～ 30g、淫羊藿 10 ～ 15g、仙鹤草 20 ～ 30g、补骨脂

15～20g 等药味组成，随症加减施治。

在河北廊坊 30 余载的中医辨治再障的临证实践期间，先生反复探索，不断积累，总结辨治经验如下：

初始阶段，病人多呈（肝）肾阴虚证型，常见面色苍白，五心烦热等，常兼口渴，齿鼻衄血，皮肤紫癜，盗汗，眩晕，耳鸣，腰膝酸软，遗精，舌质淡白而干或舌淡无苔，脉细数或虚，治宜滋阴补肾，经验性健脾益气，因先后天相关，脾肾互助。先生施以大补阴丸合自拟参芪仙补汤加减：太子参 15～25g，炙黄芪 15～25g，补骨脂 15～20g，仙鹤草 20～25g，天冬 15～25g，生地黄 15～25g，女贞子 15～25g，知母 10g，三七粉（冲）3g，地骨皮 15～25g，关黄柏 10～15g，墨旱莲 15～25g，阿胶（烊化）10g 等，水煎服，日 1 剂。

伴随着治疗实施，病情逐渐稳定，阴虚征象消减，呈现肾阴阳俱虚型表现，常见面色苍白，倦怠乏力等，病人或无阳虚见症及阴虚表现，或时而畏寒肢冷，时而五心烦热，时而盗汗，时而自汗，或外有形寒肢冷，内有五心烦热等，舌质淡，苔薄白，脉滑细，治宜滋阴济阳，填精益髓，三才封髓丹合参芪仙补汤联合加减施治：太子参、黄芪、补骨脂、仙鹤草各 15～25g，女贞子 10～15g，黄柏 10g，砂仁 5～10g（打碎后下），知母 10g，当归 10g，生地黄、熟地黄各 20～25g，天冬 15～20g，阿胶（烊化）10g，水煎服，日 1 剂。

病情进入逐渐恢复阶段，并发症消除，常呈（脾）肾阳虚型征象，常见面色苍白，形寒肢冷等，常兼面目虚浮，腰膝酸软，便溏，小便清长，舌质淡，舌体胖嫩或有齿痕，脉沉细，治宜益肾健脾，填精益髓，参芪仙补汤联合温肾益髓药味加减：人参 5～10g，黄芪 20～25g，补骨脂 15～25g，仙鹤草 15～25g，当归 10g，鸡血藤 10～15g，淫羊藿 10～15g，黄精 15～25g，鹿角胶（烊化）10g，肉苁蓉 20～25g，肉桂 5g，熟附子 10～15g（先煎），熟地黄 15～25g 等[3]。

先生认为慢性状态病人，临床以虚劳血虚为主，治疗多用补法，补肾益髓促进阳生阴长，恢复造血功能，在应用助阳药物时，必须注意养阴，因"孤阴不生，独阳不长"，"善补阳者，必于阴中求阳，则阳得阴助而生化无穷"，同时还应注意滋阴不腻，补而不滞，防止大补腻胃，脾失运化，虚不受补而致治疗失利。

参芪仙补汤，方中人参大补元气，现代研究人参对大脑皮层有兴奋作用，调节中枢神经系统，同时可能兴奋骨髓的内脏神经，促使造血功能旺盛。黄芪补中益气，治气衰血虚之证，有滋补强壮长肉补血之功。仙鹤草止血健脾，又治劳伤脱力，能增加血小板，有止血作用，淫羊藿、补骨脂助阳，使粒细胞增加。

（2）证型演变特点

慢性再障的治疗，从 20 世纪 50 年代的补气养血到六七十年代的补肾，使中医对再障的治疗有了质的飞跃。先生体会，再障病人的辨证分型依照首次接诊时症状、体征、舌苔、脉象的变化，结合中医医理与临床经验，尽管辨证分析常作出（肝）肾阴虚、（脾）肾阳虚、肾阴阳俱虚的分型，但在临床上病人不同阶段的病情变化和治疗不都是一方到底的，往往是"阴阳在一定条件下各自向着相反的方向转化"。

先生通过观察，发现慢性再障之初，伴随病人造血功能的减退和全血细胞的减少而出现代偿性机能亢进的不同程度的阴虚表现，如五心烦热，夜间盗汗，虚烦不眠，口干舌燥，齿龈渗血，舌质淡干少津，脉弦细数，等等，乃因肾不藏精，精不化血，阴虚血少所致，治疗上以滋阴补肾、填精益髓为主，佐以凉血止血药味。这一阶段证候不稳定，先生体会是虚不受补，因为肾阴亏损，虚热内生，肾阴亏于下，心火亢于上，故不宜大补。经滋补肾阴，阴虚火旺消除，病人病情相对稳定，阴虚证候已不明显，或不典型阴虚表现与阳虚表现交替出现或同时并存，治疗上滋补肾阴与温补肾阳并施，或者滋阴补肾与温补肾阳方药隔日交替服用。先生体会这一阶段为时并不长，病人就转入病情稳定的下一阶段，即脉证相符的肾阳虚为主的证型。有些病人素以阳虚为主，疾病之初就属肾阳虚者，针对此类病人，在治疗上以温补肾阳、填精益髓为主，先生取"深渊之水不生鱼龙，寒冰之地难生万物"之意，温补肾阳，填精益髓，阳生阴长化生精血，促进造血功能的恢复，随着治疗逐渐见效，表现为贫血为主的临床症状随之改善，出血及内热证候开始消失，输血间隔明显延长乃至停止输血。

经过反复观察，先生发现在临床病情稳定的基础上，血象恢复的顺序是先有网织红细胞上升，其后血红蛋白与白细胞逐渐上升，最后才是血小板上升。

先生总结出慢性再障的证型演变与辨治规律是：初期、中期、后期、末期4个阶段的不同时期证型演变，依次采取初期滋阴补肾，中期滋阴济阳，或者上述两方隔日交替服用，到了后期温补肾阳，填精益髓。

（3）凉平温热规律

慢性再障病人在不同阶段，临床证型动态演变，先生反复实践初、中、后、末4个阶段，采取滋阴补肾、滋阴济阳、温

专病论治

049

补肾阳、填精益髓等治疗，逐渐摸索出凉平温热辨治规律。强调再障贫血以肾虚为本，补肾治疗贯穿几个阶段的始终。

先生的辨治处方用药经验，在初期辨证为（肝）肾阴虚型为主，予以滋阴补肾"凉"血，以便消减内热证候，稳定病情，减少血液输注，常用药物：太子参、阿胶、女贞子、黄柏、知母、天冬等；中期阴阳俱虚，予以滋阴济阳，调"平"阴阳，以便进一步稳定病情，逐渐延长输血间隔时间，乃至脱离输血，常用药物：党参、黄芪、补骨脂、知母、生地黄、黄精、黄柏等；后期（脾）肾阳虚为主，予以"温"补肾阳，填精益髓，促进血红蛋白逐渐恢复，稳定白细胞与血小板计数，常用药物：人参、淫羊藿、鹿角胶、肉苁蓉等；末期属再障缓解后的巩固治疗，逐渐加强补气养血、温补脾肾，加入辛"热"桂附（桂枝／肉桂、熟附子、红参等）药味，促进血细胞进一步恢复，直至获得治愈。

（4）兼顾标证加减

再障整个治疗过程中，要密切观察病情变化与症状演变，及时治疗并控制发热类、出血类和消化功能减退类标证。当血红蛋白低于 60g/L 时，要及时输血，否则难以施展药物的治疗作用，血小板不足（10 ～ 20）× 10^9/L 时，要加强输注血小板并应用止血药物以防治出血，确保中医辨治显效之前病人生命安全，奠定良好促进中医显效的基础。

先生的经验认为，伴上部出血，诸如口腔血泡、齿鼻衄血、胸部以上肌衄等，如属实热者，加大黄、代赭石、甘草等清热降火，降逆止血；属阴虚内热者，常加入知母、生地黄、牛膝等滋阴泻火，引血下行。伴下部出血，诸如便血、尿血、下肢肌肤紫癜等，如属实热者，加小蓟、白茅根、栀子、玄参等清热泻火，凉血止血；属气虚者，加补气升提之葛根、黄芪等，并加收敛止血之仙鹤草、海螵蛸等；伴妇女崩漏或月经量多，淋漓不断者，常加入益母草、蒲黄炭、女贞子、墨旱莲、茜草、海螵蛸以补肾滋阴止血，并可加补骨脂、赤石脂、煅龙骨（先煎）、煅牡蛎（先煎）等收敛止血；如果经血经久不止，以此辨治为主，依照临床症状辨析选用归脾汤、补中益气汤、十灰散、固冲汤等加减施治。对于重症出血者，如脑出血，加用安宫牛黄丸鼻饲；上消化道出血所致呕血、黑便者，加蒲黄炭、白及粉、阿胶珠、三七（先生经验方：四味止血散，上四味各等份，藕粉调服）等以活血收敛止血。对于上述内脏出血危及生命者，务必积极西医抢救治疗。

再障病人，因其粒细胞减少甚至缺乏，常常诱发感染发热而加重病情，影响治疗，甚至危及生命，对此，先生辨析经验如下：伴上呼吸道感染所致咽痛、发热者，加金银花、连翘、蒲公英、射干等以清热解毒利咽；伴肺部感染，表现咳嗽、咯痰、胸痛、发热者，加款冬花、生石膏、杏仁、紫菀、鱼腥草、胆南星等以清热排脓，止咳化痰；伴败血症高热不退者，治宜凉血解毒，以小柴胡汤加味施治：以羚羊角粉（冲服）、赤芍、柴胡、黄芩、大黄、白花蛇舌草等清肝泻火，凉血解毒，并服紫雪散或安宫牛黄丸；伴阑尾炎者加大黄、牡丹皮、薏苡仁、栀子等以通肠泄热，化瘀解毒。

对长期失眠病人要加夜交藤、合欢皮、远志等；食欲不振加用石菖蒲、苍术、白术、焦三仙等；大便稀烂不成形者，当归不适宜，而选用淮山药、炒枳壳、葛根等。

依照中药药理辨病加味施治，也是先生从事中医辨治血液病此类疑难病证时强调的经验之一，例如刺激骨髓造血，增加红细胞与血红蛋白的药味：鹿茸、紫河车、阿胶（烊化）、鸡血藤、人参、黄芪、当归；增加网织红细胞的药物：人参、西洋参、鸡血藤、石韦、丹参、虎杖；升高血小板的药物：当归、白芍、熟地黄、龙眼肉、红枣、大黄、三七、白及、藕节、肉苁蓉、水牛角（先煎）、五味子、马鞭草、石韦、仙鹤草[4]。

3. 中西医结合

（1）加强支持，注意防范

由于再障属于骨髓衰竭性全血细胞减少疾病，尤其急性重型再障常伴感染高热及内脏出血而时时威胁着病人的生命，支持疗法与并发症的防治非常重要。先生强调衷中参西，与时俱进，不断学习并把握现代医学临床指南与专家共识，在中医辨治调理过程中，只要病情需要，随时介入现代医学救治方法，尤其支持疗法，诸如红细胞、血小板等成分输血，各类造血刺激因子的应用，对于合并感染与出血并发症者，积极实施西医抗感染与止血等措施，及时控制以免危及生命。

先生强调个人行为、饮食环境等卫生方面的重要性，嘱咐病人千万不可掉以轻心。过去遇到一些病人，因为不注意饮食清洁，诱发急性肠道感染，很快血行播散而发生败血症，造成生命危险。病人一旦出现发热，需要尽快就诊，查找感染部位，确定性质，积极予以抗感染治疗，同时需要加强免疫增强剂，诸如丙种球蛋白等的应用，有着良好的防治感染效果。

成分输血是再障必不可少的支持治疗，在中医药施治尚未显效之前，定期予以成分输血，包括红细胞与血小板的输注，有助于防治出血，改善贫血缺氧表现。先生提醒，需要在医生指导下适度使用，如果输注过于频繁，易导致血小板输注无效，红细胞输注依赖；如果输注不及时，容易造成出血而危及生命等不良后果。

此外，病人需要注意生活起居的重要性，这在很大程度上起到辅助治疗作用，勤换内衣裤，以棉料为宜；饮食清洁而易于消化，清淡为宜，不宜寒凉、辛辣、油腻，荤素合理，均衡搭配，细嚼慢咽，饭后漱口；居室洁净，勤于通风；适度活动，避免创伤；情绪舒畅，勿急勿躁；大便通畅，勿忘坐浴，饭前便后洗手。

（2）联合施治，增效减毒

迄今为止，此类骨髓衰竭性疾病的治疗除了改善症状，更加重要的在于提升客观血细胞指标，强调坚持中西医并重调治。先生主张常规给予促进造血干细胞增殖和增加红细胞活性的雄性激素，习惯应用传统的康力龙或十一酸睾酮，前者对有些病人出现肝脏损害，易使转氨酶（ALT、AST）升高，一旦出现可加用联苯双脂（中药五味子制剂），日三次，8～10粒/次，一般服用一个月左右转氨酶可降至正常；对于免疫功能紊乱，主要是指 T 淋巴细胞亚群中 CD4+/CD8+ 处于倒置状态，此时，病人造血负调控因子处于明显优势，联合免疫抑制剂环孢素效果颇佳，环孢素一般 3～5mg/kg 体重为宜，因有中医药介入辨治，剂量不宜大，以减轻不良反应。

先生数十年辨治再障，积累了丰富的中西药物联用经验，针对上述西药治疗过程中易于出现的不良反应，加减药味获得增效减毒效果。例如应用环孢素易于出现阴虚火旺的牙龈增生，应用雄激素容易出现颜面、皮肤痤疮，中药中增加滋阴降火的知母、黄芩、黄柏，大便秘结加大黄；当再障治愈后要坚持 2 年的巩固维持治疗，中西药可适当减量，但不可停药，否则容易反复。

对于久治不愈的再障病人，医生要有耐心，让病人及家属树立信心；在常规辨证用药基础上，要加用活血化瘀之品如桃仁、三七、川芎等以祛瘀生新，促进升血，此符合中医医理"久病必有瘀"，"瘀血不去，新血不生"，并临证观察，可看到病人面色黧黑，且骨髓象造血组织减少，而脂肪细胞大量淤积于骨髓腔内，使造血微环境脂肪化，不适宜造血干细胞的增殖分裂。补肾活血化瘀要坚持较长时间用药。

（3）探讨疾病本质

在实践充分验证有效的基础上，先生分别指导河北省廊坊市中医院与广东省中医院血液科医生开展了相关实验研究，目的在于探讨疾病的本质。

在 20 世纪八九十年代，先生指导血液病研究室的科研人员进行了免疫方面的实验研究，通过对 19 例急性再障病人粒单系集落形成单位（GM-CFU）的培养，发现 79% 病人属细胞（HLA-DR15 及 CD56）免疫异常；而采用流式细胞仪对急性再障病人 T 细胞亚群的 CD4、CD8 与人类白细胞抗原（HLA-DR）进行了检测研究，发现绝大多数急性再障病人 CD4/CD8 比值倒置，而 HLA-DR 及 CD56 明显升高，经滋阴补肾、凉血解毒方治疗后，CD4 明显增高[5]。

廊坊市中医院秉承先生经验，采用酶联免疫检测方法研究凉血解毒汤对急性再障病人血清负调控因子（γ-干扰素、IL-2、TNF-α）的影响，体外试验显示，在多数急性再障病人中凉血解毒汤可明显抑制干扰素、IL-2 等的分泌，显示凉血解毒汤通过下调干扰素、白介素而促进造血功能恢复[6]。

到广州指导血液病诊疗工作之后，先生继续凉血解毒方的研究，指导科室医生通过观察凉血解毒汤对再障小鼠骨髓免疫功能及造血负调控因子的作用，发现凉血解毒汤能有效地改善再障小鼠骨髓 T 细胞与造血干细胞凋亡失衡的状况，降低造血负调控因子的水平，从实验角度直接说明了急性再障与 T 细胞免疫亢进相关，尤其是 Th1/Th2 失衡，Th2 向 Th1 飘移，Th1增加，IFN-γ 和 IL-2 分泌增加，促使 CD8+ 增殖；TNF-α分泌增加通过 Fas 与 Fas 配体介导髓系造血细胞凋亡致骨髓造血功能衰竭。凉血解毒汤可有效抑制造血负调控因子 IL-2、TNF-α、IFN-γ 的作用[7]。

4. 岭南特色

先生退休之时，应邀南下岭南，协助、指导广东省中医院开创血液科，由此开始了岭南辨治血液病的征途。

由于经历了北方再障病人的治疗，先生认为南北方由于地域差别，气候不一，生活饮食习惯各异，病人患病后呈现的症状表现不同。北方病人以肾虚精亏为主，南方病人以脾虚血亏为主，本着因地、因人、因时制宜的中医治疗法则，在北方施以健脾补肾、填精益髓为主基础上，岭南创新性施以补气养血、健脾补肾为主的方药辨治，获得良好效果。

先生辨析，北方地区气候严寒，病人易于呈现阳虚表现，以肾虚为主，脾虚为辅，常常兼夹血瘀，以淫羊藿、补骨脂类补肾药味为主，健脾益气为辅，以参芪仙补汤方为主加减辨治，佐以活血化瘀治疗，共奏益肾生髓、健脾生血、祛瘀生新之效；而自从 2000 年应聘广东省中医院工作之后，逐渐体会岭南之地，湿气厚重，湿邪易于困脾，病人有脾虚湿蕴的表

专病论治

055

现，初期施治，先生习用北方辨治习惯，体会不如北方效果好，反复推敲，进而摸索出应该健脾益气为主，益肾为辅，佐以化湿药味，形成参芪四物汤加减施治，以健脾益气的参类药味（党参 15～20g，人参 10～15g 等）、黄芪 15～25g 为主，加入四物汤协同活血养血（当归 10～15g，川芎 10～15g，白芍 15～20g，生地黄、熟地黄各 15～20g，三七 10～15g 等），辅以阿胶、鹿角胶血肉有情之品，逐渐奏效。充分验证中医传统所言：因地因人制宜的辨治特点与规律。

尽管先生在再障治疗经验中，强调补益疗法为主，但是祛邪不可忽视，对于病程较长、难治性病人，常常兼夹瘀血、湿蕴征象。北方病人以瘀血为主，予以活血祛瘀治疗，符合中医医理"祛瘀生新"，在补肾基础上，加入活血化瘀药味，诸如川芎、三七、当归、鸡血藤、桃仁、红花等，有助于促进血象恢复；而岭南病人易于兼夹湿蕴之象，尤其脾虚者，湿蕴现象尤甚，夹湿者往往缠绵难愈，此类病人在健脾益气基础上，加入化湿药味，诸如石菖蒲、枳壳、白术、薏苡仁、肿节风等改善症状，缩短病程，促进血象的恢复。

四、验案分享

例一，男性病人，42 岁。

因四肢皮下硬肿 3 年余，伴渐进性面黄乏力，间断性齿龈渗血 7 个月，于 1997 年 9 月入院诊治。经临床、血象、骨髓象等检查，确诊为急性再生障碍性贫血（重型）。病人入院后间断皮肤、齿龈出血较明显，伴烦热口干，头晕不适，纳食不香，失眠多梦，面部及背部多发小疖肿，舌质淡红，苔少，脉细数，7～10 天输血一次，施以中医辨证论治。

西医诊断：急性再生障碍性贫血。

中医诊断：急性髓劳。

辨证分型：髓枯温热型。

治法：凉血解毒，滋阴补肾。

方药：凉血解毒汤加味。

羚羊角粉 1g（冲服），牡丹皮 10g，生地黄 25g，赤芍 10g，白芍 10g，辛夷 10g，苍耳子 10g，三七 3g（冲服），茜草 20g，仙鹤草 25g，天冬 25g，黄精 25g，知母 10g，女贞子 20g，旱莲草 15g，阿胶 10g（烊化），甘草 10g。水煎服，日 1 剂。

上药连服 45 天，病人病情趋于稳定，出血症状明显减轻，输血间隔时间延长，14～21 天输血 400mL；继服 45 剂，病人脱离输血，血象保持在血红蛋白 65～70g/L，白细胞 3.0×10^9/L，血小板 20×10^9/L，网织红细胞百分比 0.005%。

病人复诊之时临床呈现：倦怠乏力，间或大便溏薄，日行 3～4 次，腹部隐痛，喜温喜按，腰膝酸软，舌淡苔薄白，脉弦细略沉。

证型转为"急劳髓枯虚寒型"，施以补益脾肾、填精益髓之参芪仙补汤加味：

太子参 30g，党参 20g，红参 10g（另煎），淫羊藿 10g，黄芪 10g，补骨脂 10g，枸杞子 10g，茯苓 15g，白术 10g，肉桂 10g，淡附片 10g（先煎），肉豆蔻 10g，莲子肉 25g 等，日 1 剂，水煎服。

与上方隔日交替服用，连服 70 天，病人症状逐渐消失，血象逐渐恢复为血红蛋白 120g/L，白细胞 3.5×10^9/L，血小板 25×10^9/L，网织红细胞百分比 0.005%，遂出院行院外治疗。

于同年 12 月随访，血象为血红蛋白 120g/L，白细胞 $4.5×10^9$/L，血小板 $60×10^9$/L，网织红细胞百分比 0.01%，获得病情好转临床缓解。

按语： 嗜酸性筋膜炎是一种少见的胶原结缔组织疾病，主要以侵犯筋膜为其特点，病因不明。本病例并发再生障碍性贫血，转入当时先生工作的廊坊市中医院血液科之后，通过辨证分析，先生采取中医辨治介入调理，积极配合支持疗法，逐渐获得缓解并基本治愈。

从中医角度看，该病乃因造血之源肾精枯竭，复加外感温热内陷营血所致，髓枯精竭血少更甚，临床出血症状凶险，时有发热，血虚之象进行性加剧，诊为"急劳髓枯温热型"病证。依照先生经验施以滋阴清热、凉血解毒之法为主，先减缓症状，稳定病情，待病情稳定，出血、发热症状消失，再逐渐延长输血间隔时间，直至脱离输血；此时病情稳定，在继续凉血解毒辨治基础上，联合施以温补脾肾、填精益髓之参芪仙补汤以固肾精之本，凉温兼施，加强促进造血作用，历经 10 个月的治疗，终获缓解[8]。

例二， 陈某，男，14 岁，初诊时间：2015 年 11 月 23 日。
病史： 病人 2015 年 10 月出现皮肤瘀点瘀斑，伴乏力，遂于当年 10 月 17 日至当地医院就诊，完善相关检查后确诊为重型再生障碍性贫血（SAA-Ⅰ），住院期间发生呼吸系统感染、发热，体温最高 40℃，咳嗽咯痰，经抗感染等治疗后情况稳定出院。出院后病人皮肤仍有瘀点，血象尚未恢复，遂为求中医治疗至我院就诊。现症见：病人精神倦怠，面色苍白，皮肤散在瘀点，纳眠可，二便正常，舌淡白，苔白，脉沉细。近期复查血常规：网织红细胞百分比 0.31%，网织红细胞计数 0.01×10⁹/L，白细胞 2.65×10⁹/L，中性粒细胞 0.14×10⁹/L，血红蛋白 94g/L，血小板 5×10⁹/L。序贯维持基础西药环孢素、雄激素安特尔等治疗，介入中药辨治调理。

西医诊断：重型再生障碍性贫血。

中医诊断：急劳髓枯温热。

治法：凉血解毒。

方药：水牛角 60g（先煎），牡丹皮 20g，生地黄 20g，紫草 20g，砂仁 10g（打碎后下），天冬 20g，川黄连 5g，三七 10g，红景天 12g，鸡血藤 10g，西洋参 10g，紫河车 10g，共 21 剂，水煎服，日 1 剂。

2015 年 12 月 17 日二诊：服上药后病人双下肢瘀斑瘀点消失，仍需间断输血治疗，近来不慎外感，咳嗽咯黄痰，咽痒而咳，无发热，听诊右下肺可闻及干湿啰音，近来血象：白细胞 3.78×10⁹/L，中性粒细胞百分比 20.4%，淋巴细胞百分比 62.4%，中性粒细胞 0.77×10⁹/L，淋巴细胞 2.35×10⁹/L，血红蛋白 58 g/L，血小板 21×10⁹/L。

临时调方治标为主：

麻黄 10g，北杏仁 10g，黄芩 10g，金荞麦 20g，鱼腥草 20g，桂枝 10g，白芍 20g，龙利叶 15g，川贝母 5g，北沙参 30g，天竺黄 20g，麦冬 30g，连翘 15g，羚羊角（先煎）10g，甘草 10g，共 7 剂，水煎服。

嘱其待咳嗽咯痰好转后续服下方：

水牛角 60g（先煎），牡丹皮 20g，生地黄 20g，紫草 20g，商陆 15g，三七 10g，西洋参 10g，红景天 12g，虎杖 10g，天冬 30g，锁阳 20g，紫河车 10g，鸡血藤 15g，黄芪 40g，仙鹤

专病论治

草 20g，甘草 10g，共 14 剂，水煎服，日 1 剂。

2016 年 1 月 7 日三诊：其父代诊，述服药后咳嗽明显好转，已无咳嗽发热等，现自觉"热气"，大便干结不易解，纳眠尚可，小便正常，舌脉未查。近来血象：白细胞 3.83×10^9/L，血红蛋白 78g/L，血小板 16×10^9/L。处方如下：

水牛角 60g（先煎），牡丹皮 20g，生地黄 20g，紫草 20g，砂仁 10g（打碎后下），天冬 30g，川黄连 5g，三七 10g，红景天 12g，鹿角粉 15g，西洋参 10g，锁阳 20g，炒白术 10g，知母 20g，黄芪 10g，甘草 10g，共 30 剂，水煎服。余成药同前。

2016 年 2 月 19 日四诊：病人近期再次外感咳嗽，咯黄痰，无发热，齿龈出血，舌淡红苔白，脉沉滑细。双肺听诊未闻及明显干湿啰音，复查血象：白细胞 3.20×10^9/L，血红蛋白 87g/L，血小板 8×10^9/L。予以处方：

百合 30g，生地黄 20g，玄参 30g，川贝母 5g，桔梗 10g，北沙参 20g，款冬花 10g，紫菀 10g，龙利叶 20g，黄芩 10g，天竺黄 20g，共 7 剂，水煎服。

嘱其待咳嗽咯痰好转后续服下方：

水牛角 50g（先煎），牡丹皮 20g，生地黄 20g，紫草 20g，砂仁 10g（打碎后下），天冬 20g，川黄连 5g，三七 10g，红景天 12g，西洋参 10g，紫河车 10g，锁阳 20g，玄参 30g，连翘 15g，知母 20g，共 30 剂，水煎服。成药同前。

2016 年 3 月 30 日五诊：病人诉现已脱离输血，夜寐流涎，大便溏，余无特殊不适，舌淡红苔白，脉沉滑细。复查血象：白细胞 4.50×10^9/L，血红蛋白 97g/L，血小板 49×10^9/L。

处方如下：

水牛角 60g（先煎），牡丹皮 30g，生地黄 30g，紫草 20g，川黄连 10g，贯众 10g，天冬 20g，红景天 12g，鹿角粉 10g，三七 10g，西洋参 10g，黄芪 30g，知母 20g，辛夷 10g，砂仁 10g，甘草 10g。

其后数诊继续以凉血解毒汤为底辨证化裁，服药后病人血象继续稳步恢复，定期门诊复诊调方。

2016年12月8日其家人代诊，诉其状态较前明显好转，除近期不慎外感后流涕较多，夜间汗出较明显外，无特殊不适。近期复查血象：白细胞 $5.60×10^9$/L，血红蛋白 130g/L，血小板 $41×10^9$/L。予凉血解毒汤、参芪仙补汤交替服用，以增健脾补肾、益气生血之力，进一步促进血象恢复，处方如下：

方一：黄芪 30g，三七 5g，太子参 20g，红景天 6g，鹿角粉 10g，当归 10g，丹参 20g，赤芍 20g，白芍 20g，生地黄 20g，熟地黄 20g，锁阳 20g，熟附子 10g（先煎），仙鹤草 20g。

方二：水牛角 60g（先煎），牡丹皮 20g，生地黄 20g，紫草 20g，连翘 15g，辛夷 10g，贯众 10g，红景天 12g，鹿角粉 10g，薄树芝 10g，紫珠草 20g，甘草 10g。

上述两方各 15 剂，水煎，交替服用，并嘱病人避风寒，洁饮食，畅情志，避免剧烈运动。

服药后病人血象继续恢复，近期复查血象，白细胞波动在 $6.5×10^9$/L 左右，血红蛋白波动在 145g/L 左右，血小板波动在 $100×10^9$/L 左右，一般情况稳定，无特殊不适，定期门诊复诊调方。

按语：重型再障乃髓枯精竭，精血化生匮乏，复因外感温热邪毒，内陷营血，故概括为"急劳髓枯温热"，病人多表现为高热、出血，舌红、苔黄腻、脉洪大，故不可急用温补脾肾、益气生血之法，否则可致"补阳热更炽""滋阴血不生"而徒增血热妄行之象，导致病情加重。先生临证时常以凉血解毒汤化裁以疏散温热，凉血解毒以减缓症状，稳定病情，兼顾病本施以滋阴补髓；随着症状消减，病情趋于稳定，逐渐加入健脾补肾、填精益髓之品，并采取交替隔日饮服之法，以获稳症生血之效，从而促进骨髓造血功能之逐渐恢复。

病人乃青年男性，先天不足加之后天调摄失当，以致精髓衰竭，不能生血，以皮肤瘀点为首发表现，后住院期间感染后高热，表现较为典型，虽经抗感染及输血支持治疗后症状得以控制，但中医病机的大方向是不变的，故在辨病辨证的基础上"对症下药"，往往能获得佳效。

例三，陈某，女，17岁，初诊时间：2015年12月23日。

病史：病人2015年10月无明显诱因出现双下肢瘀斑瘀点，后病情加重，于2015年11月4日至海南医学院附属医院就诊，入院后完善相关检查，血常规：白细胞$2.88×10^9$/L，血红蛋白62g/L，血小板$8×10^9$/L，自身抗体谱、血管炎指标、贫血指标、Ham试验、Coombs试验、凝血功能未见明显异常，骨髓涂片示："三系减少，巨核系统增生欠佳"，骨髓活检："骨髓增生活跃，红系增生，巨核细胞少见"，诊断为"再生障碍性贫血"。2015年11月13日病人前往南方医科大学珠江医院住院治疗，入院后行相关检查，血常规：白细胞$4.09×10^9$/L，中性粒细胞$1.89×10^9$/L，血红蛋白86g/L，血小板$32×10^9$/L；骨髓涂片示：骨髓增生活跃，粒系、巨核细胞增生减少，红系增生活跃，淋巴细胞比例增高。11 月 23 日开始使用即复宁（12.5mg/kg）抑制免疫治疗，用药一周后出现全身多处关节疼痛，考虑血清病，予以甲强龙治疗后好转。后改用环孢素（125mg/kg，bid）抑制免疫治疗，雄激素促进造血，6～7 天输注血小板 1U，后情况相对稳定出院。出院后病人双下肢瘀点瘀斑仍未消散，病人为求中医治疗至我院就诊。现症见：病人贫血貌，乏力，精神稍倦怠，双下肢见瘀斑瘀点，纳眠可，二便正常，舌淡白、苔白，脉沉细。

西医诊断：再生障碍性贫血。

中医诊断：髓劳（脾肾两虚型）。

治法：健脾补肾，益气生血。

方药：黄芪 40g，西洋参 10g，三七 10g，红景天 12g，天冬 30g，生地黄 20g，玄参 20g，砂仁 10g（打碎后下），紫河车 10g，鹿角粉 5g（冲服），阿胶 10g（烊化），甘草 10g。7 剂，水煎服，日 1 剂。

序贯维持基础环孢素、雄激素等治疗。

二诊：服上药后病人乏力改善，双下肢瘀斑瘀点消减，复查血常规：白细胞 $2.33×10^9$/L，中性粒细胞百分比 0.78%，血红蛋白 83g/L，血小板 $39×10^9$/L。上方去玄参，加当归以补血调血，增加鹿角粉用量以增强益精补血之力。处方如下：

黄芪 40g，西洋参 10g，三七 10g，红景天 12g，天冬 30g，生地黄 20g，当归 10g，砂仁 10g（打碎后下），紫河车 10g，鹿角粉 10g（冲服），阿胶 10g（烊化），甘草 10g。14 剂，水煎服，日 1 剂。

三诊：病人述已在珠江医院完成兔 IgG 治疗并出院，来时症见：乏力、倦怠好转，双下肢未见明显瘀点瘀斑，口腔

专病论治

溃疡，纳眠可，二便正常，舌淡白、苔白，脉沉细。复查血常规：白细胞 $5.06×10^9$/L，中性粒细胞百分比 76.9%，中性粒细胞 $3.89×10^9$/L，血红蛋白 78 g/L，血小板 $77×10^9$/L（输血后，输血前为 17）。处方如下：

黄芪 40g，西洋参 10g，三七 10g，红景天 12g，天冬 30g，炒白术 10g，炒枳壳 10g，五味子 10g，太子参 30g，鹿角粉 10g（冲服），锁阳 20g，川黄连 5g。14 剂，水煎服，日 1 剂。

四诊： 口腔溃疡已愈合，余无特殊不适，舌淡白、苔白，脉沉细。复查血象：白细胞 $3.33×10^9$/L，血红蛋白 80g/L，血小板 $32×10^9$/L。病人血象逐步恢复，去炒枳壳继续治疗：

黄芪 40g，西洋参 10g，三七 10g，红景天 12g，天冬 30g，炒白术 10g，五味子 10g，太子参 30g，鹿角粉 10g（冲服），锁阳 20g，川黄连 5g。14 剂，水煎服，日 1 剂。

五诊： 病人诉近来易于"上火"，经带 3 周，余无特殊不适，舌淡红、苔黄，脉沉细。复查血象：白细胞 $4.89×10^9$/L，血红蛋白 100 g/L，血小板 $45×10^9$/L。故予白术、葛根益气健脾，升脾阳以摄血，海螵蛸收敛止血，阿胶养血止血，茜草根活血止血以防止血留瘀，处方如下：

黄芪 40g，西洋参 10g，三七 10g，红景天 12g，鹿角粉 10g（冲服），葛根 30g，锁阳 20g，茜草根 10g，阿胶 10g（冲服），海螵蛸 30g，炒白术 20g，甘草 10g。14 剂，水煎服，日 1 剂。

服药后病人月经恢复正常，后定期门诊复诊治疗，血象稳步恢复正常，无特殊不适，目前情况稳定。

按语： 中医无再生障碍性贫血之病名，根据其临床表现，整体上可归属于中医的髓劳病证的范畴。先生认为，该类疾病或因年老体衰，或因先天禀赋薄弱，加之后天情志内伤，劳倦体虚，外感邪毒，脾肾亏损，精髓衰竭，无以化生气血，终致发病，其病机关键在脾肾亏虚，精髓不充，气血生化乏源。《灵枢·决气》曰："中焦受气取汁，变化而赤是谓血。"脾主运化，为后天之本，气血生化之源，只有脾的运化功能健旺，才能运化所入之水谷为精微，化生气血，滋养脏腑经络、四肢百骸。《灵枢·决气》曰："两神相搏，合而成形，常先身生，是谓精。"肾内藏父母先天之精，为先天之本，主骨，生髓，化血。《景岳全书》曰："血即精之属也。"精血同源，两者之间相互转化、相互滋生，故肾中精气充盛，骨壮髓满，方能源源不断化生血液。先后天两本互助互用，故治疗上要健脾补肾，益气生血。

例四，胡某，男，19岁，初诊时间：2015年2月11日。

病史：病人于7个月前无明显诱因逐渐出现头晕，倦怠乏力，面色苍白，活动后心慌、气促，间断皮肤瘀斑，齿鼻衄血，低热，遂在广州某解放军医院住院，经血象、骨髓象等全面检查诊断为急性再生障碍性贫血。住院予以西药雄激素、免疫抑制剂、丙种球蛋白、刺激因子、输血等治疗7个月，病情未见好转，病人仍反复出现头晕，皮下瘀斑，齿鼻衄血，低热，仅靠输血维持治疗。为进一步求治，转入我院中医治疗。现症见：病人面色苍白，心悸气促，动则尤甚，皮下出血点，色红如针尖样，齿龈衄血，面部痤疮，胡须较多，腰膝酸软，夜间汗出，午后低热，口干欲饮，失眠多梦，小便黄赤，大便调，舌淡白、苔少，脉细数。血常规：白细胞$2.1×10^9$/L，

中性粒细胞 $0.4×10^9/L$，红细胞 $2.06×10^{12}/L$，血红蛋白 59g/L，血小板 $11×10^9/L$。骨髓象：骨髓增生极度低下，巨核细胞阙如。

西医诊断： 急性再生障碍性贫血。

中医诊断： 急劳髓枯温热（肝肾阴虚，髓枯温热，气血亏虚）。

治法： 滋养肝肾，凉血解毒，益气养血。

方药： 羚羊骨 15g（先煎），牡丹皮 10g，生地黄、熟地黄各 20g，赤芍、白芍各 20g，黄芪 20g，太子参 30g，黄芩 10g，黄连 5g，肉桂末 3g，生地榆 20g，茜草 20g，仙鹤草 20g，女贞子 20g，旱莲草 20g，旱三七 2g（冲），天冬 25g，黄精 25g，知母 10g，阿胶 10g（烊化）。每日 1 剂，水煎分 2 次服，共 28 剂。

2015 年 3 月 2 日二诊：病人连服上药 28 天后，病情趋于稳定，低热、出血症状明显减轻，输血小板间隔时间延长，约 20 天输血小板一人份已能控制出血，查血常规：白细胞 $2.4×10^9/L$，中性粒细胞 $0.6×10^9/L$，红细胞 $2.63×10^{12}/L$，血红蛋白 65g/L，血小板 $14×10^9/L$。症见：病人面色萎黄，倦怠乏力，动则尤甚，皮下出血点减少，无齿龈衄血，面部痤疮，胡须较多，腰膝酸软，无低热，间或大便溏薄，日 2～3 次，腹部隐痛，喜温喜按，夜间汗出减少，眠安，舌淡、苔白，脉弦细数。此时证型已经转化为阴阳两虚，脾肾不足，气血亏虚。施以补益脾肾，滋阴济阳，填精益髓，益气生血法，以参芪仙补汤加味施治。处方如下：

黄芪 30g，太子参 30g，党参 20g，当归 10g，川芎 10g，首乌 20g，生地黄、熟地黄各 20g，赤芍、白芍各 20g，黄精

25g，阿胶10g（烊化），茜草20g，仙鹤草20g，女贞子20g，旱莲草20g，淫羊藿10g，补骨脂15g，淡附片10g（先煎），肉豆蔻10g。每日1剂，水煎分2次服，共28剂。

2015年4月2日三诊：病人连服上药28天后，上述症状好转，输血小板间隔时间延长至30天左右。查血常规：白细胞$2.7×10^9$/L，中性粒细胞$0.8×10^9$/L，红细胞$2.85×10^{12}$/L，血红蛋白82g/L，血小板$18×10^9$/L。症见：面色萎黄，倦怠乏力，皮肤无瘀斑，腰膝冷软，大便软，四肢欠温，舌淡、苔白，脉沉弦细。此乃脾肾亏虚，精不生血，治以温补脾肾，填精益髓，以参芪益肾饮加减施治。处方如下：

黄芪30g，党参20g，当归10g，川芎10g，首乌20g，生地黄、熟地黄各20g，赤芍、白芍各20g，黄精25g，阿胶10g（烊化），紫河车10g，鸡血藤30g，茜草20g，淫羊藿10g，补骨脂15g，巴戟天15g，川断30g。每日1剂，水煎分2次服，共28剂。服药后病人血象继续恢复，2015年5月4日复查血象：白细胞$3.2×10^9$/L，中性粒细胞$1.2×10^9$/L，红细胞$3.3×10^{12}$/L，血红蛋白92g/L，血小板$25×10^9$/L，逐渐脱离输血，一般情况稳定，无特殊不适，定期门诊复诊调方。

按语：急性再生障碍性贫血乃髓枯精竭，精血化生匮乏，复因外感温热邪毒，内陷营血，故概括为"急劳髓枯温热"。病人既往经过西医积极治疗病情未能缓解，后仅靠输血维持治疗，来诊时可见腰膝酸软、夜间汗出、午后低热、口干欲饮等阴虚症状，故临证予凉血解毒汤合参芪四物汤加减，以疏散温热，凉血解毒并滋阴补髓，益气生血；在病情趋于稳定后，逐渐加入健脾补肾、填精益髓之品以阴阳并补，促进骨髓造血功能逐渐恢复。

例五，黄某，男，82 岁，就诊时间：2015 年 10 月 28 日。

病史：病人 5 年前因疲倦乏力 1 年余于外院就医，完善各项检查后确诊为慢性再生障碍性贫血。后病人为求中医药调理，于 2011 年 6 月 20 日就诊于我院门诊，查血象示：白细胞 $1.6×10^9$/L，中性粒细胞百分比 77.8%，血红蛋白 43g/L，血小板 $42×10^9$/L。予参芪四物汤加减（黄芪 40g，党参 10g，当归 10g，川芎 10g，赤芍、白芍各 20g，生地黄、熟地黄各 20g，黄精 20g，鹿角胶 12g，川楝子 10g，巴戟天 20g，紫河车 20g，鸡血藤 10g，炒白术 10g，三七 5g，天冬 20g，甘草 10g），配合安特尔、益血生、迪赛、叶酸治疗。2011 年 7 月 17 日复诊时查血常规示：白细胞 $4.5×10^9$/L，血红蛋白 107g/L，血小板 $124×10^9$/L。后陆续复诊治疗至今，现为巩固疗效前来复诊。现症见：病人精神佳，面色少华，皮肤稍热，纳眠欠佳，二便调，舌质淡、苔薄白，脉弱。

西医诊断：再生障碍性贫血。

中医诊断：慢性髓劳（脾肾两虚型）。

方药：黄芪 40g，三七 10g，西洋参 10g，红景天 12g，当归 10g，白芍 20g，生地黄 20g，阿胶 10g（烊化），锁阳 20g，淫羊藿 20g，炮姜 10g，鸡血藤 15g，共 30 剂，水煎服，早晚分 2 次服用。

继续维持安特尔、益血生、地榆升白片、迪赛、叶酸治疗。

2015 年 12 月 2 日二诊：病人无明显不适，无明显乏力感，舌脉未查。检查血常规基本恢复至正常（2015-11-26 英德市中医院）：白细胞 $4.33×10^9$/L，红细胞 $4.17×10^{12}$/L，中性粒细胞 $2.17×10^9$/L，淋巴细胞 $1.44×10^9$/L，血红蛋白 127g/L，

血小板 $108×10^9$/L。诊断同前，处方如下以巩固治疗：

黄芪 40g，三七 10g，西洋参 10g，红景天 12g，当归 10g，白芍 20g，生地黄 20g，阿胶 10g（烊化），锁阳 20g，淫羊藿 20g，炮姜 10g，鸡血藤 10g，28 剂，日 1 剂，水煎服。

2016 年 5 月 11 日三诊：家人代诊，无出血、发热等不适，纳眠可，二便正常。辅助检查（血常规）：白细胞 $4.84×10^9$/L，血红蛋白 139g/L，血小板 $108×10^9$/L。处方如下：

黄芪 40g，三七 10g，党参 20g，红景天 12g，鹿角粉 10g，当归 20g，川芎 10g，赤芍 10g，白芍 10g，生地黄 20g，鸡血藤 10g，巴戟天 10g，甘草 10g。28 剂，日 1 剂，水煎服。

按语： 慢性再生障碍性贫血属中医"虚劳""髓劳"范畴，《黄帝内经》言其"精气内夺，则积虚成损，积损成劳"，《类证治裁》亦有记载，"凡虚损起于脾胃，劳瘵多起于肾经"。病人为老年男性，年事渐高而进入"精亏"的生理阶段，脾肾两虚，脾虚则气血生化乏源，肾虚则无以主骨藏精，化髓生血，故治当补肾健脾，益气生血。二诊时复查血象已恢复正常，病人虽年过八旬亦取得了良好的治疗效果，症状和理化检查结果都得到了明显改善，这提示我们规范积极治疗的重要性。故三诊继续以中西医结合的方法巩固疗效。方以黄芪、党参、红景天三药健脾补气，健旺后天，以助气血生化之源。巴戟天温肾益精，鹿角粉补肝肾益精血，生地黄滋阴补肾，三药合用，寓"阴中求阳"之意，以使阳得阴助则生化无穷。赤芍、白芍合用养血柔肝，活血祛瘀，三七养血活血且能补虚强壮，鸡血藤补血活血，川芎行气活血，上药合用，不单纯着眼于补血，更注重活血调血，既可补阴血之不足，又可使瘀血得去、新血得生。

附：基于数据挖掘分析梁冰教授岭南辨治慢性再生障碍性贫血用药规律

摘要： 通过收集就诊于梁冰教授门诊的慢性再生障碍性贫血患者的病历资料、处方，进行分析、总结、归纳，探讨梁冰教授的用药特点及组方规律，以及最常用的药物及药性等，进而推导出其核心组方为黄芪四物汤，主要使用健脾益气、补肾调肝法，有别于在冀北时的治法，并且寒温并用，邪正兼顾。

再生障碍性贫血（Aplastic Anemia，AA）是由于各种原因引起骨髓造血衰竭，导致骨髓内造血组织增生减少，外周血细胞减少，临床以贫血、感染和出血为主要表现。其中慢性再生障碍性贫血（Chronic Aplastic Anemia，CAA）起病缓慢，呈现慢性病程。《内经》云"精气内夺则积虚成损，积损成劳"，故常归于中医虚劳之血虚、髓劳等范畴。梁冰教授是全国当代名老中医，是中医药治疗血液系统疾病的先行者、开拓者，在治疗再生障碍性贫血方面有丰富的临床经验，效果显著。本研究使用了数据挖掘方法来分析和总结梁冰教授的用药经验，以期更好地继承和发扬，从中探索新的治疗思路。

一、资料与方法

1. 医案来源

符合纳入标准，在 2013 年 1 月～2017 年 12 月于梁冰教授门诊就诊的慢性再生障碍性贫血患者共 31 例，其中男性为

11例（35.48%），女性20例（64.52%）。患者年龄最大为82岁，最小为14岁。

2. 纳入标准

①年龄大于14周岁，符合西医慢性再生障碍性贫血的诊断标准（参照2017年版再生障碍性贫血诊断与治疗中国专家共识）；②四诊资料、处方名称和用量记录清楚、完整；③复诊大于等于2次；④西医疗效判定标准符合治愈、缓解、明显进步者（参考张之南等主编《血液病诊断及疗效标准》第三版）。

3. 排除标准

①合并其他血液系统疾病；②有心脑肝肾等器官的严重损伤或处于疾病终末期的患者；③妊娠期、哺乳期妇女；④不能坚持就诊的患者。

4. 中医辨证分型标准

参照《中医临床诊治血液科专病》第三版的再生障碍性贫血的辨证分型，分为：①（肝）肾阴虚证：面色苍白，唇甲色淡，头晕，盗汗心悸，少寐多梦，五心烦热，腰膝酸软，皮肤瘀点瘀斑、齿鼻衄血等出血表现明显。舌质淡红，苔薄白，或舌红少苔，脉细数或弦细。②（脾）肾阳虚证：面色㿠白，畏寒肢冷，气短懒言，腰膝酸软，食少纳呆，大便不实，小便清长，出血症状不明显。舌质淡白、胖嫩，苔薄，脉沉细或滑细无力。③肾阴阳两虚证：面色苍白，倦怠乏力，头晕心慌，手足心热，盗汗自汗，畏寒肢冷，腰膝酸软，齿鼻衄血或紫癥，或是既无阳虚表现又无阴虚表现。舌质淡白，苔白，脉细无力。

5. 数据库建立

将收集的病例资料录入表格，建立电子病例数据库。录入数据库后对数据进行清洗，以高学敏主编的第七版《中药学》为基准，对中药名称进行统一化处理。

6. 数据挖掘

对证型及所有处方中药物出现的频次、四气、五味、归经、分类等进行统计。再对处方使用关联规则进行分析，结果以表格及网络图的形式输出。

二、结果

1. 证型统计

收集的 433 个病例中，以肾阴阳两虚证最为多见，共有 286 例，占 66.05%，（脾）肾阳虚证次之，共有 102 例，占 23.56%，（肝）肾阴虚证最少见，共 45 例，占 10.39%。

2. 所有药物频次统计

对 433 首处方中的所有药物进行用药频次统计，涉及药味有 180 种，结果如表 1 所示（仅列出使用频率大于 20% 的药物）。其中，使用频率在 30% 以上的药物有：黄芪、生地黄、当归、白芍、三七、党参、黄精、鸡血藤、甘草、川芎、紫河车、白术、红景天、鹿角粉。

表 1　所有药物频次统计（仅列出使用频率大于 20% 的药物）

序号	药物	频次	频率
1	黄芪	385	88.91%
2	生地黄	298	68.82%
3	当归	289	66.74%
4	白芍	284	65.59%
5	三七	258	59.58%
6	党参	248	57.27%
7	黄精	214	49.42%
8	鸡血藤	211	48.73%
9	甘草	195	45.03%
10	川芎	188	43.42%
11	紫河车	152	35.10%
12	白术	150	34.64%
13	红景天	145	33.49%
14	鹿角粉	130	30.02%
15	五味子	125	28.87%
16	巴戟天	123	28.41%
17	熟地黄	116	26.79%
18	锁阳	115	26.56%
19	淫羊藿	107	24.71%
20	赤芍	99	22.86%
21	阿胶	99	22.86%
22	枳壳	92	21.25%
23	熟附子	91	21.02%
24	鹿角胶	87	20.09%

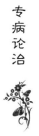

3. 药物四气五味及归经统计

对处方中的药物进行四气进行统计，发现温热药物中，温药多用，热药少用；寒凉药物中，寒药多用，凉药少用（表2）。

表2　用药四气统计

四气	温	寒	平	凉	热
次数	2946	1662	1136	227	175

对药物的五味进行统计发现，以甘味药多用，其次是苦味药、辛味药，酸味药、咸味药、涩味药及淡味药使用较少（表3）。

表3　用药五味统计

五味	甘味	苦味	辛味	酸味	咸味	涩味	淡味
次数	4198	2760	1640	556	472	149	51

对药物的归经进行统计，发现归肝经最多，次之为脾经、肾经及肺经（表4）。

表4　用药归经统计

归经	次数	归经	次数	归经	次数	归经	次数
肝经	3469	肺经	2541	大肠经	520	膀胱经	102
脾经	2829	心经	1778	胆经	419	小肠经	99
肾经	2607	胃经	1399	心包经	226	三焦经	37

4. 药物分类情况统计

药物经分类后，可见所有药物中，补虚类（补气血阴阳）占比最高，达54.24%，次之是清热药占12.93%，活血化瘀药占7.45%，解表药占4.88%，化痰止咳平喘药占4.12%（表5）。

表 5　用药分类统计

药类	占比	药类	占比	药类	占比
补气药	21.68%	解表药	4.88%	安神药	1.93%
补阳药	13.46%	化痰止咳平喘药	4.12%	利水渗湿药	1.18%
补血药	11.77%	平肝息风药	3.53%	化湿药	0.88%
补阴药	7.33%	理气药	3.01%	开窍药	0.46%
清热药	12.93%	收涩药	2.63%	祛风湿药	0.17%
活血化瘀药	7.45%	温里药	2.60%		

5. 基于证型的高频药物情况

分别对肾阳虚证、肾阴虚证、肾阴阳两虚证的药物使用情况进行统计分析，结果如图 1、图 2、图 3 所示。

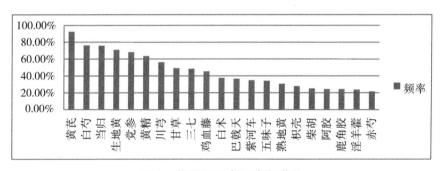

图 1　肾阴阳两虚证高频药物

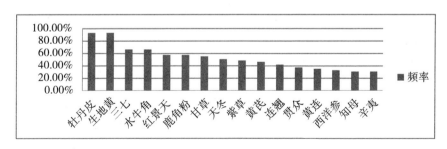

图 2　（肝）肾阴虚证高频药物

专病论治

075

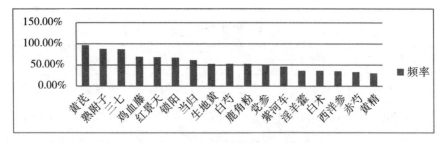

图3 （脾）肾阳虚证高频药物

6. 基于关联规则的药物组合及药物相关情况

使用关联分析的 Apriori 算法对数据进行挖掘，设置支持度为30%，置信度为80%，前项设置为最多5项，挖掘核心的处方。得出结果如表6所示，是由黄芪、生地黄、白芍、党参、黄精、川芎、当归这7味药之间的随机组合，可见这7味药是梁冰教授治疗再生障碍性贫血时使用的基础组方。

表6 基于关联规则分析基础组方

后项	前项	支持度（%）	置信度（%）
当归	黄精 and 党参 and 白芍 and 生地黄 and 黄芪	31.32	88.89
川芎	黄精 and 党参 and 白芍 and 生地黄 and 黄芪	31.32	87.41
党参	黄精 and 当归 and 白芍 and 生地黄 and 黄芪	31.32	88.89
川芎	黄精 and 当归 and 白芍 and 生地黄 and 黄芪	31.32	87.41
川芎	党参 and 当归 and 白芍 and 生地黄 and 黄芪	33.87	86.30
黄精	党参 and 当归 and 白芍 and 生地黄 and 黄芪	33.87	82.19
白芍	川芎 and 党参 and 当归 and 生地黄 and 黄芪	30.16	96.92
黄精	川芎 and 党参 and 当归 and 生地黄 and 黄芪	30.16	87.69
生地黄	川芎 and 党参 and 当归 and 白芍 and 黄芪	31.32	93.33
黄精	川芎 and 党参 and 当归 and 白芍 and 黄芪	31.32	87.41

后项	前项	支持度（%）	置信度（%）
当归	川芎 and 党参 and 白芍 and 生地黄 and 黄芪	30.86	94.74
黄精	川芎 and 党参 and 白芍 and 生地黄 and 黄芪	30.86	88.72
党参	川芎 and 当归 and 白芍 and 生地黄 and 黄芪	35.27	82.89

　　通过网络图来分析药物之间的关系，如图4所示，可以直观地看到这7味药物在处方中的关系，其中以黄芪、生地黄、白芍、当归之间的联系最强，提示核心组方为参芪四物汤。

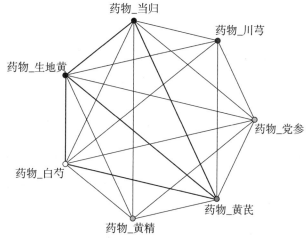

○ 药物_白芍　● 药物_川芎　● 药物_当归　◎ 药物_党参
◉ 药物_黄精　◐ 药物_黄芪　● 药物_生地黄

图4　基于网络图分析核心组方

三、讨论

　　从各个证型的高频药物来看，（脾）肾阳虚证和肾阴阳两虚证的高频药物大体上相似，均包含黄芪四物汤的药物组成，以补气生血，两者区别在于（脾）肾阳虚证中熟附子、锁阳、鹿角粉、紫河车、淫羊藿等药物频率更高，提示方药偏于温阳，而（肝）肾阴虚证的高频药物主要由凉血解毒汤（水牛角、赤芍、生地黄、贯众、三七等）的药物和天冬、西洋参、知母等具有滋阴功效的药物组成，提示（肝）肾阴虚证的治法主要为凉血解毒、滋阴清热。

从药物的四气方面来看，梁冰教授治疗慢性再生障碍性贫血时，温热药中以温药为主，热药少用，寒凉药中寒药多用，凉药少用。具体分析来看，用药频次较高的黄芪、当归等补虚药均为温性药物，故温性药物最多；而寒性药物主要由两方面构成，一方面是具有补阴、补血功效的药物，如生地黄、白芍、北沙参等，另一方面是赤芍、知母等具有清热功效的药物。而党参、黄精、甘草均为平性，故平性药物较多。从四气的结果分析，梁冰教授治疗慢性再障寒温并用，总体药性较为平和。

从五味统计结果来看，以甘味药独重，苦味药及辛味药次之。《灵枢·终始》指出"阴阳俱不足……可将以甘药"，故虚损病证可用甘味药治疗。甘味药往往含有糖类、脂肪、皂苷、维生素、蛋白质与氨基酸等成分，是人体生命活动所需要的物质，有助于人体自身的修复。此外甘味药还能起到缓和药性、调和药物的作用，有助于方中不同功效的药物相互协调而发挥作用。苦味的基本功效为能泄、能燥、能坚，通常起到通泄、疏泄、泄热、燥湿、坚阴的作用。苦味药应用较多，提示梁冰教授治疗慢性再障，在补益的同时不忘祛邪，重视外感、痰瘀等标证的治疗。辛味药能行、能润，具体分析主要由两类药物组成，一类是当归、川芎等具有活血功效的药物，慢性再障病程长，"久病必瘀"，且"瘀血不去，新血不生"，梁冰教授无论在岭南还是冀北，在补血同时也十分注重活血；另一类是巴戟天、淫羊藿、熟附子、菟丝子等补肾药物，《素问·脏气法时论》指出"肾苦燥，急食辛以润之"，辛属金，金能生水，许多补肾药物具有辛味，故有补肾的功效。

从归经方面分析，肝经药物使用频率最高，次之为脾经、肾经及肺经。这提示梁冰教授在岭南治疗慢性再障时，在健脾补肾之外还注重调肝。肝肾同源，肝主藏血，肾主藏精，精能生血，血能化精，精血互相滋养；且肝属木，肾属水，肾阴亏虚日久，肝阴必定不足，即母病及子；肝阴不足或肝阳亢盛日久，亦可致肾阴亏虚，即子病及母。所以肝肾同调有助于补益精血的亏虚。

从上述统计结果来看，梁冰教授岭南治疗慢性再生障碍性贫血是以健脾益气生血、补肾调肝为主，具体言之是以黄芪四物汤为底方，视肾阴肾阳的偏胜偏衰加减药物，这些药物以甘温药为主，入肝、脾、肾经，多具有补益的功效。梁冰教授认为，慢性再生障碍性贫血的病机关键在肾精耗竭，骨髓不充，不能生血。肾内藏先天之精，为先天之本，主骨、生髓、化血。肾中精气充盛，骨壮髓满，方能源源不断化生血液。《灵枢·决气》曰："中焦受气取汁，变化而赤是谓血。"脾主运化，为后天之本，气血生化之源，只有脾运化功能健旺，才能运化水谷为精微，从而化生气血，滋养脏腑经络、四肢百骸。先后天两本互助互用，两脏生理上联系密切，故在病理上相互影响。再生障碍性贫血虽以肾虚髓劳为根本，但在岭南湿地，应当因地制宜，以益气健脾为主，兼顾补肾，而不能单独补肾。此外，本次研究发现归肝经药物使用最多，说明梁冰教授在治疗时亦注意调理肝脏。肝主疏泄，肝疏泄失常会影响脾

专病论治

079

的运化，肝藏血失常会导致出血，影响血液代谢，并且肝肾同源，肝所藏之血与肾所藏之精互相滋生，肝肾同调有助于改善精血的虚损。

白细胞减少症

当外周血白细胞计数持续低于正常范围下限 $4.0 \times 10^9/L$，属于白细胞减少症。因为中性粒细胞占白细胞的绝大部分，所以白细胞减少在大多数情况下是由于中性粒细胞减少所致，粒细胞低于 $2.0 \times 10^9/L$ 则为减少，而低于 $0.5 \times 10^9/L$，称为粒细胞缺乏症。临床常伴倦怠乏力、头晕、食欲减退、易于感染等表现，尤其粒细胞缺乏者更为明显，需要积极防治与控制。

白细胞减少的病因分为原发、继发两类，后者常见，多为理化因素、药物及某些疾病（常见病毒感染），以及各种实体肿瘤/白血病放化疗、多种血液病，乃至重症感染。病因较多，可出现在各年龄段人群，注意鉴别诊断，其治疗以祛除病因及控制原发病为主。

西医对原因不明的白细胞减少和/或粒细胞缺乏疗效欠佳，对明显减少者，常用粒系集落刺激因子类药物干预，疗效短暂，且增加感染机会，其预后与原发病相关。中医药对本病的治疗具有较好效果，且毒副作用小，对减缓疲劳症状疗效肯定。

本类疾病归属于中医的"虚劳""诸虚不足""温病"等范畴。

一、常见病因病机

本病乃先后天与外感内伤之因而致脏腑气血亏虚所致虚损劳伤。

本病虚损劳伤，气血亏虚，脏腑不足，阴阳失调，久虚不复，变化多端，起主要作用的是肾精亏损和气血不足；正虚则卫外不固易于感受外邪，正不胜邪。

究其病因，常见先天禀赋薄弱，后天失于调养，或劳伤过度，或饮食不节，或失治误治，或病后失养，或理化中"毒"等，导致气血不足，脾肾亏虚而致虚劳血虚。

病机演变：

禀赋薄弱：或父母体虚，或胎中失养，而致禀赋薄弱、脏腑不健，而以肾精亏虚为关键。肾为先天之本，藏精生髓，精血同源，精不足则血亦亏，虚劳血虚。多见于家族性良性粒细胞减少症一类疾病。

烦劳过度：凡劳体易伤脾，房劳过度易伤肾。脾肾不足，则精髓、气血生化之源不足，甚则匮乏而虚劳血虚。

情志不遂：七情所伤，肝郁气滞，气滞血瘀，瘀血不去，新血不生；且气有余便为火，亦可耗伤肝肾精血，虚劳血虚。

药食毒伤：诸如久食煎炸熏烤之类，或饮酒过多，或服药不当等，致药食之毒蕴积，伤及脏腑，尤其肝脾肾亏虚，虚劳血亏。

误治失治：由于疾病诊断有误，或治法、选方、用药不当，既延误病情，又致精气损伤，气血生化之源被抑。

《素问》曰："邪气盛则实，精气夺则虚。"本病一般为慢性，或为急重之候。先生指出该病当从虚实夹杂论治，其发生

专病论治

一是因为外感邪毒，二是因正气不足，无发热者为正虚，以治本为主；粒细胞缺乏症伴有发热感染者，为虚实夹杂，应同时兼顾扶正祛邪，偏于祛邪。其预后与病因能否祛除、能否及时治疗、体质强弱等有关。

二、临证中医治疗

1. 辨证施治基础

本病初期以气血两虚、脾气亏损为主，日久则伤及肝肾，导致肝肾阴虚、脾肾阳虚或阴阳两虚。其病机以脾胃肝肾虚损为本，可兼有外感实证。若无明显实证，治疗应以扶助正气为主，以调补脾、肝、肾三脏为重点。或补益脾胃，益气生血；或滋补肝肾，填精养髓；或温补脾肾，养血益气。若合并外感发热，以标实为急时，又当按外感热病辨治，急则治其标，或标本兼顾。

2. 常见证型

（1）气血亏虚

常见证候： 面色无华，倦怠乏力，心悸气短，头晕眼花，食欲不振，失眠健忘，大便溏薄，小便清长，舌淡有齿痕、苔薄白，脉细缓无力。

基本治法： 益气养血。

基本方剂： 八珍汤（《瑞竹堂经验方》）及类似方剂加减。

常用药味： 人参 9～12g，白术 9～12g，茯苓 12～15g，当归 6～12g，川芎 9～12g，芍药 9～12g，熟地黄 12～15g，甘草 6～9g。每日 1 剂，水煎服。

随症加减： 若气虚乏力明显者，加黄芪 12～24g；汗多易于外感者，加玉屏风散益气固表；若气虚及阴而心悸失眠者，加麦冬9～15g、莲子9～15g、百合9～15g等养阴宁心。

（2）肝肾阴虚

常见证候：面色无华，头晕耳鸣，腰膝酸软，五心烦热，多梦盗汗，虚烦不眠，遗精，小便黄赤，大便干燥，舌质稍红、少苔，脉弦细数。

基本治法：补益肝肾。

基本方剂：六味地黄丸（《小儿药证直诀》）及类似方剂加减。

常用药味：当归6～12g，白芍9～30g，熟地黄9～30g，茯苓9～24g，山茱萸9～12g，泽泻9～12g，牡丹皮9～24g，山药9～24g，黄柏6～12g，知母9～24g。每日1剂，水煎服。

随症加减：若手足心热者，加银柴胡6～12g、胡黄连6～12g以清虚热；若阴虚及气，气虚乏力明显者，加黄芪15～24g、太子参9～15g或西洋参9～12g等。

（3）脾肾阳虚

常见证候：面色苍白，精神萎靡，畏寒肢冷，少气懒言，口淡无味，腰膝酸软，大便溏泄，小便清长，夜尿频多，舌体胖大，舌质淡，边有齿痕，脉沉细无力。

基本治法：温补脾肾，益气养血。

基本方剂：右归饮（《景岳全书》）及类似方剂加减。

常用药味：黄芪15～45g，人参9～12g，熟地黄18～30g，山茱萸9～12g，山药9～15g，当归9～12g，菟丝子18～24g，枸杞9～12g。每日1剂，水煎服。

随症加减：若神疲乏力、纳呆便溏等，加白术9～12g、茯苓 18～24g；若腰膝酸软者，加杜仲 9～12g、续断 18～24g 补肾壮骨。

（4）外感温热

常见证候：起病急骤，恶寒高热，面赤咽痛，周身酸痛，口干欲饮，乏力头晕，小便短赤，大便干燥，舌质红绛、苔黄，脉滑数。

基本治法：清热解毒，滋阴凉血。

基本方剂：犀角地黄汤加减。

常用药味：水牛角（代替犀角）15～30g（先煎），牡丹皮 12～24g，赤芍 12～24g，生地黄 15～30g，白茅根 15～30g，玄参 9～24g，麦门冬 9～30g，茜草 15～30g，知母 9～24g，贯众 9～15g，黄芩 9～15g，生石膏 15～30g。每日 1 剂，水煎服。

随症加减：口渴甚者，加石斛 9～15g、天花粉 9～15g 养阴止渴；发热神志不清者，加安宫牛黄丸清心开窍。

三、辨病施治经验

先生临床经验，大多白细胞减少，多在常规体检或者因其他疾病常规验血，或因反复感染而查血得以发现；而粒细胞缺乏状态，尤其急性者，常因急性感染高热急诊验血而发现；大部分病人有基础疾病而接受针对性治疗，例如放化疗、免疫抑制治疗、抗甲状腺病治疗等，引起继发性白细胞／粒细胞减少，甚至重度缺乏。

白细胞减少病患，除非粒细胞明显减少而合并感染发热外，通常没有明显特异性临床表现，尤其轻度减少，或长期慢性减少已经适应；通常情况下，单纯而轻度白细胞／粒细胞减少，无或仅感觉倦怠乏力，间或有外感等表现，先生从虚劳血虚范畴辨析施治，以本虚为主的虚实夹杂病证，病久不愈者，常常兼夹血瘀与湿热等。

1. 补虚为主，兼顾标实

先生认为扶正补虚为其基本治疗原则，"气之源头在乎脾，血之源头在乎肾"，通过健脾补肾而获气血生化之源得以充盈，气血亏虚得以改善，血象中白细胞/粒细胞逐渐恢复。

本病属于虚劳血虚范畴，气血亏虚为其基本病机，亏虚之缘由，与脾肾先后天之本相关。肾乃先天之本，藏精生髓，化生精血者也，脾乃后天之本，气血生化之源者也。先生临床针对病因未明，尤其慢性单纯白细胞减少病人，辨证以气血亏虚、脾肾两虚证型为多，前者白细胞轻度减少为主，后者中重度减少常见。常用治法为健脾益气、益气养血；益肾养阴、填精助阳等，对于兼夹症状，配合活血化瘀、利湿祛痰、清热解毒等，标本兼顾，一是改善本虚血亏而恢复白细胞计数，二是消除兼夹症状而减少感染等并发症。

白细胞减少症从虚劳血虚角度辨治，尤为强调调补脾肾，临证辨治中先生习用参类、黄芪、鸡血藤、当归等益气养血基础方药，配合滋肾阴、补肾阳药味促进精血恢复，结合临床症状标证的侧重而随症加减施治。

先生认为，补肾强调平衡阴阳，宜遵从张景岳"善补阳者，必于阴中求阳，则阳得阴助而生化无穷；善补阴者，必于阳中求阴，则阴得阳升而泉源不竭"。临证之际，关注填补肾阴与温补肾阳两组药物的配伍比例，依患者之体质及临床症状而有所侧重。虚劳之白细胞（中性粒细胞）减少，先生指出

专病论治

085

多见阴虚，此类病人常用二至丸、狗脊、桑葚补益肝肾，可以收获提升白细胞之效；辨治时常加温阳之品，诸如熟附子、锁阳、巴戟天、鹿角粉等，常于养阴药味之中加减，促进精血恢复。补益肝肾的同时，常嫌滋腻太过，形成局部困阻，兼具活血通络效果之药，如当归、鸡血藤、淫羊藿、狗脊等做加减。

先生认为，健脾重在调补气血，脾乃后天之本，气血生化之源，脾健则促进饮食水谷化生精微，以充血液；脾虚则中土困厄，水谷精微无以化生血液，虚劳难复，故健脾益气生血是治疗本病之重要法则。且脾主四肢，脾虚则卫外不固，无力抵御外邪，而易于招致邪毒外感并内蕴，而耗伤正气，恶性循环。若对上述病证处理不当，常影响疗效，故在处方用药时，应审证细微，酌情加用清热解毒药与健脾益肾药，扶正以助祛邪，祛邪有助正复。

先生认为，本病正虚为本，邪实为标，相互影响；常兼夹标实之证，诸如热毒、瘀血、痰湿等，或因外感温热或外感风邪入里化热，热毒内蕴所致；或因脾肾亏虚，水湿不化，痰湿蕴积；或因病久入络，瘀血内生所致。对于上述兼夹病证，当随症加减施治，以便消除标证而利于本虚的恢复，脾肾等正虚之本复原，促进邪实的防范与剔除。

近年来，先生长期于岭南湿热之地出诊，当地居民体质以湿重居多，在各种疾病的治疗上同时配合健脾化湿之药能提高疗效，治疗上更多侧重于治脾。治脾方面同时调整患者饮食及消化，补足脾气，胃气充实，患者便多一分生机。用药上则多用黄芪，黄芪为补气之要药，对于脾气虚弱之人疗效极佳，对于大多数疾病均可使用。而人参亦可配合使用，功效上在补气的同时还能生津养阴。不同的人参功效略有差别，更需辨证使用。中焦之药并非独有补益之品，气机的调节同样重要。先生平素常用白术、枳壳相配伍，一调脾，一调肝，肝脾相和，则气机条畅，气行则血行，避免郁久化热之弊。

2. 中西医结合，急则治标

经曰"邪之所凑，其气必虚"，此类虚劳类病证，易于招致外感邪毒，尤其粒细胞急性缺乏者。

先生针对白细胞减少症的治疗，强调病证结合辨析施治，重在审证求因而辨证施治。凡因感冒发热而服用解热镇痛类感冒药、甲状腺功能亢进症服用他巴唑一类药物，某些皮肤病、风湿病服用免疫抑制剂诸如硫唑嘌呤、甲氨蝶呤等药物，所致的粒细胞/白细胞显著减少，甚至急性粒细胞缺乏者，起病多急骤，病情常凶险，病情变化多端。

病人常表现为恶寒高热，咽喉肿痛，头痛与肢节酸楚，小便黄赤，大便干燥，舌质红、苔黄腻，脉洪数或滑数。血象检查提示白细胞不足 1.0 至 2.0，而中性粒细胞绝对值少于 0.5，此种状态，需要及时并积极加以控制，以免造成感染加重，导致多脏器功能衰竭而发生生命危险。

先生辨析此类病证多为外感温热毒邪、气阴两伤证型，治以清热解毒、滋阴凉血，方以犀角地黄汤合玉女煎加减，常获减缓症状、改善病情之效。

对于不同部位的感染，出现红肿热痛，甚至破溃成脓，可以有不同加减。肺部感染，咳嗽咯痰，可加鱼腥草、金银花、连翘、半夏、橘红、天竺黄、浙贝母、胆南星、金荞麦等；若为肠痈、肛痈等可加黄柏、黄连、败酱草、蒲公英、鱼腥草、

专病论治

苦参、牛黄、玄参等；耳道感染，耳痛流脓之耳痈，听力下降，可加白芥子、败酱草、蒲公英、薏苡仁消肿透脓，加鹿角粉、天冬补肾之阴阳。

3. 中西医结合，预防调护

先生认为针对本病，要以防为主，防治并重。尤其急性粒细胞缺乏症的处理，重在防治感染，并积极加强支持治疗，应用粒系集落刺激因子促进粒细胞的提升。

先生强调一旦发热，病人体温超过 38℃，需要参照粒细胞缺乏防治感染原则实施，尽早开始抗菌药物治疗，经验性使用广谱抗菌药物，防止感染迅速进展。同时，还应进行详细的病史询问和体格检查，停服可疑药物、停止接触可疑毒物等，逐一排除上呼吸道、肺部、消化道、皮肤软组织和血液感染可能，以发现感染的高危部位和隐匿部位；保持患者周围环境清洁、空气清新，有条件者，可将患者置于层流病房或相对无菌区域。

平时以预防为主。防治常见的病毒感染，诸如呼吸道与皮肤等病毒感染，防治常见部位的细菌感染，诸如鼻腔、口腔、耳道，以及肺部、肠道、尿道等部位，积极注意清洁与饮食卫生。防止交叉感染，减少人员探访及出入公共场所。

患者习惯性佩戴口罩，加强自我保护，做好口腔护理，注意口腔清洁，选用合适的漱口液，饭前、饭后、睡前、晨起漱口。保持全身皮肤清洁，特别要注意会阴、肛门的清洁，预防肛周脓肿。注意饮食卫生，多饮水，避免生、冷、硬、刺激性食物。适当康复锻炼，保持心情舒畅，避免烦躁、焦虑等不良情绪。

先生衷中参西，病证结合辨治基础上，习于结合中药药理研究结果，加用具有提升白细胞、粒细胞的中药，诸如鸡血藤、黄芪、女贞子、山茱萸、苦参、地榆、石韦、虎杖、补骨脂等。

四、验案分享

例一，霍某，女性，30岁，初诊时间：1980年初。

病人因发热，当地医生给予去痛片口服（剂量不详），并肌内注射安痛定1支处理，发热未退，体温持续在38.5～40℃，伴咽喉肿痛，食水难下，口干口苦，乏力头晕，周身酸楚；遂因发热、贫血由天津某院转来。住院检查体温40.7℃，脉搏125次/分，呼吸21次/分，血压110/70mmHg，神清，痛苦表情，急性病容，四肢、躯干皮下可见散在荨麻疹，全身浅表淋巴结不肿大，咽部充血，扁桃体呈1度肿大，被有脓性分泌物。舌红绛、苔黄，脉洪数。验血提示：白细胞 $0.4×10^9$/L，血红蛋白85g/L，血小板 $190×10^9$/L。

西医诊断： 急性粒细胞缺乏症。

中医诊断： 外感温热，气阴两伤。

治法： 清热解毒，滋阴凉血。

方药以犀角地黄汤合玉女煎加减：

广角粉1g（冲），牡丹皮10g，赤芍10g，生地黄15g，白茅根15g，玄参10g，茜草10g，麦冬10g，板蓝根15g，贯众10g，黄芩10g，知母10g，生石膏30g，水煎服，日1剂；并给予静脉点滴抗生素氨基苄青霉素、庆大霉素抗炎处理。

服药6剂，体温由40.7℃降至38.5℃以下，再行守方煎服4剂，体温正常，病情好转；继续服药20剂巩固疗效后，复查

专病论治

血象提示：白细胞得以恢复至 $7.75 \times 10^9/L$，血红蛋白 115g/L，血小板 $122 \times 10^9/L$。治愈出院，随访 6 年未复发。

按语：因药物或感染等因素诱发的急性粒细胞缺乏症，如不及时控制感染并造血刺激因子支持治疗，重症感染难以控制而死亡率很高。

先生针对病患突发感染高热，急则治标，施以清热解毒、滋阴凉血方药辨治，使温热邪毒得以消除，促气阴之虚得以恢复，获得稳定病情、造血恢复效果。

20 世纪 80 年代初，抗生素力度很是欠缺，且缺乏丙球与粒系集落刺激因子的免疫与造血支持，而以中药辨治为主获得感染及时控制并急性粒细胞缺乏症得以纠正而康复，充分显示中医药辨治效果。

例二，李某，男，30 岁，初诊时间：2017 年 6 月 9 日。

病史：患者 2006 年发现结核病，伴有白细胞减少，经抗结核治疗后，结核缓解，白细胞恢复；2015 年 6 月再次发现白细胞减少，以中性粒细胞减少为主，患者拒绝进一步骨穿等检查，未及早就诊，现为求进一步治疗，遂至先生门诊就诊。现症见：面色少华，余无不适，纳眠及二便可。舌暗红，苔微黄稍腻，脉弦细略滑。查体：肝脾不大。查血常规：白细胞 $3.82 \times 10^9/L$，中性粒细胞 $0.74 \times 10^9/L$。

西医诊断：中性粒细胞减少。

中医诊断：虚劳（脾肾亏虚）。

治法：健脾益气，补肾养阴。

方药：首乌 40g，女贞子 20g，旱莲草 20g，桑葚 20g，黄芪 40g，白芍 20g，鸡血藤 15g，枸杞子 20g，丹参 20g，天冬

20g，砂仁 10g（打碎后下），甘草 10g。水煎服，日 1 剂。

2017 年 6 月 23 日二诊：患者症状同前，余无特殊不适。舌暗红，苔微黄稍腻，脉弦细略滑。血常规：白细胞 4.54×10^9/L，中性粒细胞 0.69×10^9/L。处方如下：

首乌 40g，女贞子 20g，旱莲草 20g，桑葚 20g，黄芪 40g，白芍 10g，鸡血藤 20g，狗脊 20g，枸杞子 20g，丹参 10g，天冬 20g，砂仁 10g。水煎服，日 1 剂。

2017 年 7 月 5 日三诊：少许腰酸，余一般情况尚可。舌红，苔微黄腻，脉弦细略滑。血常规：白细胞 4.42×10^9/L，中性粒细胞 0.64×10^9/L。处方如下：

首乌 30g，女贞子 20g，旱莲草 20g，桑葚 20g，黄芪 30g，白芍 20g，鸡血藤 15g，鹿角粉 10g，虎杖 15g，红景天 12g，天冬 20g，砂仁 10g。水煎服，日 1 剂。

2017 年 7 月 28 日四诊：近期晨起口苦，口气重，纳、眠、二便可。舌红、苔黄，脉弦细。血常规：白细胞 3.99×10^9/L，中性粒细胞 0.85×10^9/L。处方如下：

首乌 30g，女贞子 20g，旱莲草 20g，桑葚 20g，黄芪 30g，白芍 20g，鸡血藤 15g，鹿角粉 10g，红景天 12g，天冬 30g，砂仁 12g，枸杞子 30g。水煎服，日 1 剂。

患者中性粒细胞逐渐升高，定期门诊维持治疗中，中性粒细胞维持于（1.2～1.5）$\times 10^9$/L。

按语： 病人症状较轻，以白细胞减少为主诉，曾经抗结核治疗，素体虚弱，面色少华，辨证为脾肾亏虚，脾气虚则无以运化水谷精微，气血无以化生，阴血乏源，难以滋养全身，阴虚则全身津液不足，全身无以滋养，可见面色少华，舌质暗红，阴虚也可致内热，舌苔黄，辨证为脾肾两虚。治疗上当以健脾益气、补肾养阴为法，方中以二至丸加首乌、桑葚、白芍、鸡血藤、枸杞子、天冬滋阴养血，黄芪及砂仁益气健脾，并协助运化滋腻之药，以防药性滋腻而致水湿内停，加丹参养血活血，以减少瘀血形成，甘草调和诸药。

二诊时，患者中性粒细胞相对稳定，既往病程多年，补虚之效相对缓慢，暂维持原方，去甘草，加狗脊增强养肝肾之效。

三诊，患者主诉之中性粒细胞依然稳定，慢性病程，现出现腰酸症状，亦考虑病程日久，久病入肾，腰酸腿软，原方中去狗脊、枸杞子、丹参，加鹿角粉、虎杖、红景天补气益肾，通络止痛。直到四诊，历时 6 周余，开始见效，目前患者中性粒细胞得以回升。

例三，孙某，女，42 岁，初诊时间：2018 年 1 月 19 日。

病史：病人发现中性粒细胞减少来诊，现症见：精神稍倦，纳眠可，大便干结难解，余无特殊不适；舌淡略暗，舌体胖，苔黄，脉沉细。近期血常规：白细胞 $3.67×10^9$/L，中性粒细胞 $1.56×10^9$/L。甲功 5 项：TSH7.93pmol/L。同时完善甲状腺抗体、自身免疫 12 项等检查。

西医诊断：中性粒细胞减少。

中医诊断：虚劳（脾肾亏虚）。

治法：健脾益肾。

方药：黄芪 30g，白芍 10g，女贞子 10g，旱莲草 10g，桑葚 20g，狗脊 20g，巴戟天 20g，熟附子 10g，淫羊藿 20g，鹿角粉 10g（冲服），鸡血藤 10g，甘草 10g。水煎服，日 1 剂。

2018 年 2 月 2 日二诊：近期大便两日一行，干结难解，月经量少，余无不适；舌淡、苔薄白，脉沉滑细。复查甲状腺过氧化物酶抗体：396.09U/mL，甲状腺球蛋白抗体：233.71U/mL。自身免疫12项：抗核抗体+，效价1∶1000抗U1RNP抗体++，抗Sm抗体+，抗SAA抗体+。甲功5项：TSH5.209pmol/L。序贯维持基础西药甲泼尼龙、羟氯喹、优甲乐等治疗，介入中药辨治调理。处方如下：

黄芪30g，生地黄10g，防风10g，荆芥15g，连翘10g，辛夷10g，贯众10g，九节茶10g，羌活10g，板蓝根10g，白芷20g，甘草10g。水煎服，日1剂。

2018年3月16日三诊：复查血常规恢复正常，白细胞3.78×10^9/L，中性粒细胞2.29×10^9/L。前方续服。

按语： 患者以粒细胞减少为主诉就诊，因得知甲状腺功能指标异常，此提示为甲状腺功能减退，若为此病，应分为原发性及继发性，需完善甲状腺抗体及自免指标排查继发性可能，若为自身免疫性疾病所致，同时可以成为粒细胞减少的原因。目前首先应明确病因，在排除其他疾病后再定为原发性，暂以原发性的粒细胞减少治疗，成药上给予地榆升白片联合利可君治疗。病人症状不明显，以验血发现本病，病人大便干结、舌淡及脉沉细提示以阴津虚损为主，大便内结化热，阴虚内热，而见舌苔黄，同时精神疲倦，可见气虚之象，又兼有肾阳不足，水液输布失司，舌体胖大而大便干结，故治疗上以补肾阴阳佐以益气健脾为法。方中使用女贞子、旱莲草、白芍、桑葚滋养肝肾，巴戟天、熟附子、鹿角粉温肾阳，以狗脊、淫羊藿、鸡血藤在阴阳并补的同时活血通络，减少瘀滞之气血化热。

二诊，检查结果回复，提示同时存在系统性红斑狼疮及桥本甲状腺炎的病情，考虑为红斑狼疮继发的桥甲炎及粒细胞减少，需积极治疗原发病，同时维持药物甲状腺功能，减轻症状。红斑狼疮以皮肤损害为主，肺主皮毛，多见风邪犯肺所致，且风湿免疫之疾病，善于游走全身，变化急骤，同属风邪之象。现患者出现血象的变化多由风邪入侵所致，治法当是疏风解毒佐以益气养阴。易方为苍耳子散加减。经中西药联合治疗，复查部分指标转阴，从根本上祛除病因，病人血象逐步回升，中性粒细胞减少的病情同时得到缓解，目前仍于门诊继续治疗。

例四，周某，男，48 岁，就诊时间：2017 年 7 月 5 日。

病史：患者长期于先生门诊中西医结合治疗淋巴瘤，目前维持干扰素 30μg qod 治疗近 3 年，现症见：近期未诉特殊不适，纳、眠、二便可。舌淡、苔薄白，脉沉滑细。复查血常规：白细胞 2.81×10^9/L，中性粒细胞 1.42×10^9/L，淋巴细胞 0.98×10^9/L，血红蛋白 116g/L，血小板 184×10^9/L。

西医诊断：套细胞淋巴瘤、白细胞减少。

中医诊断：恶核、虚劳（脾肾亏虚）。

治法：健脾益肾。

方药：黄芪 40g，首乌 30g，女贞子 20g，旱莲草 20g，桑葚 20g，狗脊 20g，白芍 20g，竹节参 10g，鹿角粉 10g（冲服），红景天 12g，薄树芝 15g，黄芩 10g，莪术 20g，猫爪草 20g，夏枯草 20g，天冬 30g。水煎服，日 1 剂。

同时继续给予 α 干扰素 30μg，隔日一次，皮下注射。经治 4 周后，患者白细胞恢复正常。

按语：患者淋巴瘤病史 3 年余，长期先生门诊治疗，目前处于缓解状态，既往治疗中亦未见白细胞减少，现白细胞减少，淋巴细胞未见明显升高，主要以中性粒细胞减少为主，考虑干扰素治疗所致，长期的治疗可致患者脾肾两虚，骨髓空虚，无以濡养。目前治疗仍不能停用干扰素，由中医方面改善患者症状，以固本清源为法。方中应用黄芪、人参、薄树芝、红景天益气补虚，二至丸、首乌、桑葚、白芍、天冬养阴，加鹿角粉、狗脊补益肝肾，补足正气，配合黄芩、莪术、猫爪草、夏枯草化痰散结，控制淋巴瘤的复发生长，解毒祛邪。

溶血性贫血

溶血性贫血（HA）是指由于各种原因使红细胞寿命缩短，破坏加速，而骨髓造血功能代偿不足时所发生的一类贫血。包括先天遗传性和后天获得性两类，前者常见地中海贫血、葡萄糖-6-磷酸脱氢酶缺乏症（例如蚕豆病）等，后者常见自身免疫性溶血性贫血（AIHA）、阵发性睡眠性血红蛋白尿（PNH）等。病程有急性发作与慢性缓解/持续之分，临床常见溶血所致的黄疸及贫血类表现。

在去除诱因前提下，西医常用糖皮质激素、免疫抑制剂、输血等方法控制溶血，甚者有采取脾切除术、血浆置换、造血干细胞移植等技术治疗。但疗效并不尽如人意，部分患者难以接受强效免疫抑制及造血干细胞移植，且存在长期输血导致铁过载、免疫抑制剂及激素副作用等问题。先生数十年辨治经验，体会中医介入调理在改善并增强体质、减少溶血发作、防治并发症等方面具有其特色疗效。

先生认为此类疾病在中医方面，归属于"虚劳""黄疸""虚黄""血疸""血瘀"等范畴。

一、常见病因病机

溶血性贫血系脾肾亏虚和／或肝失疏泄而湿蕴血瘀引起的虚劳黄疸类病证。

其常见病机乃脾肾气虚和／或阳虚，气血生化乏源；和／或肝肾亏虚，精血无以化生，致虚劳血虚；脾肾不足，招致湿蕴于内，血瘀于脉，土壅木滞，肝胆疏泄失司，兼瘀血阻滞，发为黄疸。本病为虚实夹杂之证，以虚中夹实、本虚标实为特点。正虚与脾、肾、肝之关系最为密切，邪实以湿瘀为主。

究其病因，不外先天禀赋薄弱或特异，后天调养不当，劳倦过度，饮食不节，情志不遂，间或外感湿毒之邪，伤及脾肾，肝失疏泄所致。

病机演变：

脏腑亏虚：先天禀赋不足，或后天起居不慎，调养失当，致脏腑亏虚，主要为脾、肝、肾，如脾肾气虚甚至阳虚，肝肾阴虚和／或肝郁脾虚，致湿蕴血瘀，正虚邪实夹杂，发为本病，呈现虚劳血虚与黄疸症状。

湿胜于内：正虚易外感湿邪，湿邪入内，合于阳虚之体则为寒湿，合于阴虚之体则化生湿热；湿邪困脾，日久及肾，脾肾不足，虚劳血虚；湿蕴而气机不畅，肝失疏泄，血瘀于内，致正虚邪实症状而虚劳血虚。

湿邪为病，缠绵不解，瘀血之疾，日久入络，易于迁延，在脾肾亏虚、肝肾不足之体，遭遇病因影响而易于反复。

《诸病源候论》云"肾藏精，精者，血之所成也"，《灵枢·决气》云"中焦受气取汁，变化而赤是谓血"，辨析阐述肾、脾与血之生成密切相关;《金匮要略》云"黄家所得，从湿得之"，"脾色必黄，瘀热以行"，符合脾肾亏虚、湿瘀内蕴乃发病之机。

先生认为此类病证，并非单纯"湿毒"或"瘀血"，也非单纯脾肾亏虚或肝肾不足，而是虚实夹杂。脾虚为主者，易于夹杂湿邪蕴积不化，肾虚为主者，易于夹杂瘀血之邪，复之肝失疏泄，气机不畅，肝肾精血同源，脾肾先后天之本，肝脾肾三脏失司，夹杂湿蕴血瘀形成此类病证。

二、临证中医治疗

1. 辨证施治基础

本病乃脾肾亏虚、湿瘀内蕴所致虚实夹杂虚劳黄疸之血疸类病证，虚劳血虚常见面色少华或萎黄、倦怠乏力、头晕纳差等症状，湿积内蕴所致黄疸，呈现身、目及尿黄，或酱油色小便症状；其溶血所致贫血乃本虚之征，溶血所致黄疸乃标实之象。

基本治疗原则为健脾补肾、疏肝解郁、祛湿活血，并随症加减施治，促进正气得以恢复，气机得以畅通，湿瘀得以消除。

本病多为慢性起病，易于反复，表现为虚实夹杂，部分患者有急性发作史。

2. 常见基本证型

（1）湿热内蕴

常见证候：身目黄染，小便黄赤，或有发热，口渴不饮，

专病论治

面色萎黄，乏力腰酸，大便干结，舌质红、苔黄腻，脉弦滑。

基本治法：清利湿热。

基本方剂：茵陈五苓散（《金匮要略》）及类似方剂加减。

常用药味：茵陈蒿 12～15g，茯苓 12～15g，泽泻 9～12g，猪苓 9～12g，白术 9～15g，栀子 9～15g，大黄 6～9g。

随症加减：黄疸明显者，加赤芍 20～30g 以疏肝化瘀退黄；倦怠乏力明显者，加黄芪 15～30g、太子参 12～15g 之类；腰脊酸楚者，加淫羊藿 9～12g，补骨脂 12～15g；热势明显者，加黄芩 9～15g、黄柏 9～12g、黄连 6～9g 等以加强清热解毒；若兼夹尿呈黑褐，高热腰痛者，属于阳黄热盛之重型，以茵陈蒿汤合犀角散加减（以羚羊角代替犀角）治之，茵陈蒿 12～15g、栀子 9～15g、牡丹皮 9～12g、玄参 9～12g、生地黄 12～15g、大黄 6～9g、羚羊角粉 0.3～0.6g（冲服）。

（2）湿瘀血虚

常见证候：目黄尿赤，疲倦乏力，头晕眼花，尿如酱油色，或发热自汗，腹胀纳差，大便不爽，舌淡暗、苔腻，脉弦细。

基本治法：养血祛湿，活血化瘀。

基本方剂：四物汤（《太平惠民和剂局方》）及类似方剂加减。

常用药味：全当归 9g～12g，熟地黄 12～15g，赤白芍各 10～15g，川芎 6～12g，丹参 10～20g，茵陈蒿 12～15g，栀子 9～15g，大黄 6～9g。

随症加减：血瘀甚者，加桃仁 9～12g、红花 6～12g、三七9～12g、郁金9～12g活血祛瘀；湿甚者，加茯苓12～15g、泽泻9～12g、猪苓9～12g、薏苡仁12～15g、苍术12～15g祛湿；血虚甚者，加鸡血藤15～20g、女贞子10～20g、黄芪15～30g养血。

（3）气血两虚

常见证候：面色少华，倦怠乏力，心悸头晕，易于自汗，舌体胖，舌质淡，苔薄白或微黄腻，脉细弱。

基本治法：益气养血。

基本方剂：八珍汤（《瑞竹堂经验方》）及类似方剂加减。

常用药味：党参9～15g，白术9～12g，茯苓12～15g，当归6～9g，白芍12～15g，熟地黄12～15g，黄芪15～30g，阿胶9g（烊化），甘草9g。

随症加减：纳呆、便溏者，去阿胶，加石菖蒲9～12g、砂仁6～9g（打碎后下）、炒谷芽15～24g、炒麦芽15～24g、木香9g以健脾开胃消食；湿热未清，加茵陈蒿9～12g、苍术9～12、茯苓9～15g、泽泻9～12g以清热利湿；胁下痞块者，加桃仁9～12g、红花6～9g、丹参12～15g、郁金9～12g等活血祛瘀；重者可加入莪术9～15g、鳖甲15～24g（先煎）而软坚散结。

（4）脾肾两虚

常见证候：面色苍白，头晕耳鸣，困倦乏力，纳少便溏，腰酸腿软，形寒肢冷，舌淡胖，边有齿痕，苔白略腻，脉沉细略滑。

基本治法：补益脾肾。

基本方剂：六君子汤（《医学正传》）及类似方剂加减。

常用药味：党参12～15g，白术9～12g，茯苓

12～15g，陈皮6～9g，法半夏9～12g，熟地黄12～15g，山药12～15g，山茱萸9～12g，补骨脂12～15g，牡丹皮9～12g，菟丝子15～24g，甘草9～12g。

随症加减： 畏寒肢冷甚者，加熟附子9～15g（先煎）、淫羊藿9～12g、桂枝6～9g等以温肾助阳；乏力气短明显者，加黄芪15～30g、生晒参9～12g以健脾益气；纳呆明显者，加木香6～9g、砂仁6～9g（打碎后下）、石菖蒲9～12g以芳香醒脾开胃。

（5）肝肾阴虚

常见证候： 腰膝酸软，五心烦热，失眠少寐，乏力盗汗，舌红少苔，脉细数。

基本治法： 滋补肝肾。

基本方剂： 六味地黄丸（《医宗金鉴》）及类似方剂加减。

常用药味： 生地黄12～15g，熟地黄12～15g，山药12～15g，山茱萸9～12g，茯苓12～15g，牡丹皮9～12g，泽泻9～12g，麦冬12～15g，枸杞子12～15g，甘草6～9g。

随症加减： 失眠者加酸枣仁15～24g、夜交藤15～24g、合欢皮12～15g以养心安神；肠燥便秘者，加玄参12～15g、白芍12～15g、火麻仁15～24g以润肠通便；盗汗明显者，加浮小麦9～12g、地骨皮12～15g、醋鳖甲15～24g(先煎)以清虚热、敛汗。

临床实践中上述证型常兼夹出现，且为虚实夹杂状态，如脾（肾）虚湿蕴，或肝郁脾虚，湿瘀内蕴；肝肾亏虚，瘀血内蕴等，需要根据四诊信息综合辨析施治。

三、辨病施治经验

先生通读古医籍，未发现有关溶血性贫血的完整记载或描述，而是散在于虚劳、黄疸、瘀血等中，临证之时单纯依照辨证施治，常有疗效欠佳之时，需要病证结合、综合辨析才是。

先生从辨病角度辨析认为，虚劳概括贫血血虚，黄疸／瘀血概括溶血，正虚邪实综合概括比较全面。虚劳血虚与脾肾相关，脾虚则生湿，且气血生化不足，肾虚则生瘀，且精血生化匮乏；脾肾亏虚，则内生湿瘀，气血精血虚少，形成正虚与邪实双方基础；脾虚则木旺肝郁，肾虚则肝失疏泄，加之湿蕴血瘀，阻止肝胆气机，胆汁不循常道，外溢肌肤，下泄前后二阴，则见黄疸、小便黄赤或酱油之色；常常伴随脾肾亏虚之虚劳血虚，一派虚象。

先生对先天遗传性溶血性贫血与后天获得性溶血性贫血分而论之。肾为先天之本，禀赋不足则肾精亏虚，精亏髓少则血虚；肾精化生元气，精亏则元气虚，无以推动血行，血不行则瘀，瘀血内阻，壅塞肝胆，疏泄失常，胆液不循常道，出现黄疸、血红蛋白尿等，此乃先天遗传性溶血之发病相关。

脾为后天之本，气血生化之源，因劳倦、药毒等导致脾虚，气血生化乏源；且脾虚生湿，复外感湿邪，内外湿反困脾土，阻遏化赤生血则血少贫血；湿积生热，熏蒸肝胆，致肝失疏泄，胆液外溢，上熏眼目，外溢肌肤，下注膀胱，发为目黄、身黄、尿黄等，此乃后天获得性溶血性贫血发病相关。

先生认为，先天遗传性溶血性贫血本虚以肾虚为主，标实以瘀血为主；后天获得性溶血性贫血本虚以脾虚为主，标实以湿蕴为主。急性发作期以邪实为主，慢性缓解期以正虚为主。

溶血性贫血之基本病机概而论之：脾肾亏虚为本，湿瘀内蕴为标。

依据溶血性贫血以上特征，先生认为其基本治则为健脾补肾、利湿活血，分型分期辨治以补泻兼施，固本清源，未病先防。

1. 先天遗传与后天获得分型辨治

先天遗传性溶血性贫血常呈面色苍白或晦暗，耳鸣目眩，腰膝酸软，形体瘦弱，发育迟滞，或肝脾肿大，或纳少便溏，舌质淡或暗，苔白，脉细弱或涩等肾虚血瘀之象。

治以补肾活血为主，兼健脾利湿。先生自拟参芪仙补汤（由太子参、黄芪、补骨脂、仙鹤草、女贞子等组成），以益肾健脾；若合并肝脾肿大，加活血化瘀破结之品，如桃仁、红花、鸡血藤、益母草、郁金等。

后天获得性溶血性贫血常呈面色少华或萎黄，神疲懒言，气短乏力，心悸，头晕，自汗，肢体困重，或腰膝酸软，或小便呈酱油色，舌体胖，舌质淡，苔薄白或微黄腻，脉细等脾虚湿蕴之象。

治以健脾利湿为主，兼补肾活血。拟参芪四物汤（由黄芪、党参、当归、白芍、熟地黄、川芎等组成）以健脾养血，配合茵陈五苓散加减以利湿退黄。先生随症加减如下：肾虚明显者，加补肾填精之品，如巴戟天、淫羊藿、鹿角粉、紫河车等；瘀血较重者，配合桃红四物汤（由桃仁、红花、当归、川芎等组成）以活血化瘀，或加大黄泄热逐瘀，益母草活血调经。

2. 分期急性发作与慢性缓解分期辨治

（1）急性发作期

急性发作期常表现为身目黄染，高热恶寒，腰背酸痛，口渴，尿色深黄或酱油色，甚则尿闭，舌红、苔黄腻，脉弦数等湿瘀内蕴之象。

治疗以祛邪为主，兼扶正，拟健脾利湿、清热解毒活血为法。方选茵陈五苓散，酌加大黄、金钱草等使湿热从二便分利，伍以健脾利湿之品，如黄芪、党参、白扁豆、茯苓等，使祛邪而不伤正；因湿阻中焦，肝胆失司，常配伍柴胡、川楝子、延胡索等疏肝清肝之品；若出现酱油色尿，乃败血下注膀胱所致，配伍活血化瘀之品祛瘀生新，如益母草、丹参、鸡血藤等；若热毒动血，出现尿血、便血、肌肤瘀斑，宜应用凉血解毒之品，如赤芍、紫草、侧柏炭、紫珠草；若尿闭，或神昏谵语，热陷心包，或抽搐者，配合清营汤、安宫牛黄丸等以凉血开窍，息风止痉。

先生认为急性发作期必要时可配合短程激素、输注成分血以迅速控制溶血，防止并发症，亦符合中医引血归经之理念。

（2）慢性缓解期

慢性缓解期常表现为面色无华或萎黄，心悸气短，头晕耳鸣，腰酸腿软，舌淡苔白，脉细数或沉细等脾肾两虚之象。

治以扶正为主，兼祛邪，拟"固本清源"为法，健脾补肾固本，利湿活血清除余邪。偏于肾虚者，以参芪仙补汤加减（由人参、黄芪、补骨脂、仙鹤草等组成）治之，配合益肾温阳之品，如锁阳、巴戟天、淫羊藿等，配合滋阴填精之品，如紫河车、鹿角粉、黄精等。随症加减如下：偏于气血亏虚者，以自拟参芪四物汤加减，配合健脾利湿之品，如白术、薏

专病论治

苡仁、木香、陈皮等；出现肝脾肿大之痞块者，配伍理气散结之品，如木香、香附、佛手等，或活血化瘀之品，如当归、三七、益母草等，或软坚散结之品，如鳖甲、牡蛎、三棱、莪术等；若并发胆石症，配伍利湿化石之品，如茵陈蒿、车前子、金钱草、鸡内金等，或配伍疏肝之品，如柴胡、川楝子、延胡索等。

从中西医融合角度并结合实验研究结果辨析，先生认为益母草、黄芩、莪术、夏枯草等活血解毒药味有抑制 PNH 细胞克隆增殖效应。

3. 防范诱因

在防治溶血发作方面，先生强调"未病先防""既病防变"，重视诱发因素的防范与消除。

考虑多数溶血发作存在诱因，诸如感染、月经、手术、情绪波动、饮酒、疲劳、药物等，消除上述诱因或致病因素后，多可减缓甚至控制溶血发作。

先生强调慎起居、调饮食、避风寒、畅情志、防药毒等的重要性；在临床诊治过程中，不断加强对患者的宣教，提高其防范诱因的自觉性。

具体措施诸如：冷抗体型 AIHA、PCH 要注意保暖，避免受凉；温抗体型 AIHA 溶血的发作无明显诱因，部分患者的发作与外伤、手术、妊娠、精神刺激有关，应尽力避免；且需消除继发性病因，诸如系统性红斑狼疮、结缔组织病、淋巴瘤等；G6PD 缺乏症患者，禁食蚕豆，避免抗疟药、解热镇痛药等药物所伤。

另外，以中药调和阴阳，衰其过剩，补其不足，着重调补脾肾，巩固正气，"正气存内，邪不可干"，以减少溶血的复发。

4. 减缓激素副作用及兼夹证候

其一，AIHA 属于后天获得性溶血性贫血常见疾病之一，首选糖皮质激素治疗，但激素有较多副作用，如耗气伤阴，患者出现面色潮红、面部痤疮等阴虚之症状，先生辨治时常伍以益气之品，诸如太子参、西洋参、黄芪、红景天之类，并配合滋阴之品，诸如知母、黄柏、玄参、地骨皮、鳖甲胶等。

长期激素应用，又可导致胃胀胃痛，可配合理气和胃之品，如陈皮、木香、白豆蔻、草豆蔻之类；激素减撤阶段，疾病易于反复，容易形成激素耐药，可加用温阳益气之品，以恢复肾上腺皮质功能，促进造血功能，减轻疾病反复可能，如仙灵脾、补骨脂、巴戟天之类。

其二，溶血性贫血患者易于迁延，且反复发作，日久不愈，损及脾肾，气血亏虚、精血不足。脾虚则湿蕴，肾虚而血瘀，脾肾相关，肝肾同源，随之肝失疏泄，气机不畅而加重湿蕴与血瘀，后期常伴有肝脾肿大，归属于中医之"痞块""积聚"等。

先生论治之时，施以清热利湿、活血化瘀、软坚散结，扶正方面，以健脾补肾、益气养血为主，习以选用归脾汤、六味地黄丸、八珍汤、当归补血汤等方加减；清热利湿习以选用茵陈蒿汤、茵陈五苓散加减；活血化瘀、软坚散结习以选用大黄䗪虫丸，并加醋鳖甲、牡蛎、三棱、莪术等。

PNH 极易出现胆道感染、急性肾衰、血栓等并发症，先生通常配伍赤芍、丹参等药物，以达凉血、活血、利胆等功效，预防血栓、胆石症等。

四、中西医结合

先生习以中西医病证结合诊疗与辨治一些疑难、复杂并重症血液疾病。溶血性贫血一类疾病中，诸如重型 β 地中海贫血，患者常以贫血、黄疸、肝脾肿大为主要表现，需要积极采用西医支持疗法，从幼儿发病重型者，规范指导患儿早期并定期输血，保证患儿血红蛋白在 100g/L 以上，以保证各组织器官的正常发育。此类患者长期反复输血，导致含铁血黄素沉着症，西医应用铁螯合剂治疗，防止铁超负荷而沉积于主要器官组织造成损害，先生对此习以静脉滴注活血化瘀中药如丹参注射液辅助治疗，有助于减缓铁过载所致瘀血。

急性溶血性贫血临床上可表现为寒战、高热、腰背肢体酸痛、面色苍白、黄疸，严重者可出现微循环障碍，出现少尿或无尿，患者易死于休克或急性肾功能衰竭，此时必须以糖皮质激素、免疫抑制剂、输注成分血等迅速控制溶血，防止贫血加重，防止并发症。先生辨析认为此乃外感湿热毒邪侵袭营血，病在营血，在上述积极处理基础上，合用清营汤等以清热利湿、凉血解毒，有望获得增效减毒效果。

溶血性贫血出现血红蛋白尿、重症黄疸时，宜应用激素迅速控制溶血，常用药为肾上腺皮质激素和低分子右旋糖酐等；发生高胆红素血症时，先生常结合护肝降酶、降胆红素药物，如熊去氧胆酸联合苯巴比妥片口服，降低胆红素水平，葡醛内酯护肝解毒。

先生认为，此类病人大多存在本虚，体质较差，病情易于发作，可结合中成药益气养血，如益血生胶囊；配合调节免疫之品，如迪赛增强免疫。

五、岭南特色

岭南两广地区，先生经常接触地中海贫血病人。

地中海贫血又称珠蛋白生成障碍性贫血，是一组遗传性慢性溶血性贫血，有区域性高发的特点。血红蛋白 H 病、标准型 α 地中海贫血、轻型或中间型的 β 地中海贫血患者常无症状，或仅有少许乏力等轻微不适表现，一般无须治疗。

针对重型地中海贫血及部分岭南地区溶血性贫血患者，因岭南多湿，湿易困脾，蕴久化热，且易湿瘀互结，先生一般从湿毒论治，常辅以清热利湿、淡渗利湿、辛香化湿等。

先生认为：在感染、劳累、药物等诱因下出现溶血发作，溶血发作期乃湿热邪毒内蕴，以邪实为主，故当治标，以清热利湿退黄为主，清除湿毒，方选茵陈蒿汤。

溶血控制之后，以正虚为主，缓解期治本，以补肾填精、益气养血为主，偏于肾虚者，以金匮肾气丸加减，其中包含淡渗利湿之品，如泽泻、茯苓等；偏于气血亏虚者，以参芪四物汤加减，配合健脾益气利湿之品，如白术、薏苡仁、白扁豆、木香、陈皮等。

疾病后期，湿邪蕴结，阻滞经络，瘀血停留，湿瘀互结生毒，形成痞块，虚实夹杂，病势更深，病情更为复杂，治以扶正祛邪，可加重活血祛瘀散结之品，如全蝎、水蛭等虫类药物。

六、验案分享

例一，谭某，女，36岁，初诊时间：2015 年 9 月 11 日。

病史： 既往甲状腺功能减退、多囊卵巢综合征、肝血管瘤切除术病史，2015 年 8 月发现血红蛋白偏低，查自免：ANA+，重组 RO-52+，Coombs+，诊断 AIHA（SLE 可能性大）。建议血液科、风湿科门诊就诊。查血常规：白细胞 $4.83×10^9$/L，血红蛋白 100g/L，血小板 $613×10^9$/L，尿常规正常。现症见：疲倦，气促，少许腹痛腹胀，无发热，身目黄染，纳眠一般，口干无口苦，二便调。舌淡红、苔黄腻，脉细。

西医诊断： 自身免疫性溶血性贫血（SLE 可能性大）。

中医诊断： 血劳（气血两虚）。

治法： 益气养血。

方药： 黄芪 40g，三七 10g，党参 20g，红景天 6g，莪术 10g，黄芩 10g，当归 10g，川芎 10g，阿胶 10g，茵陈 10g，车前子 20g，大黄 5g，益母草 20g，炒白术 10g，陈皮 10g，甘草 10g，水煎服，日 1 剂，早晚分服。

辅助用药： 泼尼松、盖三淳、迪赛。

2016 年 6 月 29 日二诊：头晕，头昏沉感，乏力少气，颈部不适感，纳眠一般，二便可，舌淡、苔薄白，脉沉滑细。血常规：白细胞 $4.77×10^9$/L，血红蛋白 108g/L，血小板 $334×10^9$/L。处方如下：

黄芪 40g，三七 10g，太子参 10g，红景天 12g，阿胶 10g，生地黄 20g，熟地黄 20g，白芍 20g，赤芍 20g，当归 10g，川芎 10g，丹参 10g，葛根 10g，茯苓 20g，钩藤 10g，天麻 10g，五味子 10g，甘草 10g，水煎服，日 1 剂，早晚分服。

辅助用药： 谷维素、叶酸、益血生、晕乃停。

2016 年 8 月 26 日三诊：少许乏力，无巩膜黄染，肝脾不大，纳眠可，二便调，舌淡、苔薄白，脉沉滑细。血常规：白细胞 4.27×10^9/L，血红蛋白 102g/L，血小板 308×10^9/L，Coombs+，Hams-。网织红细胞百分比 5.73%，计数 151.3×10^9/L。处方如下：

黄芪 40g，三七 10g，红景天 12g，薄树芝 15g，连翘 15g，辛夷 10g，贯众 20g，牡丹皮 20g，生地黄 10g，天冬 30g，薏苡仁 30g，益母草 20g，水煎服，日 1 剂，早晚分服。

辅助用药： 新赛斯平、甲泼尼龙、法莫替丁、葡醛内酯、至灵菌丝胶囊、益血生。

2017 年 3 月 15 日四诊：体力活动易乏力，余无明显特殊不适。处方如下：

黄芪 40g，三七 10g，竹节参 10g，红景天 12g，黄芩 10g，莪术 20g，连翘 10g，贯众 10g，薄树芝 15g，炒白术 10g，薏苡仁 30g，益母草 20g。

2017 年 8 月 19 日随访，白细胞 8.34×10^9/L，血红蛋白 124g/L，血小板 337×10^9/L。

按语： 患者治疗过程中完善相关检查后确诊为 SLE，先生在辨病的基础上病证结合，将本病引起的溶血性贫血改变辨证为"血劳"范畴，同一疾病在不同阶段表现上予辨证施治，随症加减。本病病位在肝脾，病性虚实夹杂，以本虚为主，治疗上主要以益气养血健脾为主，酌加清热祛湿、凉血解毒之品。辨病者，血液相关疾病必予活血药以活血化瘀、通利血脉，以期血行不留瘀、气行血自和而新血自生。辨证者，在气血两虚基础上夹杂湿热者，合用茵陈蒿汤从二便分利湿邪。腹部不适者，予炒白术、陈皮等健脾理气；头晕者，先生习用天麻、钩藤定眩止晕。

专病论治

例二，李某，女，44岁，初诊时间：2015年3月23日。

病史：既往再生障碍性贫血6年余，经治后好转出院，定期门诊复查血象均正常，此次因乏力加重、血红蛋白降低就诊，经骨髓等检查诊断为PNH。血常规：白细胞1.85×10^9/L，血红蛋白86g/L，血小板126×10^9/L，网织红细胞百分比3.88%。现症见：无发热恶寒，面色萎黄少华，活动后易倦怠乏力，平素怕冷，无牙龈、皮肤等出血，纳眠可，小便色黄，偶有酱油尿，大便调。舌淡、苔薄白，脉沉滑细。

西医诊断：阵发性睡眠性血红蛋白尿。

中医诊断：虚劳（气血两虚）。

治法：益气养血，温肾填精。

方药：黄芪60g，党参40g，三七片10g，生地黄20g，白芍20g，当归10g，黄精20g，鸡血藤15g，熟附子10g，淫羊藿20g，紫河车10g，姜炭10g，女贞子30g，炒白术10g，益母草20g，甘草10g，共14剂，日1剂，水煎服，早晚分服。

辅助用药：叶酸片、地榆升白片、匹多莫德、十一酸睾酮、益血生。

2015年4月20日二诊：患者服上药后，无特殊不适，小便仍黄褐色。血常规：白细胞2.48×10^9/L，血红蛋白89g/L，血小板107×10^9/L。处方如下：

黄芪60g，党参30g，三七片10g，生地黄20g，白芍20g，赤芍20g，川芎10g，当归10g，黄精20g，鸡血藤10g，淫羊藿15g，紫河车10g，巴戟天20g，女贞子20g，炒白术10g，陈皮20g，益母草20g。

2015年5月25日三诊：病史大致同前，血常规：白细胞2.61×10^9/L，血红蛋白91g/L，血小板126×10^9/L。处方如下：

黄芪60g，党参30g，三七片10g，生地黄20g，白芍20g，赤芍20g，川芎10g，当归10g，黄精20g，鸡血藤10g，淫羊藿15g，紫河车10g，巴戟天20g，姜炭10g，熟附子10g，女贞子20g，枸杞子20g。

2015年9月21日四诊：近期胃纳一般，舌脉同前。血常规：白细胞2.55×10^9/L，血红蛋白94g/L，血小板126×10^9/L。处方如下：

黄芪40g，西洋参10g，三七片10g，红景天12g，生地黄20g，当归10g，阿胶10g，鸡血藤10g，淫羊藿15g，紫河车10g，熟附子10g，锁阳20g，天冬20g，女贞子20g，枳壳10g，炒白术10g。

2016年4月18日五诊：无诉明显不适。血常规：白细胞2.42×10^9/L，血红蛋白103g/L，血小板140×10^9/L。处方如下：

黄芪40g，西洋参10g，三七片10g，红景天12g，生地黄20g，白芍20g，当归10g，虎杖20g，鸡血藤20g，肉苁蓉20g，女贞子20g，五味子10g。

2016年12月12日六诊：无特殊不适，舌淡，苔微黄腻，脉沉滑细。血常规：白细胞2.37×10^9/L，血红蛋白116g/L，血小板98×10^9/L。处方如下：

黄芪40g，党参20g，三七片10g，红景天12g，鹿角粉10g，黄连5g，金钱草30g，鸡血藤10g，生地黄20g，熟地黄20g，川芎10g，当归10g，制首乌20g，枳壳10g，炒白术10g，甘草10g。

2017年2月20日七诊：入睡困难，小便偏黄，舌脉同前。血常规：白细胞2.33×10^9/L，血红蛋白121g/L，血小板

$114×10^9/L$。处方如下：

黄芪 40g，竹节参 10g，三七片 10g，红景天 12g，鹿角粉 10g，水牛角 30g，茵陈 10g，车前子 20g，生地黄 20g，牡丹皮 20g，鸡血藤 10g，薄树芝 10g，首乌藤 30g，制远志 10g，茯苓 30g，茜草 20g。

2017 年 6 月 26 日八诊：大便偏干，舌淡、苔薄白，脉沉滑细。血常规：白细胞 $2.51×10^9/L$，血红蛋白 130g/L，血小板 $112×10^9/L$。处方如下：

黄芪 40g，竹节参 10g，三七片 10g，红景天 12g，鹿角粉 10g，连翘 15g，辛夷花 10g，商陆 10g，当归 10g，川芎 10g，鸡血藤 10g，薄树芝 10g，金钱草 20g，牡丹皮 20g，益母草 20g，大黄 5g。

维持新赛斯平、匹多莫德、葡醛内酯、十一酸睾酮、益血生、多糖铁复合物等辅助用药。

按语： 此患者长期于先生门诊就诊，前期治法以补益为主，治疗效果一般。先生因地制宜，考虑岭南地区湿热之邪偏胜，而溶血性疾病易表现出"黄劳"特点，两者结合，"黄家所得，从湿得之"，治疗上酌加清热祛湿健脾之品。辨病方面，先生认为治疗 PNH 不可一味补益气血、健脾补肾，必须兼顾祛邪解毒，并配合清热祛湿活血之品，以抑制 PNH 细胞增殖，恢复正常造血功能。

例三， 陈某，男，52 岁，初诊时间：2017 年 7 月 13 日。

病史： 患者因倦怠乏力一月余就诊，查血象：白细胞 $5.11×10^9/L$，血红蛋白 95g/L，血小板 $257×10^9/L$，网织红细胞百分比 3.46%；CD59：87.6%，铁蛋白 717μg/mL，Ham+，

Coomb-，骨穿提示增生性贫血骨髓象。现症见：面色少华，倦怠乏力，无发热、便血、黑便等不适，纳可，眠欠佳，小便深黄，晨起明显，大便调。查体巩膜无黄染，肝脾未触及，舌淡红、苔白，脉沉滑细。

西医诊断：阵发性睡眠性血红蛋白尿。

中医诊断：虚劳（热毒内蕴，气血两亏）。

治法：凉血解毒，益气养血。

方药：羚羊角粉 0.3g，牡丹皮 20g，生地黄 20g，紫草 20g，连翘 15g，贯众 10g，商陆 10g，红景天 12g，竹节参 10g，益母草 20g，当归 10g，白芍 10g，共 7 剂，水煎服，日 1 剂，早晚分服。

配合环孢素、激素控制溶血。

2017 年 7 月 20 日二诊：患者自述乏力改善，睡眠欠佳，小便黄，余无不适，舌脉同前。处方如下：

羚羊角粉 0.3g，牡丹皮 20g，生地黄 20g，紫草 20g，连翘 15g，辛夷 10g，贯众 20g，商陆 10g，红景天 12g，竹节参 10g，益母草 20g，当归 10g，川芎 10g，黄芪 20g，白芍 10g，甘草 10g，7 剂。

2017 年 7 月 27 日三诊：症状无特殊不适，血常规：白细胞 5.20×10^9/L，血红蛋白 132g/L，血小板 208×10^9/L。续服前方，14 剂。

按语：患者目前处于急性溶血期，先天脾肾亏虚，加之外邪侵袭，湿热内蕴，与毒邪相搏结，伤及营血，血细胞破坏加速，气血耗伤致贫血。治疗以扶正祛邪、固本清源为则，以凉血解毒、益气养血为法，方中羚羊角粉、牡丹皮、生地黄、紫草清热解毒、凉血止血，连翘、辛夷、贯众疏风清热解毒，现代药理研究表明商陆具有调节免疫作用；红景天、竹节参、益母草、当归、白芍益气养血活血。

例四，女性患者，22 岁，初诊时间：2015 年 5 月 14 日。

病史：患蚕豆病 14 年，溶血反复发作，呈进行性加重。

刻诊：面色少华，身目黄染，形体瘦弱，疲倦乏力，少气懒言，腹部胀满，纳差，睡眠可，小便黄，大便偏烂不成形，舌淡暗，苔黄稍腻，脉沉细。查血常规：血红蛋白 64g/L，肝功能：总胆红素 53.1μmol/L，直接胆红素 20.8μmol/L。

西医诊断：葡萄糖 -6- 磷酸脱氢酶缺乏症。

中医诊断：虚劳（脾肾两虚、湿瘀内蕴）。

治法：健脾补肾，利湿活血。

方药：黄芪 60g，党参 20g，红景天 12g，鹿角粉 2 包（12g），当归 10g，川芎 10g，赤芍 10g，益母草 20g，炒白术 20g，茵陈 10g，车前子 20g，茯苓 20g，瓜蒌皮 20g，甘草 10g。7 剂，水煎服，日 1 剂，早晚分服。配合短程激素控制溶血。

2015 年 5 月 23 日二诊：患者诉服药后乏力稍好转，易困倦，纳食无味，食少，小便黄，大便成形，舌淡红、苔黄腻，脉沉细。查体：胆囊区明显压痛，墨菲征阳性。守原方，去瓜蒌皮，加党参至 30g、炒枳壳 10g、柴胡 10g、木香 15g、川楝子 10g、延胡索 10g、金钱草 20g、茵陈蒿 10g、扁豆 20g、大黄 10g，14 剂，水煎服，日 1 剂，早晚分服。停服激素。

2015 年 6 月 26 日三诊：患者诉精神逐渐好转，疲倦乏力改善，纳食较前明显好转，余未诉明显不适。复查血常规：血红蛋白 78g/L，肝功能：总胆红素 35.0μmol/L，直接胆红素 10.6μmol/L。守方随症加减服用半年，患者病情稳定，未诉特殊不适，复查血红蛋白波动在 90 ～ 100g/L，总胆红素 20 ～ 30μmol/L，直接胆红素 10.0μmol/L。

按语：患者因先天禀赋不足，加之后天失于调养，病情反复发作。证属脾肾两虚，湿瘀内蕴，治以健脾利湿为主，兼补肾活血，予参芪四物汤加减。黄芪、党参、白术、红景天健脾益气，鹿角粉补肾填精，当归、川芎、赤芍、益母草活血化瘀，茵陈蒿、车前子、茯苓利湿退黄。患者服药后症状好转，但易于困倦、纳差，胆囊区明显压痛，此乃湿瘀蕴久，中焦气机不畅，肝胆失于疏泄，不通则痛，守方加量党参、扁豆健脾祛湿，加金钱草、大黄利湿退黄，使邪从二便分消，配伍理气之枳壳、木香，调畅中焦气机，柴胡、川楝子、延胡索疏肝止痛，甘草调和诸药。诸药合用，标本兼治，故得良效。

骨髓增生异常综合征

骨髓增生异常综合征（MDS）是一组起源于造血干细胞的异质性后天获得性恶性疾病，其基本病变特点为克隆性造血干、祖细胞发育异常，或其骨髓衰竭所致难治性血细胞减少，并高危性转化急性髓系白血病（AML）。临床主要表现为贫血，可伴有感染和 / 或出血，部分病人肝、脾、淋巴结不同程度肿大。

本病多累及老年人，少数为儿童，60 岁以上的病例占 83.9% ～ 90%，男性多于女性，男女之比为（1.2 ～ 1.8）：1。伴随着年龄增长，其疾患风险愈高，对老年病人的生存质量、生存期造成严重影响。

伴随社会的老年化进程，此类疾病发病率呈现增长趋势；西药疗效不满意，常用主要疗法诸如化疗、抗甲基化治疗、骨髓移植等毒副作用明显，且价格昂贵，脏器损伤较大，靶向治疗尚缺乏确切疗效等。病人群体中，年长者不易耐受、输血依赖、生存质量差等问题，亟待解决。

先生认为中医药介入辨治调理，在增效减毒、减缓症状、提高生存质量、延长生存时间、防治疾病转化等方面，临床疗效确切，病人普遍易于接受。先生历经30余载临床观察，探索中医辨治思路与方法，逐渐积累中西医结合、衷中参西经验，屡获效验。

本病归属于中医学"虚劳""髓劳""血证""癥积"等范畴。

一、常见病因病机

骨髓增生异常综合征系邪毒内蕴，伤及脏腑脾肾与奇恒之腑的骨"髓"，而致虚实夹杂之毒髓劳病证。

其病机在于，因虚受毒，因毒致病，因病致虚；邪毒侵及骨髓，遂致骨髓异质性干、祖细胞增殖形成病态造血，呈现毒髓劳病证；邪毒日盛，髓海凝滞，聚而成瘀，内侵骨髓，终而化毒为癌，MDS转化血癌病证。归根到底，MDS是"因虚致病、因病致毒"的过程。

究其病因，或先天禀赋薄弱，或年老体衰而肝肾亏虚、脾肾不足，复加邪毒外感，渐成精虚血少之状，虚损劳伤，血瘀毒蕴，发为毒髓劳。

先天禀赋、体质特异，后天调养不当，或劳倦饮食，或情志不遂，或病后失调，先后天之因相加，伤及肝脾肾之脏腑气血阴阳，"邪之所凑，其气必虚"，易于招致邪毒外感，进而伤及肝脾肾，轻者气血不足，或气阴亏虚，重者肝肾亏虚，或脾肾不足，夹杂邪毒内蕴，遂生髓劳之正虚邪实病证。

年老体弱，脏腑失调，肝脾肾亏，易于滋生内毒，或阴虚内热之毒，或湿蕴不化成毒，日久不复，正气渐衰，邪毒日盛，发为本病。

肝肾亏虚，或情志不遂，肝郁气滞，气滞血瘀；或邪毒内蕴，气血不畅，气滞血瘀；或脾肾不足，气虚血瘀；毒蕴血瘀，疾病缠绵，正虚不复，或疾病进展，终成难治之症。

《内经》曰"正气存内，邪不可干"，"邪之所凑，其气必虚"，先生辨析认为，其正气不足，邪自内生，多种致病邪气内扰而纷争复杂，出现气血逆乱，气滞血瘀，导致一则遏制正常造血而骨髓衰惫，正气日虚，气血两虚，脾肾亏极；二则骨髓病态造血，恶性克隆进而化毒为癌，邪毒日盛，乖戾炽张，凶险难治。经曰"邪气盛则实，精气夺则虚"，故本病呈现虚实夹杂的复杂证候。

先生衷中参西辨析认为，在疾病不同时期，存在着正邪的不断消长变化。在病之初，正气亏虚，滋生内邪，邪尚不盛，病人多表现为虚劳血虚之候，如面色苍白少华、体倦无力、头晕心悸，或血虚及阴而见夜寐不安、自汗盗汗、手足心热等症，这一阶段多见于 MDS 难治性血细胞减少伴单系发育异常型（RCUD）、难治性贫血伴环状铁粒幼细胞红细胞型（RARS）、单纯 5q- 型，或难治性血细胞减少伴多系发育异常（RCMD）、难治性贫血伴原始细胞增多 RAEB -1 型的初期等。随着疾病进展，内生之邪变异乖戾，纷争扰乱，同时残余正气日渐消耗，脾肾亏虚，精血耗损，此期处于正邪交争的不稳定状态，临床表现或为懒言嗜卧，腰膝酸软，或为齿鼻衄血、皮肤紫癜，或为反复发热、潮热汗出，或为脘腹胀满、咽痛咳嗽。若此时招致外来温毒，内外夹击，发热、出血、贫血诸症愈发加重。这一阶段多见于原始细胞增多的 RAEB-1 型、RAEB-2 型等。当正不胜邪，邪毒炽盛，热毒凝滞，耗营动血，其势暴戾凶猛，变证蜂起，终致晚期，往往有高热不退、出血频频、癥瘕积聚、血虚羸瘦等类似急性白血病的表现。这一阶段多为 RAEB-1 型或 RAEB-2 型向急性白血病转化期，病情急转直下，预后极差。

二、临证中医治疗

1. 辨证施治基础

本病病性为正虚邪实，扶正祛邪为基本治则；依照病人年龄长幼、疾病临床分期与危险度评估，结合临床虚劳血虚、痰核癥瘕、发热、血证等及舌脉，予以辨证施治；扶正不忘祛邪解毒，祛邪基于扶正补虚，扶正祛邪兼顾。

2. 常见基本证型

（1）气阴两虚

常见证候： 面色少华，倦怠乏力，自汗盗汗，心悸头晕，五心烦热或手足心热，或伴衄血、紫癜，时有低热等。舌淡尖红、苔微黄，脉弦细或沉细。

基本治法： 益气养阴。

基本方剂： 大补元煎（《景岳全书》）及类似方剂加减。

常用药味： 黄芪 15 ～ 21g，太子参 12 ～ 15g，生地

黄 12 ～ 15g，熟地黄 12 ～ 15g，枸杞子 15 ～ 18g，山萸肉 9 ～ 12g，麦冬 12 ～ 15g，女贞子 15 ～ 24g，炙甘草 6 ～ 9g。

随症加减：若乏力明显者，重用黄芪 30 ～ 45g，加人参 9 ～ 12g 以加大补气之力；失眠者，加酸枣仁 15 ～ 18g、远志 9 ～ 12g、合欢皮 12 ～ 15g、首乌藤 12 ～ 15g 以养心安神；夜寐盗汗者，加青蒿 9 ～ 12g、牡丹皮 9 ～ 12g、鳖甲 30g（先煎）以清虚热而止汗；若伴衄血和 / 或紫癜者，加三七片 6 ～ 9g、赤芍 9 ～ 15g、卷柏 15 ～ 24g、仙鹤草 30 ～ 45g 凉血收敛止血。

（2）脾肾亏虚

常见证候：面色㿠白，腰膝酸软，头晕困倦，形寒肢冷，小便清长，大便易溏，或遗精早泄，或经血不调。舌淡胖，伴齿痕，苔薄白或白滑，脉沉细。

基本治法：温肾健脾。

基本方剂：右归丸（《景岳全书》）及类似方剂加减。

常用药味：熟附子 9 ～ 15g，山药 15 ～ 18g，山茱萸 9 ～ 15g，熟地黄 9 ～ 15g，枸杞子 15 ～ 24g，菟丝子 15 ～ 24g，牡丹皮 9 ～ 12g，补骨脂 15 ～ 18g，黄芪 24 ～ 30g，甘草 9g。

随症加减：如遗精、滑泄重者，加锁阳 12 ～ 15g、淫羊藿 12 ～ 15g、金樱子 12 ～ 15g、芡实 15 ～ 18g 以收敛固涩益肾；伴下肢浮肿者加桂枝 9 ～ 12g、茯苓 15 ～ 24g、泽泻 12 ～ 15g、猪苓 9 ～ 15g 以利水消肿；伴腹部痞块积聚者，加莪术 9 ～ 12g、三棱 9 ～ 12g、全蝎 6g、山慈菇 12 ～ 15g 以软坚散结解毒。

专病论治

119

（3）肝肾亏虚

常见证候：面色少华，唇甲色淡，倦怠乏力，头晕心悸，低热盗汗，腰酸膝软，少寐多梦，或兼紫癜、齿鼻衄血等。舌红少苔，脉弦细或沉细。

基本治法：滋阴补肾。

基本方剂：左归丸（《景岳全书》）及类似方剂加减。

常用药味：熟地黄 12～15g，山茱萸 12～15g，山药 15～18g，枸杞子 15～24g，女贞子 12～15g，牛膝 9～12g，牡丹皮 9～12g，龟板胶 9～12g（烊化）。

随症加减：阴虚内热明显，加青蒿 9～15g、牡丹皮 9～12g、知母 12～15g、黄柏 12～15g 以滋阴清热；心烦失眠者，加炒枣仁 15～24g、柏子仁 9～15g、茯神 15～24g 养心安神；兼有紫癜、齿鼻衄血者，加卷柏 15～24g、赤芍 12～15g、肿节风 15～24g、仙鹤草 24～30g 以凉血收敛止血；倦怠乏力甚者，加太子参 15～30g、生晒参 9～12g、黄芪 24～30g 以益气健脾。

（4）瘀血内阻

常见证候：面色晦暗，消瘦乏力，或肌肤甲错，或紫癜瘀斑，腹有癥块，女子经少，兼夹血块，或经闭不行。舌淡暗或紫黯，苔薄白，脉沉细涩。

基本治法：活血解毒。

基本方剂：血府逐瘀汤（《医林改错》）及类似方剂加减。

常用药味：桃仁 9～12g，红花 9～12g，丹参 15～18g，赤芍 12～15g，川芎 9～12g，当归 9～12g，莪术 12～15g，三棱 12～15g，柴胡 9～15g，枳壳 9～12g，全蝎 3～6g，甘草 6～9g。

随症加减：积聚癥块者，加鳖甲 15 ～ 30g（先煎）、牡蛎 15 ～ 30g（先煎）、山慈菇 12 ～ 15g、姜黄 15 ～ 30g 以软坚散结解毒；兼有紫癜、衄血者，加三七片 9 ～ 12g、赤芍 12 ～ 15g、郁金 9 ～ 12g、仙鹤草 30 ～ 45g 以活血收敛止血。

（5）热毒炽盛

常见证候：反复高热，面目红赤，口舌生疮，便秘尿黄，脘腹胀满，或有衄血紫癜，甚有神昏谵语。舌暗红或红绛，苔黄腻，脉弦滑而数。

基本治法：清热解毒，凉血消积。

基本方剂：清瘟败毒饮（《疫疹一得》）及类似方剂加减。

常用药味：水牛角 30g（先煎），生地黄 12 ～ 15g，牡丹皮 9 ～ 12g，赤芍 12 ～ 15g，玄参 9 ～ 12g，金银花 9 ～ 12g，麦冬 12 ～ 15g，连翘 12 ～ 15g，白花蛇舌草 30g，栀子 9 ～ 12g，生石膏 15 ～ 30g，知母 9 ～ 12g，黄芩 12 ～ 15g，柴胡 9 ～ 12g。

随症加减：高热不退加羚羊角粉 0.3 ～ 0.6g（冲服），或联用紫雪丹，神昏谵语服用安宫牛黄丸清热醒神；倦怠气虚明显者加黄芪 15 ～ 30g、太子参 15 ～ 24g 以益气扶正；紫癜衄血明显者，加卷柏 18 ～ 30g、肿节风 15 ～ 30g、商陆 6 ～ 12g、仙鹤草 30g、地锦草 15 ～ 24g 以凉血解毒止血。

三、辨病施治经验

1. 先生中西医病证结合辨析 MDS，归纳总结如下特点：

（1）本病多发生于 50 岁以上的老年人，老年人存在生理性体虚和病理性改变两方面的问题。《素问·六微旨大论》曰"人与万物，生于天地气交之中，人气从之则生、长、壮、老、

专病论治

121

已，万物从之则生、长、化、收、藏"，指出人和万物都存在自身新陈代谢的规律。"老"这一阶段暗含退化性改变，阳气、阴精出现了生理性不足，即"正气亏虚"状态。病理性改变即由于饮食、调摄、起居、环境等因素导致脏腑功能受损，一脏有病，多脏受累，故多种疾病同时存在。

（2）MDS病因复杂、起病隐匿、缓慢而来，而急性白血病发病急、进展快。

（3）MDS起病之初多以正虚为主，虚劳血虚证候明显，如面色苍白、倦怠乏力、头晕心悸、苔白脉细等；而急性白血病起病之初即邪毒较甚，表现为高热、出血、贫血、淋巴结肿大、肝脾肿大、苔黄腻、脉滑数。

（4）MDS有高度向白血病转化趋势。因MDS存在遗传异常、基因突变、免疫缺陷、骨髓微环境改变等诸多因素，导致正常干细胞演变为异质性造血干细胞，并在骨髓腔内过度增殖、病态造血，最终有30%～40%的病人转化为急性白血病。先生认为，这一过程即正气不足、髓毒内生，异质性干、祖细胞增殖形成病态造血，血虚益甚，邪毒日盛，终而化毒为癌。MDS是"因虚致病、因病致毒"的过程，与急性白血病"因毒致病、因病致虚"的过程不同。

（5）治疗效果差。MDS存在着病态造血、骨髓衰竭和恶性克隆的特点，经化疗、去甲基化、免疫调节等治疗后缓解率低，即使缓解，其维持时间也不长，且再度生长出的异质性细胞更难以祛除。相比较初诊即为急性白血病的患者而言，由MDS转化而来的继发性急性白血病患者以上特点尤为突出，治疗难度大，疗效不佳。

2.先生指出MDS病因病机错综复杂，目前缺乏特效的治疗方案，新研发药物的疗效亦不理想。且 MDS 好发于 50 岁以上的老年人，其中又以 60 至 70 岁的居多，老年人脏腑衰弱，许多病人原先就有脏器功能不全，且老年人较之青壮年人更易一脏中病多脏受累，这又给 MDS 的治疗增添了诸多困难。故 MDS 目前的治疗当着眼于提高生存质量、延长生存时间，即以扶正为主线，而不应该着眼于杀灭异常骨髓细胞，一味地祛邪而不扶正，而要在扶正的基础上兼顾祛邪，甚至单纯地扶正，因为扶正一方面纠正了人体气血阴阳的失衡，另一方面扶正本身即是祛邪，此外治疗时应做到抓住重点，多方切入，中西医互参。

（1）扶正补虚为主

先生指出，鉴于 MDS 与急性白血病有着截然不同的疾病特点与病机规律，二者的治疗策略迥异。对于 MDS，治疗出发点应立足于扶正为主，若祛邪，也是在扶正基础上的祛邪，或扶正祛邪并施。MDS 的病机虽错综复杂，但基本治法仍当以补益气血为主，而脏腑虚损方面，虽然患者有多脏器的虚损，但扶正则要抓住重点，即补益先后天两本，因肾能藏精、主骨、生髓，而脾为后天之本，气血生化之源，故基本治法为益气养血、健脾补肾。基本方药选择参芪四物汤加减，方中黄芪、党参健脾益气，四物汤养血活血，能促进血液的流注循环，并能改善造血微环境，而补肾药物依据肾阴阳偏胜偏衰而酌情选用补骨脂、淫羊藿、巴戟天、锁阳、黄精、枸杞子、紫河车、鹿角胶（烊化），且当注意阴阳的互根互用，做到阴中求阳，阳中求阴。

若中气不足、功能低下者，加升麻、陈皮、山药健运中气，其中山药健脾补肾，其所含的植物胶原蛋白对于保护胃黏膜有良好作用。若脾肾亏虚较甚，大便每日 4 ～ 5 次者，加补骨脂、肉豆蔻、吴茱萸、五味子；若虚寒甚，四肢逆冷者，加炮附片（先煎）、炮姜，以上药物不但能改善脾肾阳虚症状，亦可助阳化血，促使血红蛋白上升。若肝脾肿大、癥瘕痞块者，加醋鳖甲、丹参，姜黄软坚散结，活血化瘀。

（2）分期祛邪论治

在 MDS 治疗过程中，先生强调中西医结合，优势互补。按 MDS 国际预后评分系统（IPSS）、世界卫生组织适应预后积分系统（WPSS）等进行危险度评估，对以全血细胞减少为主的低危 MDS（RA 至 RAEB-1），应将扶正培本的支持治疗放在首位，通过益气养血、健脾补肾、填精益髓治疗，刺激静止期造血干细胞从 G0 进入 G1 期，再进入 S 期，促进 DNA 合成进入增殖状态，使得残存造血干细胞恢复造血功能。

实验研究证实，MDS 的 G0/G1 期细胞比例增高，而 G2/M 期比例降低，增殖细胞减少，呈现无效造血，黄芪、党参、鹿角胶等均有促进 DNA 合成功能，四物汤能刺激造血干细胞增殖，集落形成增加，有利于 MDS 造血功能的恢复，且需长期服药，全面调理。对高危的 MDS（RAEB-2），或由老年 MDS 转化为急性髓系白血病患者，就要通过扶正祛邪、攻坚散结、活血化瘀综合调治，或小剂量的细胞毒性药物消灭异质性癌变的白血病细胞，遏制其增殖，恢复正常造血功能。

从中医扶正祛邪角度，施以黄芪、党参、红参、淫羊藿、补骨脂等以扶正补虚，提高机体的非特异性免疫，莪术、黄芩、山慈菇、白花蛇舌草及含有砷剂的中成药解毒抗癌，不宜采用大剂量联合化疗过度消杀，否则易使患者正气虚衰，易致感染而加重病情。使患者在中医全面调理和支持治疗的密切配合下，临床症状得以改善，病情得以稳定，生存质量得以提高。

值得一提的是，中药砷剂，尤其砒霜类，性热有大毒，"以毒攻毒"对减少并抑制原始细胞的增殖有一定作用，但在应用过程中需要注意以下3个方面的并发症：消化系统的恶心呕吐、食欲不振，神经系统的失眠不寐，心脏系统的胸闷心悸等。针对恶心纳差者，先生常选用柴胡、白术、炒枳壳、白芍以疏肝健脾和胃，调节肠道功能，疏通胆汁；针对睡眠欠佳者，宜加百合、首乌藤等养心安神，改善睡眠；对胸闷心悸者，宜加人参、麦冬、五味子、三七、黄精等益气通脉。

当然，"大毒治病，十去其六"，如果攻伐太过，正气进一步耗伤，必然会出现虚虚之弊，应用解毒抗癌药物的剂量、疗程、次数等需要依据中医辨证，因人而异。

（3）并发症之论治

本病常见感染、出血等并发症，容易影响治疗，甚至危及生命，故中医治疗过程中，需要灵活随症加减，以改善病情。

发热：本病所出现的发热，常由感染所致。由于MDS老年患者居多，其细胞免疫、体液免疫功能下降，加上病态造血带来的中性粒细胞缺失，各种感染在所难免。

患者起病之初即有虚劳血虚证候，"血虚不能配阳，阳亢发热"，此为血虚及阴，阴亏于下、阳浮于上而发热；正气不足，招致外感，温热邪毒内侵，正邪交争而发热。故引起发热的原因有三，一为血虚自热，二为阴虚内热，三为外感温热。治疗时分别给予养血、滋阴、解毒之法以退热。先生认为遇到感染性发热，中医辨治并非一味清热解毒治疗即是此意。

感染的患者，若为感冒且咳嗽明显的，辨证为风寒犯肺者，选用麻黄汤的效果确切；另外，肺部感染者也可选用黄芩、金荞麦、连翘等清泄肺热；咳嗽明显者也可加用龙利叶、北沙参、天竺黄及车前子止咳化痰。

先生在临证中发现，MDS 合并病毒感染的患者常见缓脉，在临床中应当注意，可供参考。此外，目前的达菲等抗病毒药物对病毒感染疗效欠佳，若只是普通病毒感冒，使用新康泰克对症处理即可，无须大动干戈。

出血：本病常因血小板减少导致出血。出血属于中医"血证"范畴，鉴于 MDS 患者自身特点，引起出血的原因亦有三：

一是年老体衰，气不摄血，脾不统血，血溢脉外，治以益气养血，方选参芪四物汤，常用黄芪、党参、当归、生地黄、熟地黄、川芎、白芍等。

二是肝肾阴虚，阴虚火旺，热迫血行，治以滋阴清热，方选知柏地黄丸、大补阴丸，常用青蒿、知母、地骨皮、银柴胡、黄芩、生地黄、天冬、牡丹皮、龟甲、白芍、玄参、沙参。

三是外感温热，热迫血行，伤阳络则齿鼻衄血，伤阴络则尿血、便血、子宫出血不止，严重者颅内出血，且发热加重出血，出血诱发感染，互为因果，恶性循环，故治以清热解毒、凉血止血，可选中成药紫雪散、安宫牛黄丸，常用中药牛黄、黄连、黄芩、羚羊角粉、金银花、连翘、生石膏等。

此外，并发出血的患者可无问寒热，即可加用三七，若齿龈出血明显者再加代赭石、白茅根；若鼻衄明显者，再加怀牛膝、茜草等，均利于降逆止血。

四、中西医结合

迄今为止，本病尚缺乏有效治疗药物与手段，尽管新药不断研发，诸如抗甲基化的地西他滨等，但其临床疗效仍有局限性，常常作为骨髓移植的桥接疗法，且价格昂贵，大多数患者难以接受。先生的经验是，在完善相关检查、充分评估病情的基础上，结合病人与家属的意愿，采取个体化中医、中西医结合的病证结合方法施治。

结合西医关于疾病的危险度评估，进行有机中医药辨治介入，属于低危者，临床患者表现一系、二系或三系血细胞减少（即血红蛋白减少，和/或粒细胞减少，和/或血小板减少），骨髓原始细胞增多不明显，骨髓造血或以衰竭为主，或以病态造血为主，先生强调以改善贫血，促进血小板、粒细胞恢复为主，改善症状，提高生存质量，治以扶正补虚，以补肾为主，健脾为辅，佐以少许解毒药味，诸如肿节风、黄药子、商陆等；兼有病态造血明显，属于瘀血症状，治以活血化瘀，诸如丹参、三七片、姜黄等。

中高危者，患者在血细胞减少的基础上，骨髓病态造血明显，且原始细胞增多，甚至呈现白血病转化趋势。此阶段正虚、邪实并重，应扶正祛邪并施，上述益肾健脾与活血解毒并用，重用砷类、杉类、藤类等中药或成药以加强解毒抗癌力度，如有条件，应用单药成分诸如亚砷酸制剂、三尖杉制剂、雷公藤制剂等，有望获得增效减毒效果，从而改善临床症状，乃至延缓疾病进展，延长生存时间。

五、验案分享

例一，女性患者，60 岁，初诊时间：2014 年 1 月 10 日。

病史：患者在外院确诊为 MDS-RA（骨髓增生异常综合征 - 难治性贫血）一年余，序贯维持安特尔、环孢素治疗，但患者输血依赖，白细胞波动在（3.5～4.1）×10⁹/L，血红蛋白 36～58g/L，血小板（72～104）×10⁹/L，平均每月输注红细胞 4～8 U。现症见：精神倦怠，面色萎黄少华，活动后头晕心悸，夜眠多梦，舌质暗淡、苔薄，脉弦细。

西医诊断：骨髓增生异常综合征。

中医诊断：髓劳（脾肾两虚血瘀）。

治法：健脾补肾，活血解毒。

方药：黄芪 60g，党参 20g，麸炒白术 10g，赤芍 20g，川芎 10g，当归 10g，白芍 20g，生地黄 20g，熟地黄 20g，补骨脂 20g，黄精 20g，阿胶 10g（烊化），甘草 10g。

西医治疗措施不变，配合中药 2 周后，患者自觉精神好转，夜眠稍安，诉双膝酸软，遂在上方基础上加淫羊藿 10g、紫河车 10g、五味子 10g，以增强补肾养血力度。3 个月后患者血红蛋白基本保持在 60～80g/L，平均每月输血 2U，无头晕心悸症状，舌淡红、苔白，脉较前有力，但出现脘腹下坠之感，此乃中气亏虚症状，在上方基础上去紫河车、生地黄，加升麻 10g、葛根 15g、山药 10g，以升阳化血。服药半年后，患者症状明显改善，面色较前红润，日常活动不受限，血红蛋白保持在 100g/L 左右，白细胞保持在（4.2～5.8）×10⁹/L，血小板（91～126）×10⁹/L，逐渐脱离输血。

例二，黄某，女，62岁，初诊时间：2015年8月19日。

病史： 患者发现贫血5年，未予重视，未完善相关检查。2015年8月15日血常规提示三系减少，今日来诊时见面色萎黄，疲倦乏力，气短，纳差，眠可，二便调，舌淡暗、苔白，脉沉无力。血常规：白细胞1.83×10⁹/L，血红蛋白65g/L，血小板68×10⁹/L，网织红细胞百分比0.81%，我院完善骨穿＋活检：红系有病态造血，巨核、双核、多核、全片巨核细胞15个，粒系型原始淋巴细胞15%，其中CD3、CD8+T淋巴细胞增多。造血细胞：脂肪细胞为7：3。

西医诊断： 骨髓增生异常综合征。

中医诊断： 髓劳（脾肾两虚血瘀）。

治法： 健脾补肾，活血解毒。

方药： 黄芪30g，西洋参10g，三七10g，胡麻仁20g，当归10g，川芎10g，生地黄20g，鸡血藤10g，肉苁蓉20g，紫河车10g，炮姜10g，熟附子10g（先煎），炒白术10g，炒枳壳10g，女贞子20g，日1剂，水煎服。

西医治疗： 联合环孢素新免疫调节治疗，配合益血生、叶酸、迪赛等。

二诊： 患者服用上方后，精神较前好转，面色改善，乏力较前缓解，舌淡、苔白，脉沉滑细。复查血常规，白细胞2.1×10⁹/L，血红蛋白109g/L，血小板199×10⁹/L。在上方基础上加淫羊藿、红景天等，增强补肾益气养血力度。处方如下：

黄芪40g，党参20g，三七10g，红景天6g，鸡血藤10g，紫河车10g，熟附子10g（先煎），炮姜10g，淫羊藿10g，白芍20g，当归10g，生地黄20g，日1剂，水煎服。

三诊：此次患者来诊时疲倦乏力，少气懒言，手足麻木，脚肿，纳眠欠佳。复查血常规，白细胞 $2.2×10^9/L$，血红蛋白 $60g/L$，血小板 $101×10^9/L$。髓劳本因虚致病、因病致毒，在首推扶正基础上，加鹿角粉补肾填精，血象此次下降明显，加莪术解毒抗癌。处方如下：

黄芪40g，西洋参10g，三七10g，红景天12g，莪术10g，当归10g，白芍20g，黄精20g，鹿角粉（冲服）5g，紫河车10g，阿胶10g（烊化），甘草10g，日1剂，水煎服。

四诊：患者气短乏力稍改善，语音沙哑，已输血2U，复查血常规，白细胞 $3.9×10^9/L$，血红蛋白89g/L，血小板 $190×10^9/L$。患者血象上升，加射干利咽，天冬滋阴清热。西药加沙利度胺调节免疫。处方如下：

黄芪40g，西洋参10g，三七10g，红景天12g，炮姜10g，熟附子10g，阿胶10g（烊化），鹿角粉10g（冲服），当归10g，射干10g，天冬30g，甘草10g，日1剂，水煎服。

五诊：患者气短乏力进一步改善，鼻塞，大便3天一行，余无特殊不适。复查血常规，白细胞 $4.1×10^9/L$，血红蛋白107g/L，血小板 $155×10^9/L$。患者见鼻塞、便秘，在固本培元基础上，随症加蝉蜕、辛夷、苍耳子解表通窍，大黄、厚朴、枳壳助便行气。处方如下：

黄芪40g，西洋参10g，三七10g，红景天12g，蝉蜕10g，厚朴20g，大黄10g，枳壳10g，天冬30g，辛夷10g，苍耳子10g，甘草10g，日1剂，水煎服。

六诊：患者精神改善，已无鼻塞，大便尚可，手足麻木，复查血常规，白细胞 $3.5×10^9/L$，血红蛋白127g/L，血小板 $194×10^9/L$。处方如下：

黄芪 40g，西洋参 10g，三七 10g，红景天 12g，鹿角粉（冲服）10g，当归 10g，川芎 10g，赤芍 20g，白芍 20g，生地黄 20g，熟地黄 20g，鸡血藤 10g，五味子 10g，甘草 10g，日1剂，水煎服。

七诊： 患者手足麻木好转，复查血常规，白细胞 2.8×10^9/L，血红蛋白 110g/L，血小板 175×10^9/L。处方如下：

黄芪 40g，太子参 30g，三七 10g，红景天 12g，鹿角粉（冲服）10g，当归 10g，川芎 10g，赤芍 20g，白芍 20g，生地黄 20g，熟地黄 20g，鸡血藤 10g，薄树芝 15g，甘草 10g，日1剂，水煎服。

配合中医治疗后，患者乏力、手足麻木等逐渐改善，血红蛋白保持在 100～120g/L，白细胞保持在（2.8～4.0）$\times 10^9$/L，血小板（150～190）$\times 10^9$/L。

按语： MDS临床表现为血细胞减少的气血亏虚之象，症见面色少华，倦怠乏力，头晕心悸等，然而其骨髓象多表现为病态造血。病之初，正气亏虚，滋生内邪，邪尚不盛，多表现为虚劳血虚之候，肾主骨髓，脾主生血，为脾肾亏损，精髓匮乏，气血两亏，先生认为，其基本病机为因虚致病、因病致毒，因此治疗MDS出发点应立足于扶正，若临证需要祛邪，也是在扶正基础上的祛邪，或扶正祛邪并施。治疗以参芪四物汤为基础方，随症加减。

例三， 李某，男，49岁，初诊时间：2015年11月11日。

病史： 患者2013年体检时发现血红蛋白偏低，自觉明显乏力，同年6月行骨穿示：骨髓增生偏低，粒红比 3.35∶1；粒、红二系相对增生活跃，巨核增生低下，血小板散在或成簇、成堆可见。粒、红二系可见轻度病态改变，不除外 MDS。骨髓活检示：造血细胞三系增生低下。染色体正常。CD55、CD59 流式检测正常。曾使用达那唑、反应停、维 A 酸、EPO 等治疗，疗效欠佳。后服用环孢素 250mg bid，30～40 天输血一次。现为求中医治疗来诊，症见患者面色少华，疲倦乏力明显，精神疲倦，纳眠可，二便调，舌淡、苔白，脉沉滑。来诊时查血常规：白细胞 $5.31×10^9$/L，血红蛋白 41g/L，血小板 $282×10^9$/L。肾主骨髓，脾主生血，本病为脾肾两虚、气血不足之证。

西医诊断：骨髓增生异常综合征（MDS-RA）。

中医诊断：髓劳（气血两虚，脾肾两虚）。

治法：益气养血，健脾补肾。

方药：黄芪 40g，三七 10g，西洋参 10g，红景天 12g，当归 10g，鸡血藤 10g，紫河车 10g，生地黄 20g，白芍 20g，阿胶 10g（烊化），五味子 10g，淫羊藿 10g，日 1 剂，水煎服。

环孢素改为 100mg bid，配合益血生、迪赛、叶酸、耐信序贯维持治疗。

二诊：患者服用上方后精神较前改善，仍易乏力，纳眠可，二便调，舌淡、苔白腻，脉沉滑细。查体：肝脾肋下未及。复查血常规：白细胞 $3.48×10^9$/L，中性粒细胞百分比 46.6%，淋巴细胞百分比 40.5%，血红蛋白 47g/L，红细胞 $1.45×109$/L，血小板 $140×109$/L。加黄精、补骨脂、鹿角粉、熟地黄之品，以加强补肾填精润髓之效，处方如下：

黄芪 40g，三七 10g，西洋参 10g（另煎），红景天 12g，黄精 20g，当归 10g，补骨脂 20g，阿胶 10g（烊化），鹿角粉 10g（冲服），生地黄 20g，熟地黄 20g，淫羊藿 20g，紫河车

10g，共 30 剂，日 1 剂，水煎服。

环孢素减量至 75mg bid，加地榆升白片配合。

三诊：患者平均每月输注红细胞 6U，仍乏力不适，纳眠可，二便调，舌淡、苔厚腻，脉沉滑细。复查血常规：白细胞 3.63×10^9/L，血红蛋白 45g/L，血小板 158×10^9/L。患者此次就诊见舌苔厚腻，恐前方滋腻过甚，在滋阴培本、益气养血为主的基础上，适当减少滋补药物，培本清源，两相兼顾。处方如下：

黄芪 40g，三七 10g，西洋参 10g，红景天 12g，当归 10g，生地黄 20g，紫河车 10g，阿胶 10g（烊化），五味子 10g，鸡血藤 10g，补骨脂 20g，甘草 10g，共 30 剂，日 1 剂，水煎服。

四诊：患者疲倦乏力较前稍缓解，无其他不适，舌淡暗、苔薄黄，脉沉弱。复查血常规：白细胞 5.0×10^9/L，血红蛋白 65g/L，血小板 245×10^9/L。服用前方后，血象渐上升，但舌偏暗、苔薄黄，故用丹参、莪术，使其滋而不腻，补而不滞。丹参者，亦补亦泻，为破宿血、生新血之良品也。处方如下：

黄芪 40g，三七 10g，西洋参 10g，红景天 12g，鹿角粉（冲服）10g，当归 10g，生地黄 20g，五味子 10g，丹参 20g，鸡血藤 10g，莪术 10g，甘草 10g，共 30 剂，日 1 剂，水煎服。

五诊：患者乏力，纳眠可，二便调，舌淡红、苔薄白，脉沉滑细。复查血常规：白细胞 4.9×10^9/L，血红蛋白 52g/L，血小板 188×10^9/L。以固本培元为原则，处方如下：

黄芪 60g，三七 10g，西洋参 10g，红景天 12g，鹿角粉（冲服）10g，当归 10g，川芎 10g，白芍 20g，鸡血藤 15g，

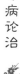

专病论治

133

紫河车 10g，生地黄 20g，甘草 10g，共 30 剂，日 1 剂，水煎服。

按语："邪气盛则实，精气夺则虚"（《素问·通评虚实论》），MDS 表现为一系或多系血细胞减少等，见面色少华、怠倦乏力等气血亏虚之象，属中医"虚劳"范畴，大多发展为脾肾两虚、气血不足之证，"气之源头在乎脾，血之源头在乎肾"，在治疗上宜从肾脾论治，补肾健脾，益气养血。

急慢性白血病

白血病是起源于造血干细胞的恶性克隆性疾病，白血病细胞增殖失控、分化障碍、凋亡受阻，大量蓄积于骨髓和广泛浸润淋巴结、肝、脾等组织器官，抑制正常造血，主要表现为感染、出血、贫血和浸润等。本病可发生于任何年龄，男性多于女性。根据白血病细胞的分化成熟程度和自然病程，可分为急性、慢性两大类；根据受累的细胞系，可分为淋巴细胞性和非淋巴细胞性（髓系）两类。

西医学在大剂量联合化疗、造血干细胞移植、分子靶向药物等方面进展迅速，临床疗效提高显著，不少患者获得缓解乃至长期存活。但仍存在诸多问题，如大剂量化疗药物毒副作用及移植后并发症使患者往往难以忍受；老年白血病患者由于年龄、疾病生物学特性等原因，疗效较差；多药耐药作为影响疗效的重要因素，目前未能有效解决；难治和复发性白血病尚缺乏有效治疗手段，等等。结合目前状况，更提倡中西合璧、取长补短，发挥中药扶正祛邪、增效减毒的作用，以最大限度地延长患者生存期，提高生活质量。

先生中西医病证结合辨治急慢性白血病，历经五十余载，贯穿冀北与岭南，积累了丰富经验，主张在西医确诊实施化疗基础上，介入中药辨治获得增效减毒，不但提升本病缓解率，防止复发，也可减少西医化疗等所致毒副反应等不适；摸索形成独特分层、分阶段的扶正、祛邪施治经验。

急性白血病常出现发热、贫血、出血及肝脾肿大等表现，可归属于中医学"血证""血虚""癥积""痰核"等范畴。

慢性白血病临床表现为淋巴结肿大、肝脾肿大及乏力等，可归属于中医"虚劳""瘰疬""积聚""髓毒"等范畴。

一、常见病因病机

"邪之所凑，其气必虚"，本病系正气亏虚，外感邪毒，或正未虚，邪过盛，侵入机体，邪伏于内，日久不去，正气大伤，攻陷奇恒之腑骨髓而致血癌病证。

正虚不足，如禀赋薄弱，或年老体弱等，或邪气亢盛，温热、药食之毒侵犯人体，来势迅猛，伤及气血阴阳脏腑，功能失司，内攻骨髓所致；其病位在骨髓，涉及心脾肾，波及血分与血脉，毒蕴血热，或耗血动血。

究其病因，不外正虚邪实，或先天禀赋不足／特异，年老体弱而肾虚髓匮，或后天调养失当，劳倦过度、饮食失制、房事不节之类，先后天之本脾肾亏虚；在此基础上，热毒之邪、药食之毒乘虚入侵，伤及血脉，深伏骨髓而致本病。

病机演变：

本病病性多属虚实夹杂，并随着病情进展而相互转化。疾病初期多以邪实、正虚不甚为主，常表现为高热、痰凝、瘀血等症状；也有疾病初期出现头晕乏力等正气亏虚之象，但此时多邪实为本，正虚为标。

邪毒耗伤气血阴精，致体倦乏力、面色无华、形体渐瘦等；或热毒炽盛，邪盛正不虚，热毒入血伤髓，灼伤血脉，迫血妄行，血不循经，溢于脉外，致衄血、紫斑；或五志过极，忧思恼怒，肝失疏泄，脾失健运，肝脾不和，气机不畅，痰湿内生，致气滞血瘀，痰凝互结，郁久化热，遂致热毒兼夹痰瘀，阻滞肢体经脉，留着胁下、腹中，而成痰核、积聚、痞块等局部病证。

疾病极期多因失治误治或邪实过盛，病邪内传入里，入血伤髓，耗伤气血，消灼营血阴液则呈现一派阴虚之象，常出现痹病、头痛、视物昏渺、痉病、中风等多种变证。疾病经治疗缓解时，则以正虚未复为主，兼夹余毒未清之象。

二、临证中医治疗

1. 辨证施治基础

针对白血病不同类型、不同阶段及症状特点，强调病证结合、扶正祛邪兼顾施治。急性进展期以祛邪为主，兼扶正，或祛邪扶正并重施治，例如特殊类型急性早幼粒细胞白血病，解毒祛邪施以中药"砷剂"，兼扶正补虚；大多数急性白血病患者初始诱导缓解阶段，中药介入辨证施治减缓症状，并以扶正为主；在缓解后以扶助正气、清解余毒为宜；慢性白血病扶正祛邪兼顾，以减缓症状、控制病情为宜。

临证施治，扶正以益气养血养阴为基本治则，祛邪以清解温毒、化瘀涤痰为基本治则。

2. 常见基本证型

（1）气血两虚

常见证候： 面色苍白，倦怠乏力，心悸气短，头晕耳鸣，唇甲色淡无华，腹胀纳呆，舌淡或有瘀斑，苔薄白，脉细弱。

基本治法： 益气养血为主。

基本方剂： 八珍汤（《瑞竹堂经验方》）及类似方剂加减。

常用药味： 党参 9 ～ 15g，白术 9 ～ 12g，茯苓 12 ～ 15g，生黄芪 15 ～ 30g，当归 12 ～ 18g，川芎 9 ～ 15g，白芍 9 ～ 15g，熟地黄 9 ～ 15g，阿胶 9 ～ 15g（烊化），丹参 9 ～ 15g。日 1 剂，水煎服。

随症加减： 心悸不宁者，加远志 9 ～ 15g、石菖蒲 9 ～ 15g、茯神 15 ～ 30g 以养心安神；纳呆便溏者，加焦三仙各 9 ～ 12g、陈皮 6 ～ 12g、苍术 9 ～ 15g、石菖蒲 9 ～ 18g 以健脾燥湿、行气消食；出血明显者，加仙鹤草 24 ～ 30g、卷柏 15 ～ 21g、茜草 15 ～ 21g 以收敛止血。

（2）气阴两虚

常见证候： 面色苍白，乏力气短，常伴反复低热，头晕耳鸣，口咽干燥，腰酸膝软，自汗盗汗，食少纳呆，皮肤时有紫癜、鼻衄、齿衄等。舌淡、少苔，脉细数。

基本治法： 益气养阴，清热解毒。

基本方剂： 参芪杀白汤（先生自拟方）

常用药味： 太子参 15 ～ 21g，黄芪 15 ～ 45g，天冬 15 ～ 21g，五味子 6 ～ 15g，黄精 12 ～ 21g，生地黄 12 ～ 21g，白花蛇舌草 18 ～ 30g，黄药子 9 ～ 12g，半枝莲 12 ～ 21g，大黄 6 ～ 12g，甘草 6 ～ 12g。

随症加减： 纳呆食少者，加炒白术 9 ～ 15g、炒麦芽

专病论治

137

9～21g、炒神曲9～15g健脾消食；汗出多者，加煅龙骨15～21g（先煎）、煅牡蛎15～21g（先煎）、浮小麦9～15g收敛止汗；出血者，加牛膝9～15g、知母9～15g、大黄6～12g、牡丹皮12～21g清热凉血止血；兼夹瘀血者，加桃仁9～12g、红花9～12g、莪术9～12g、三七6～15g、当归9～15g活血散瘀；兼有痰核者，加山慈菇9～15g、海藻12～18g、贝母12～21g化痰散结。

（3）热毒炽盛

常见证候：以高热出血为主要表现，常见皮肤紫癜，或吐血、衄血、便血、尿血，血色鲜红；伴壮热口渴，头痛面赤，口舌生疮，咽喉肿痛，或皮肤、肛门疖肿，或神昏谵语等。舌质红、苔黄，脉洪数。

基本治法：清热解毒，活血凉血。

基本方剂：凉血解毒汤（先生自拟方）。

常用药味：羚羊角粉0.3～0.6g（冲服），生地黄15～30g，赤芍12～18g，牡丹皮12～18g，生石膏15～30g，连翘12～15g，大青叶6～12g，白花蛇舌草15～30g，栀子9～12g，大黄9～12g，玄参12～15g，白茅根12～15g，葛根12～15g，川芎9～12g，甘草9～12g。

随症加减：夹湿者，加茵陈9～15g、薏苡仁12～18g等清热利湿；出血明显者，加仙鹤草15～21g、紫草9～15g、紫珠草12～21g、侧柏叶12～18g凉血止血；高热神昏者，可服用安宫牛黄丸、紫雪丹（参照说明，常规服用）等散热开窍醒神。

（4）痰核瘰疬

常见证候：以淋巴结浸润症状为主要表现，常见颌下、腋下、颈部有痰核，单个或成串，按之坚硬，时有胀痛；伴有形体消瘦，面色晦暗，低热盗汗，心烦口苦，痰多等。舌质黯紫、苔薄白，脉细涩而数。

基本治法：清热解毒，消瘰散结。

基本方剂：散肿溃坚汤（《仁术便览》）及类似方剂加减。

常用药味：夏枯草 12 ～ 18g，海藻 12 ～ 21g，昆布 12 ～ 18g，郁金 9 ～ 15g，桔梗 9 ～ 12g，浙贝母 12 ～ 18g，白花蛇舌草 21 ～ 30g，黄药子 9 ～ 12g，蒲公英 21 ～ 30g，川芎 12 ～ 21g，甘草 6 ～ 12g 等。

随症加减：气虚者，加黄芪 12 ～ 30g、党参 12 ～ 21g 健脾益气；肝郁气滞者，加柴胡 9 ～ 12g、香附 9 ～ 15g、黄芩 9 ～ 12g 以疏肝行气。

（5）癥瘕积聚

常见证候：以肝脾肿大为主要表现，常见胁下肿块，固定不移，胸部刺痛；伴有发热，面色黯淡，肢体困倦，纳呆食少。舌质紫暗，或有瘀点瘀斑，脉弦细。

基本治法：解毒活血，软坚散结。

基本方剂：桃红四物汤（《医宗金鉴》）及类似方剂加减。

常用药味：桃仁 9 ～ 12g，红花 9 ～ 12g，当归 9 ～ 15g，赤芍 12 ～ 18g，川芎 9 ～ 15g，三棱 9 ～ 12g，莪术 9 ～ 12g，鳖甲 18 ～ 24g(先煎)，生牡蛎 18 ～ 27g(先煎)，大黄 6 ～ 15g，甘草 6 ～ 15g。

随症加减：血瘀痞块较大者，可重用桃仁、红花、丹参、三棱、莪术等加强化瘀软坚消癥之力；火热甚者，加白花蛇舌草 24 ～ 30g、半枝莲 15 ～ 21g、蒲公英 18 ～ 24g、蒲黄 9 ～ 15g 等清热解毒。

专病论治

139

先生认为，白血病乃正虚邪实夹杂病证，多有正虚基础，又兼夹邪实，临床以气血或气阴亏虚为基本证型，在此基础上，或兼夹温热邪毒，或兼夹痰瘀邪毒等。此类病患，多以虚为本，正气不足，而后邪气聚集，或邪毒内蕴，或瘀血内阻，三者相互影响，互为因果。

从急性白血病类型与中医辨证分型来看，急性非淋巴细胞白血病以气阴两虚及温热瘀血型常见，急性淋巴细胞白血病则以气阴两虚伴癥瘕、瘰疬型多见。治疗效果因证型不同而各异，气阴两虚型缓解率高，其他证型较差。

三、辨病施治经验

先生认为，急性白血病多系因邪、因毒致病、致虚，其病因、病机乃外感邪毒，邪毒内蕴，骨髓受损，气阴匮乏，气滞血瘀，邪瘀互结，痰凝气结，为邪实正虚、标实本虚之证。邪毒、血瘀（痰聚）、正虚三者相互影响，互为因果。扶正、祛邪自然就成为治疗的两大法则。扶正主要是益气养阴；祛邪主要是清热解毒，兼活血化痰。法随证立，方随法出。邪毒内蕴贯穿疾病全过程，治疗始终不忘清热解毒，同时注意扶正。

在临证施治时，先生认为邪毒内蕴、气阴两虚为基本证型，其他证型均在此基础上加减施治，以益气养阴、解毒活血为本病治疗大法，自拟"参芪杀白汤"为基本方药。方中黄芪、党参、天冬、女贞子益气养阴，固本培元，此外黄芪、党参可促进机体的肿瘤免疫，天冬有抗白血病作用。尤其黄芪健脾益气，肺脾之气得益则卫外得固，邪气难袭；益气助于生血；气行则血行，益气有助于化瘀；脾气健运，则水谷精微得以化生气血，而药气亦可畅达全身；健脾还可防活血解毒之品久用而伤正，黄芪并能调节免疫，促进机体对肿瘤细胞的杀伤。合并贫血则加用党参、当归、阿胶以促进生血。扶正之中补肾常选用黄精、巴戟天，黄精益肺脾肾之气而不滋腻；巴戟天温润，益肾阳而不燥，对于白细胞数不太高，兼有贫血及老年患者尤为适宜。在扶正补虚基础上，辨病常加入山慈菇、黄药子、白花蛇舌草、半枝莲清热化痰、解毒抗癌。

先生积累数十年的临床经验，认为临床症状不是一成不变的，况且患者年龄的大小、体质的强弱、有无兼证等是遣方用药必须考虑的因素，需权衡利弊，适当加减，这也符合整体观念个体化的诊疗思路。依据临床证候表现、舌脉征象之差异，结合八纲辨证、脏腑辨证，常常灵活随症加减。

患者以邪毒炽盛为主，出现高热、出血、骨痛、尿黄便干、舌红苔黄、脉洪大或弦数等症状，在参芪杀白汤基础上，常加清热解毒、凉血止血的药味治疗，如犀角地黄汤加减（羚羊角粉、生地黄、赤芍、牡丹皮、大黄、石膏、栀子等），其中以羚羊角代犀角，羚羊角入肝经，退热凉血俱佳，牡丹皮、生地黄、赤芍凉血活血止血，配合石膏、栀子、大黄等清解热毒。

患者以痰核瘰疬为主，出现颌下、颈部、腋下、鼠蹊部之痰核瘰疬等症状，在参芪杀白汤基础上，加夏枯草、浙贝母、蒲公英等化痰消瘰散结；患者以癥瘕积聚为主，出现胁下痞块、坚硬疼痛、舌质淡青或暗淡、脉细涩等症状，在参芪杀白汤基础上，加四物汤、三棱、莪术等活血化瘀，鳖甲（先煎）、生牡蛎（先煎）软坚散结。

从毒邪病因角度来讲，对于慢性淋巴细胞白血病，痰核瘰疬为主要表现，故痰毒为主，黄芩、猫爪草、夏枯草、莪术化痰解毒活血抗癌作用较强；对于慢性粒细胞白血病，癥瘕痞块为主要表现，故瘀毒为主，川芎、生地黄、白芍、当归等侧重活血解毒。该类疾病病程长，发展慢，只可缓消，不可峻攻。活血常用莪术、丹参、桃仁，养阴活血选首乌、玄参，肝脾大选鳖甲、穿山甲，淋巴结大选猫爪草，慢性淋巴细胞白血病常用益母草加木香预防溶血。

这里需要强调的是，从中医角度来讲，西医化疗也是祛邪的重要手段，不可偏废。在疾病未缓解状态，应用西医强有力的化疗以减轻肿瘤负荷，快速达到缓解是必需的，此时中药侧重益气养阴扶正，顾护正气。在疾病缓解后，中药以祛邪为主，扶正为辅，解毒活血抗癌药味用量要重。

四、兼症辨治

所谓中医兼症辨治，即白血病的并发症防治。

1. 出血

白血病易于并发各种出血，尤其在未缓解期、化疗后骨髓抑制期等阶段。针对出血需要依靠实验室检查鉴别，是弥散性血管内凝血（DIC）还是非DIC出血，非DIC出血可常规止血治疗，如十灰散；而对于DIC出血，其临床表现为皮肤黏膜大面积自发性出血瘀斑，或穿刺部位渗血不止，可伴尿血、便血、口腔出血，甚至脑出血而危及生命。先生认为DIC出血乃瘀血内阻，血不归经，溢于脉外所致，故提倡"从瘀论治"，以活血化瘀为法，代表方为血府逐瘀汤，常选用桃仁、红花、赤芍、牡丹皮、川芎、丹参、葛根、黄芩等药味，同时配合复方丹参针，每日10～20mL滴注，以及血必净，必要时配合成分血输注，能有效控制出血，疗效颇佳。

在廊坊市中医院，先生根据 DIC 的临床表现，将其归属于中医"血证"的范畴。瘀血阻络、血不循经是主要病理机制，治疗则采用活血化瘀为法，选用复方丹参注射液静脉滴注，剂量逐渐递增，治疗急性白血病并发 DIC 24 例，获得了明显疗效，且方法简便，无明显毒副作用。尤其是剂量达到30 ～ 60mL/d 时，效果更著。无论对 DIC 的早期高凝状态，还是中晚期的继发纤溶亢进阶段，都有很好的治疗效果。

2. 感染

首先要辨明是感染性发热还是非感染性发热。一般体温大于 38.5℃，脉象滑大数疾，多为感染性发热。若壮热，汗出，大渴，脉洪大，表现为阳明经证者，以白虎加人参汤加减，此处用西洋参；若有发热恶寒，咳嗽咯痰，鼻塞流涕，项背酸痛等表证者，以银翘散加减清热解毒；若壮热口渴，肌衄发斑，舌红苔黄，脉洪大者，以犀角地黄汤和白虎汤加减，先生喜用凉血之品如羚羊角、生地黄等，先安血分；若低热不退，夜间盗汗，口干，舌红少津等阴虚发热者，以青蒿鳖甲汤加减养阴清热；若寒热往来者，用小柴胡汤；若有潮热汗出，周身困倦，小便黄赤，苔黄腻，湿热内阻之象者，以三仁汤加减清热利湿；而长期咳嗽，痰白，气促者，也可用麻黄，并不忌讳少量辛温药物，"有故无殒，亦无殒也"，且其与大队清热凉血药配伍，故而无妨。而非感染性发热，体温常在 38.5℃ 以下，为白血病本身所致，多为血虚发热、阴虚内热，脉象细缓，治疗多补血养阴清热，可针对其临床表现施治。

并呼吸道感染者，应快速控制症状，当以麻黄汤加减，中

专病论治

143

经验集锦

药有麻黄、细辛、桂枝、苦杏仁、甘草，咳嗽甚者加龙利叶、川贝母、天竺黄、北沙参、黄芩。

并泌尿系感染者，多以柴胡、五味子、车前子、萹蓄、知母、黄柏等组方。

并痔疮、肛周感染者，患者常有痔疮出血、肛周疼痛等表现，先生喜欢内外结合治疗，依据疾病特点辨治内服方药或配合抗生素，外洗方：川椒、黄柏、枯矾、五倍子、玄明粉、大黄，煎汤外洗，日1剂，从而根治痔疮等。

并口腔单纯性疱疹者，将松节油炸后，去渣，油放凉后涂抹于患处。

3. 胃肠道反应

化疗引起的胃肠道反应常表现为恶心、呕吐、纳食不香、乏力等症状，先生认为系"化疗药毒"伤及气阴，胃阴脾气受损，升降失和，胃气上逆所致，故多采用益气养阴、健脾和胃及降逆止呕三法，以顾护正气，恢复脾升清、胃受纳功能，方用生脉二陈汤加减：太子参、炙黄芪、麦冬、五味子、陈皮、茯苓、姜半夏、代赭石、甘草等，可随症加减，于每日化疗前1.5～2小时服用，可有效防治胃肠道反应。

4. 骨髓抑制

化疗后骨髓抑制期，患者常表现为精神倦怠、四肢乏力、头晕心悸等，先生认为是"化疗药毒"伤及脾肾，脾为后天之本，气血生化之源，肾为先天之本，主藏精而生髓，故脾肾受损，精血不足，临证时应用补肾健脾、凉血解毒法，促进造血功能的恢复，方以自拟参芪仙补汤加减，组成：太子参或党参、黄芪、白术、山药、补骨脂、巴戟天、阿胶（烊化）、女贞子、旱莲草、枸杞子、虎杖、鸡血藤。

5. 骨髓移植相关并发症

（1）骨髓移植后经常会出现肠道 GVHD，患者表现为腹中肠鸣，攻窜作痛，腹痛即泻，泻后痛减，晨起尤甚，完谷不化，四肢不温，纳差，下肢浮肿，舌淡、苔白，脉弦滑。先生依据《医方考》中"泻责之脾，痛责之肝，肝责之实，脾责之虚，脾虚肝实，故令痛泻"，因化疗药物损伤脾胃，土虚木乘，肝脾不和，脾运失常，故选痛泻要方。《伤寒论》曰："太阴之为病，腹满而吐，食不下，自利益甚，时腹自痛，若下之，必胸下结硬。"因脾属中焦，太阴脾经虚寒，运化失常，脾不升清，胃不降浊，故见腹满而吐，腹痛自利，故选理中丸。久病必虚，虚必及肾，脾阳亏虚日久累及肾阳，命门火衰，火不暖土，加重脾阳亏虚，难以恢复，故选四神丸。以上三方相互配合，重在温煦脾阳，兼顾温肾、调肝，使得中焦枢纽气机流通，泻止痛减，胃气得复。

（2）骨髓移植后血象恢复慢者，表现为精神紧张，眼睛干涩，少许倦怠，颈部酸痛，纳眠可，二便调。白细胞（3～4）×10⁹/L，血红蛋白 70～80g/L，血小板（60～80）×10⁹/L。先生认为预处理方案是对骨髓造血微环境强有力的打击，以参芪四物汤为基础方促进骨髓造血微环境的恢复，加黄精、鹿角胶补益精血，配合黄芩、莪术、夏枯草、猫爪草解毒散结以抗癌，清除体内微小残留病灶，九节茶利湿，巴戟天、五味子阴阳双补，三七活血，甘草调和诸药。若白细胞低，可加虎杖、鸡血藤。

（3）骨髓移植后出现咽痒咳嗽，咳痰不爽，动则气喘，口干，纳眠、二便可，可以用麻杏石甘汤加减治疗。食疗方：川贝母、天竺黄、沙参炖鹧鸪。

五、中西医结合

1. "重病轻取"

先生曾经在治疗急性早幼粒细胞白血病期间提出"重病轻取"策略，本病特殊性在于发病急，并发严重出血及感染，外周血全血细胞减少，患者常处于粒细胞缺乏、凝血功能异常的 DIC 状态。对此，早在 20 世纪 80 年代，先生提出"重病轻取"的施治原则，认为在目前白血病的治疗水平而言，宜采取中西医结合治疗，中医药辨治以增效，西医化疗杀伤白血病细胞：诱导缓解期，不宜施联合化疗，予小剂量高三尖杉酯碱诱导缓解，随后维甲酸和中医界砷剂的发现运用使疾病治疗获得显著疗效；待完全缓解后，予以中医药扶正祛邪、清解余毒为主药原则，仅口服解毒抗癌的中成药（安脑片），配合中药汤剂参芪杀白汤，有 9 例患者接受上述治疗，最长无病生存为 10 年，目前仍健在，生活如常人。

2. 岭南"四药一日"疗法

先生工作期间，门诊诊疗孜孜不辍，常接诊一些老年白血病患者，他们往往不愿意或不能承受规范的、强烈的联合化疗。由于老年白血病有其独特生物学特性，治疗难度大，临床上常出现联合化疗并发严重感染、出血及脏器功能损伤，甚者危及生命；不行化疗，则肿瘤负荷大，浸润症状明显。常规治疗思路寸步难行之际，先生开始尝试变法，另辟蹊径，首创

"四药一日"疗法。

这还得从一位老年女性白血病患者谈起，她确诊为急性髓系白血病，骨髓中原始细胞比例较高，正常造血功能很差，属于俗语所讲的"草盛豆苗稀"状态。先生认为老年当属中医"男子八八，女子七七"之期，其正气已不足，脏腑功能亏虚，治疗应遵循"重病轻取"的原则，在患者及家属被充分告知并签字同意后，开始了"四药一日"疗法的探索。药物包括地塞米松 10mg、阿糖胞苷 500mg、表柔比星 30mg、环磷酰胺 200mg、依托泊苷 100mg，配合参麦针、参芪扶正注射液益气养阴，祛邪扶正。患者不良反应少，骨髓抑制轻，一个月后复诊，精神明显好转，患者十分高兴。

通过这名患者治疗成功的经验，随后不断扩大临床观察，目前门诊上有 18 例已经逐渐接受上述方法，治疗范围从老年病患扩大到完全缓解后不愿意再做化疗维持治疗者。治疗方案为第一年 1 个月一次，第二年 2 个月一次，第三年 3 个月一次，第四年停药观察。据临床观察统计，门诊 18 例患者生存期均超过 3 年，最长已达 10 年。

坚决不化疗者，应用抑制血管新生的反应停、解毒抗癌的安脑片及参芪白血饮加减联合治疗，目的在于提高患者的生存质量，尽可能延长生存期，有 1 例患者生存 8 年。

以上治疗思路无疑为老年白血病患者带来一种简便、高效、低毒的治疗方法。

六、验案分享

例一，何某，男性，44 岁，初诊时间：2015 年 12 月 23 日。

病史：患者 2015 年 10 月明确诊断为急性髓系白血病

（AML-M2a），化疗后骨髓缓解象，粒缺合并感染，疲倦乏力，咳嗽，胸痛，腰酸痛，纳眠一般，二便尚可，舌淡、苔白，脉沉细。来诊时血常规：白细胞 3.14×10^9/L，血红蛋白 98g/L，血小板 26×10^9/L。

西医诊断：急性髓系白血病（AML-M2a）。

中医诊断：血癌（气阴两虚）。

治法：益气养阴。

方药：黄芪 40g，三七 10g，西洋参 10g，红景天 12g，川断 10g，杜仲 10g，巴戟天 10g，玄胡 10g，川楝子 10g，柴胡 10g，炒蒲黄 10g（包煎），五灵脂 10g，五味子 10g，天冬 20g，车前子 20g，甘草 10g，7剂，水煎服，日 1 剂，分 2 次服。

辅助配合胸腺肽调节免疫。

2015 年 12 月 30 日二诊：病人精神较前好转，胸痛较前明显好转，咳嗽，纳眠一般，二便可，舌淡、苔白，脉沉细。处方如下：

黄芪 40g，三七 10g，西洋参 10g，红景天 12g，当归 10g，川芎 10g，白芍 20g，生地黄 20g，鸡血藤 10g，莪术 10g，黄芩 10g，北沙参 30g，瓜蒌 20g，炒蒲黄 10g（包煎），五灵脂 10g，甘草 10g。水煎服，日 1 剂，分 2 次服。

2016 年 1 月 30 日三诊：病人精神一般，偶有咳嗽，余未诉特殊不适，纳眠及二便可，舌淡、苔白，脉沉细。肺部 CT 示胸水已吸收。处方如下：

黄芪 40g，三七 10g，西洋参 10g，红景天 12g，鸡血藤 10g，炒白术 10g，鹿角粉 5g（冲服），砂仁 10g（后下），连翘 10g，五味子 10g，麦冬 20g，甘草 10g。水煎服，日 1 剂，分 2 次服。

2016 年 3 月 18 日四诊：病人精神尚可，左胸部有压迫感，轻微疼痛，腰膝酸软，余未诉特殊不适，二便调，纳眠一般，舌淡暗、苔薄白，脉沉细。血常规：白细胞 6.42×10^9/L，血红蛋白 129g/L，血小板 99×10^9/L；胸部 CT 示左肺下叶少许间质性炎症，左侧胸膜增厚，未见明显胸腔积液。处方如下：

黄芪 40g，三七 10g，西洋参 10g，红景天 12g，瓜蒌 20g，薤白 10g，香附 20g，鹿角粉 10g（冲服），苍术 20g，黄芩 10g，郁金 10g，白芍 20g。水煎服，日 1 剂，分 2 次服。

2016 年 4 月 8 日五诊：患者神清，精神可，无胸痛，余未诉特殊不适，二便调，纳眠一般，舌淡暗、苔薄白，脉沉细。血常规：白细胞 2.5×10^9/L，血红蛋白 139g/L，血小板 111×10^9/L。患者 4 次化疗后骨髓缓解象，拒绝造血干细胞移植。处方如下：

黄芪 40g，三七 10g，西洋参 10g，红景天 12g，鹿角粉 10g（冲服），莪术 10g，黄芩 10g，郁金 10g，白花蛇舌草 10g，瓜蒌皮 20g，石见穿 20g，甘草 10g。水煎服，日 1 剂，分 2 次服。

按语： 先生认为本病乃因毒致病、因病致虚，本患者系化疗后，疾病及化疗药物因素导致气阴两虚，治疗以益气养阴扶正为主，清除余毒，改善患者生活质量。方中黄芪、三七、西洋参、红景天、天冬等益气养阴、固本培元，《本草经解》："人身之虚，万有不齐，不外乎气血两端。黄芪气味甘温，温之以气，所以补形不足也；补之以味，所以益精不足也。"黄芪配伍红景天、西洋参既补脾肺气，也可益卫固表，御邪于外，辅以三七补虚强壮，天冬滋养肾阴，五药配伍扶持正气。患者来诊时胸痛，予玄胡、川楝子、蒲黄、五灵脂行气活血止痛治疗后，胸痛症状缓解；咳嗽方面，先生认为应给邪气以出路，予北沙参、瓜蒌化痰排痰，遂咳嗽症状改善。患者咳嗽、胸痛症状改善后，针对急性白血病，毒邪犹在，予莪术、黄芩、郁金、白花蛇舌草、石见穿等专攻毒邪，清热活血解毒，从而固本清源。

例二，周某，女性，63岁，初诊时间：2015年10月21日。

病史：患者于2015年6月1日无明显诱因下出现发热，体温高达39.6℃，伴有畏寒、寒战，先后伴有上腹部疼痛，入住广州某医院，查血常规：白细胞6.36×10^9/L，中性粒细胞3.2×10^9/L，血红蛋白128g/L，血小板332×10^9/L，抗感染、解痉治疗后体温可降至正常，但易反复出现发热、畏寒，伴上腹部疼痛，右侧肋骨疼痛，随后转消化科治疗，行胃镜检查示胃体多发息肉，慢性浅表性胃炎，肠镜提示结肠多发憩室，肺炎支原体阳性，行SPET-CT示：①右后第11肋局灶性骨质代谢异常活跃灶，考虑陈旧性骨折，②腰5、骶1局灶性骨质代谢活跃，考虑退行性变。住院期间仍有反复肺炎，6月17日查血常规：白细胞2.45×10^9/L，中性粒细胞0.8×10^9/L，血红蛋白92g/L，血小板170×10^9/L。6月28日查血常规：白细胞1.7×10^9/L，中性粒细胞0.33×10^9/L，血红蛋白89g/L，血小板148×10^9/L，肝功能轻度异常，以"发热查因：噬血细胞综合征？"收治入院，入院后完善骨髓＋活检＋流式等检查后确诊为急性淋巴细胞白血病（Ph+）。7月3日开始行VDLCP方案。7月16日复查骨髓：增生低下，偶见幼稚淋巴细胞。流式示该患者 MRD1.9%，免疫表型 CD10、CD19、CD34、CD20、CD22、HLA-DR 阳性。8 月 13 日行 Hyper-CVAD 方案，8 月 14 日腰穿 + 鞘内注射。9 月 10 ～ 20 日行 Hyper-CVAD（A）方案，口服伊马替尼。现为求中西医结合治疗来诊。现症见：患者神清，疲倦乏力，纳差，眠差，二便可，舌淡红、黄苔，脉滑。

西医诊断：急性淋巴细胞白血病 B-ALL-CR（Ph+）。

中医诊断：血癌（气阴两虚）。

治法：益气养阴。

方药：黄芪 40g，西洋参 10g，三七 10g，红景天 6g，茯苓 20g，炒白术 10g，五味子 10g，莪术 20g，黄芩 10g，猫爪草 10g，瓜蒌皮 10g，夏枯草 30g，共 7 剂，水煎服，日 1 剂，早晚分服。

辅助用药：八宝丹、安脑丸、迪赛。

2015 年 10 月 29 日二诊：患者诉服中成药后，头痛，易呕，嗜睡，多梦，停药后症状有所缓解，现偶有咳嗽，纳眠尚可，二便调，舌淡红、苔薄白，脉滑。嘱患者暂时停用中成药，原方基础上减淡渗之茯苓，加山慈菇以抗肿瘤，加炒枳壳理气宽中。处方如下：

黄芪 40g，三七 10g，西洋参 10g，红景天 12g，莪术 20g，黄芩 10g，猫爪草 30g，夏枯草 30，山慈菇 10g，炒白术 10g，炒枳壳 10g，甘草 10g，共 7 剂，水煎服，日 1 剂，早晚分服。

2015 年 11 月 6 日三诊：复查血常规：白细胞 3.4×10^9/L，血红蛋白 103g/L，血小板 137×10^9/L。患者神清，精神疲倦，间断胸闷，纳差，嗜睡，大便偏稀，2 ～ 3 次 / 日。查肺部 CT

提示：肺部感染。急则治其标，患者目前主要为肺部感染，考虑间断化疗并且有真菌感染病史，治疗肺部炎症的同时需要预防真菌。处方如下：

柴胡 10g，炒白术 10g，瓜蒌皮 10g，法半夏 10g，三七 10g，川贝母 10g，鱼腥草 20g，金荞麦 10g，黄芩 10g，莪术 20g，猫爪草 30g，共 14 剂，水煎服，日 1 剂，早晚分服。

2015 年 11 月 25 日四诊：复查血常规：白细胞 3.41×10^9/L，血红蛋白 102g/L，血小板 178×10^9/L。精神状况较前好转，走路有力，纳食及睡眠、二便调，舌淡边有齿痕，苔薄白，脉弦滑。患者服药后精神好转，肺部情况明显好转，患者反复化疗后处于 CR 状态，目前主要针对微小残留白血病 MRL。处方如下：

黄芪 40g，三七 10g，西洋参 10g，红景天 12g，莪术 10g，黄芩 10g，夏枯草 20g，猫爪草 30g，炒枳壳 10g，陈皮 10g，瓜蒌皮 20g，鱼腥草 20g，共 20 剂，水煎服，日 1 剂，早晚分服。

2015 年 12 月 31 日五诊：头痛不适，近日纳食不知味，余未诉特殊不适，舌淡边有齿痕，苔薄白，脉沉细。患者多次接受化疗，气阴两虚，累及肝肾致肝肾阴亏，阴不潜阳，导致头阳失养故头痛，外加本虚易感风邪，虚实夹杂致头痛，急则治标，予天麻钩藤饮加减滋阴潜阳，辅以川芎、白芷祛风止痛，香附调中理气健脾胃，柴胡调和肝脾，莪术、夏枯草、猫爪草清除余邪防止复发。处方如下：

天麻 10g，钩藤 15g，全蝎 10g，地龙 10g，僵蚕 10g，川芎 10g，白芷 20g，香附 10g，柴胡 10g，莪术 10g，黄芩 10g，夏枯草 30g，7 剂，水煎服，日 1 剂，早晚分服。

按语: 先生认为急性白血病基本证型乃气阴两虚、邪毒内蕴,患者经化疗后气阴两虚明显,治以参芪杀白汤益气养阴,解毒活血。期间患者出现肺部感染,急则治其标,先生以小陷胸汤加减治之,瓜蒌皮宽胸涤痰解胸闷,法半夏及川贝母辅助清肺化痰,鱼腥草、金荞麦清肺排脓,针对肺部真菌感染,同时不忘以黄芩、莪术、猫爪草清除余毒防止复发,三七养血扶正补虚,柴胡、炒白术调和肝脾、健脾理气,脾胃为气血生化之源,气血充足则正气得复。

例三, 女性患者,58 岁,初诊时间:2015 年 7 月 3 日。

病史: 患者 2015 年 6 月 5 日受凉后出现发热咳嗽,于当地医院完善相关检查,血常规:白细胞 56.75×10^9/L,淋巴细胞 51.57×10^9/L,血红蛋白 113g/L,血小板 241×10^9/L;血涂片镜检:白细胞明显增多,以成熟淋巴细胞为主,淋巴细胞占 85%;骨髓涂片:骨髓增生明显活跃,粒系、红系增生降低,淋巴细胞比例明显增高 82%,以成熟淋巴细胞为主,符合慢性淋巴细胞白血病骨髓象;白血病免疫分型:可见淋巴细胞比例偏高,占 69.2%。其 CD19(93.5%)、CD5(96.1%)、CD20(84.4%)、CD23、HLA — DR 表达,且 Kappa 轻链限制性表达,印象为异常增殖 B 淋巴细胞群;最后确诊为慢性淋巴细胞白血病,予以对症治疗后,患者发热已退,但咳嗽症状缓解不明显。现症见:疲倦,咳嗽无痰,无低热盗汗,纳眠可,二便调,舌淡暗、苔薄白,脉沉滑细,轻度贫血貌,浅表淋巴结未触及肿大,肝脾肋下未及;查血常规示:白细胞 41.38×10^9/L,淋巴细胞 37.97×10^9/L,血红蛋白 109g/L,血小板 138×10^9/L。

西医诊断：慢性淋巴细胞白血病。

中医诊断：血癌（气阴两虚）。

治法：益气养阴，兼解毒活血。

方药：黄芪 40g，麻黄 10g，桂枝 10g，五味子 10g，莪术 20g，黄芩 10g，猫爪草 30g，夏枯草 30g，龙利叶 15g，苦杏仁 10g，北沙参 30g，天竺黄 20g。

疾病早期，予莪术、黄芩、猫爪草、夏枯草清热解毒、化痰活血治疗本病，佐以黄芪益气，麻黄、桂枝、龙利叶、苦杏仁、北沙参、天竺黄治疗外感咳嗽。

2015 年 7 月 17 日二诊：病人疲倦乏力，无咳嗽咯痰，余同前；查血常规示：白细胞 37.28×10^9/L，淋巴细胞 34.2×10^9/L，血红蛋白 104g/L，血小板 213×10^9/L。在前方基础上，去止咳之品，加西洋参、三七、天冬益气养阴，当归补血养血。处方如下：

黄芪 40g，西洋参 10g，三七 10g，莪术 20g，黄芩 10g，夏枯草 20g，猫爪草 20g，山慈菇 10g，石见穿 20g，天冬 30g，黄精 20g，当归 10g。

后患者每四周复诊一次，未诉新发的特殊不适，中药在前方基础上进行少量加减，服药半年期间，白细胞波动于（30.56～50.02）$\times 10^9$/L，淋巴细胞波动于（27.84～47.73）$\times 10^9$/L，血红蛋白波动于 95～114g/L，血小板波动于（173～206）$\times 10^9$/L。

2016 年 1 月 20 日第十诊：病人大便干结，小便调，余同前；查血常规示：白细胞 41.25×10^9/L，淋巴细胞 37.61×10^9/L，血红蛋白 114g/L，血小板 209×10^9/L。以清热解毒、活血化痰之品治疗原发病，加生地黄滋阴润燥。处方如下：

猫爪草20g，黄芩10g，夏枯草20g，莪术20g，山慈菇10g，白花蛇舌草20g，板蓝根10g，石见穿20g，丹参20g，玄参20g，生地黄20g。此后患者多次复查血常规，血红蛋白均≥110g/L。

服药1年后，2016年7月15日第十四诊：患者未诉特殊不适；查血常规示：白细胞39.77×10⁹/L，淋巴细胞34.05×10⁹/L，血红蛋白121g/L，血小板209×10⁹/L。疾病后期，扶正祛邪之品并重。处方如下：

黄芪40g，三七10g，西洋参10g，红景天12g，莪术20g，黄芩10g，猫爪草20g，夏枯草10g，苍术10g，鸡血藤10g，鹿角粉10g，牛膝20g。

按语： 此患者完善相关检查后，明确诊断为慢性淋巴细胞白血病。初诊，血红蛋白较发病时下降，考虑疾病进展，属于指南中需要治疗的慢性淋巴细胞白血病患者。疾病初期，患者正气尚存，予莪术、黄芩、夏枯草、猫爪草针对标实之证，祛邪以延缓疾病进展，佐以黄芪扶正；二诊，患者血红蛋白继续下降，并出现疲倦乏力症状，予前方基础上，加西洋参、三七、天冬益气养阴，当归补血养血，从而固本清源；服药半年后，患者正气渐固，予加强祛邪之力度，全方以清热解毒、化痰活血之品攻邪，以求邪去正安之功效；服药半年至1年期间，患者多次复查血常规，血红蛋白均大于等于110g/L，邪气去，正气复，骨髓正常造血功能恢复；第十四诊，患者血红蛋白上升至正常，淋巴细胞计数较前下降，病程超过1年，进入疾病中后期，治疗上当扶正与祛邪并进，攻补兼施。

附：病证融合辨治移植相关并发症

因环境恶化等原因，血液系统疾病发病率呈增高趋势，造血干细胞移植是最有希望根治血液病的方法之一，但干细胞来源困难、移植中并发症、移植后移植物抗宿主病（GVHD）等多方面因素极大限制了干细胞移植应用，影响其疗效及移植后患者生存质量，尤其是 GVHD，中医药序贯治疗介入围移植期有其优势与特色。

先生所在广东省中医院血液科自 2005 年 4 月开展骨髓移植工作以来，便也开始探索中医药介入围移植期的辨治，颇有疗效。分析其有效案例，以探索中医药辨治移植后 GVHD 的思路与方法。

一、移植本质为"推陈植新"

造血干细胞移植首先需要对患者病态的造血系统予以清除，然后输入采集的自体或供者的造血干细胞，归巢并重新构建造血系统，达到治愈疾病的目的。清除方法即"预处理"：施以超大剂量化疗和 / 或全身照射治疗。预处理目的在于：①清除体内残存恶性细胞或骨髓中的异常细胞群；②抑制或摧毁体内免疫系统，避免排斥；③为干细胞植入创造必要的"空间"。

造血干细胞移植过程中主要不良反应：①血液系统并发症，如重度骨髓抑制及感染、出血等；②非血液系统并发症，如胃肠道反应、肠道排斥、肝脏并发症（如肝静脉闭塞、

GVHD)、咽喉黏膜炎、出血性膀胱炎等。一旦出现严重并发症不但影响移植效果，而且有生命威胁。

供者淋巴细胞输注（DLI）是一种过继免疫疗法，主要用于防治白血病的复发。供者是指为患者提供异基因造血干细胞的人，即为患者提供骨髓的人。异基因造血干细胞移植是根治白血病的重要手段，但移植后并不能完全杜绝白血病复发，移植后复发率可高达 20% ～ 80%，复发的患者治疗困难、预后差。二次移植由于并发症及复发率极高的原因，已限制其应用。GVHD 和骨髓衰竭是 DLI 后主要的两大并发症。GVHD主要由 T 细胞介导，未去除 CD8+ 细胞的 DLI，引发急慢性GVHD 的概率高达 60% 以上，去除 CD8+ 细胞的 DLI，GVHD的发生率为 30%。

移植物抗宿主病（GVHD）是造血干细胞（HSCT）移植后患者体内重建的供者来源的免疫细胞攻击受者脏器造成的组织损伤，是异基因 HSCT 移植特有的合并症，是移植失败的主要原因之一。先生从中医理论辨析，认为这是"推陈植新"或"吐故纳新"过程中出现在皮肤、肠道、肝胆和血液系统的病理变化。经典 aGVHD 是指移植后 100 天内，或供者淋巴细胞输注后出现的上述症状、体征。复发或晚发 aGVHD 指具有典型的 aGVHD 临床表现，发生于移植 100 天后或 DLI 后。

二、GVHD 乃"邪毒"致病

先生认为外来的 T 淋巴细胞激活后，变为致病的"邪毒"，此时患者处于正虚邪实、虚实夹杂状态。从中医角度认识："邪毒"伤肾，肾精亏虚，元气大伤，不能鼓舞正气，逐渐累及肝、心、脾、肺等，病邪丛生，可以解释移植物抗宿主病的一系列表象：

其一，发热。邪毒伤正，"邪之所凑，其气必虚"，正邪相争则发热。"肝体阴而用阳"，疏泄失司，郁而发热。

其二，腹泻。肝木乘脾土，见肝之病，知肝传脾"，中焦脾胃失于和降，出现腹泻、呕吐等。

其三，皮肤黏膜损伤之皮疹与溃疡。脾开窍于口，肺外合皮毛，开窍于鼻，脾虚及肺（母病及子），则外感风毒之邪，加上内蕴之湿毒、药毒、火毒，犯于肌肤而发皮疹，损及黏膜而发生溃疡。

其四，黄疸与腹痛。湿热熏蒸肝胆，胆汁不循常道，外溢肌肤，发为黄疸。气血不通，阻滞肝络，出现腹痛。

三、调肝扶脾、清心、活血，辨治肝脏 GVHD

先生观察肝脏 GVHD，以皮肤及巩膜深度黄染、尿黄赤、苔黄腻、脉弦滑等为主要表现，伴有肝区不适，腹胀，胃纳欠佳，厌食油腻，疲倦乏力。从临床表现看，可以归属湿热黄疸范畴，病位在肝、胆、脾，且与心相关，病性为本虚标实，病机为移植预处理方案耗伤气阴，气机不利，肝胆疏泄失职，久病必有郁，久病必有瘀血，肝郁脾虚，瘀血内阻，胆汁排泄失常。

肝属木，心属火，五行中属母子关系，即木生火。《素问直解·五脏生成》曰"五行之理，制而后生，主者生之谓也，水受火制，则水有余，而木气旺，木旺则生火，制之乃所以生之"。心与肝经络相连。《灵枢·经别》曰"足少阳之正，绕髀入毛际，合于厥阴；别者，入季胁之间，循胸里，属胆，散之肝，上贯心"。心与肝关系密切，还表现在血液运行方面，血液运行障碍导致瘀血是黄疸形成的重要原因。《素问·五脏生成》曰"人卧血归于肝"。王冰解释曰："肝藏血，心行之，人动则血运于诸经，人静则血归于肝，肝主血海故也。"先生认为黄疸是肝、心损害的重要体征，临证中在疏肝利胆、清热化湿基础上，辅以清心解毒之品，如栀子、牛黄、黄连等。

治疗黄疸，先生以茵陈蒿汤作为首选。茵陈蒿清热利湿，疏肝利胆，可促进胆汁分泌和排泄，且有保肝作用。大黄能加强胆囊收缩，松弛Oddi括约肌，增加胆汁分泌和流出，退黄作用明显。《神农本草经》记载，大黄"主下瘀血，血闭，寒热，破癥瘕积聚，留饮，宿食，荡涤肠胃，推陈致新，通利水谷，调中化食，安和五脏"。《本草正义》也指出，大黄无坚不破，荡涤积垢，有扫穴之功。先生认为利湿退黄使湿热从小便出用车前子，从大便而排首选大黄。肝郁脾虚，肝木乘脾土，疏肝勿忘理脾，先生喜用柴胡疏肝，白芍柔肝，炒白术、炒枳壳健脾理气，春砂仁醒脾开胃。

退黄不离活血，临床中先生重视活血退黄。《临证指南医案》曰"阳黄之作，湿从火化，瘀热在里，胆热溢泄"。《张氏医通》曰"诸黄虽多湿热，然经脉久病，不无瘀血阻滞也"。先生选用当归、虎杖、赤芍、丹参、大黄、郁金等活血祛瘀退黄。另外，先生巧用中成药八宝丹利胆退黄，其主要成分为牛黄，牛黄中含有胆汁酸、氨基酸、鹅去氧胆酸，可与熊去氧胆酸珠联璧合而退黄。老药新用之鲁米那（苯巴比妥钠）促进胆红素与葡萄糖结合，降低血浆胆红素浓度，与含有五味子成分的联苯双酯应用，确实起到保肝利胆降酶之效果。使病人黄疸清退，肝功能转为正常。

四、扶正补虚、凉血解毒促移植后免疫重建

骨髓移植后 T 淋巴细胞亚群 CD4/CD8 多处于倒置状态，而 IL-2、TNF-α 是急性移植物抗宿主病（aGVHD）发生的先兆，而长期 CD4/CD8 倒置状态也是 GVHD 发生的潜在因素。先生曾治某患者，移植后 d+75 天，CD4+ 25.5%，CD8+ 43.7%，CD4/CD8 比值倒置 0.58。予以免疫增强剂（胸腺五肽、香菇多糖、丙种球蛋白等）联合中药汤剂（以扶正培本为法，以参芪四物汤为底）1 年余，移植后 d+248 天，T 细胞亚群提示 CD4+ 17.8%，CD8+ 24.2%，CD4/CD8 比值 0.76。继服中药（益气养血与凉血解毒并施），移植后 3 年半 T 细胞亚群提示 CD4+ 24.32%，CD8+ 23.24%，CD4/CD8 比值 1.05。T 细胞亚群恢复后停服所有药物，该患者现生活如常人。

造血干细胞移植后，促进造血及免疫重建的过程中，参芪扶正补虚为主，辅以凉血解毒、化瘀清热，以减少炎症因子 IL-2、TNF-α，以减轻或抑制 aGVHD 的发生。实践证明凉血解毒中药并环孢素治疗重型再障，对 T 淋巴细胞功能亢进的重型再障是有效的。我院中心实验室实验结果证实，凉血解毒汤能在一定程度上促进骨髓 T 细胞的凋亡，从而减少骨髓造血负调控因子的分泌，抑制造血干细胞的凋亡，促进外周血象及网织红细胞的恢复。凉血解毒汤能对造血负调控因子有明显抑制作用，推测也可试用于 GVHD 的治疗。

先生认为，造血干细胞归属于中医所谓"精血""营血"等范畴，属性为"阴"，而益气药味，性温易动，属性为"阳"。阴阳互根，孤阴不生，独阳不长，阴得阳升而泉源不竭，故予阳性的补益类药味辨治，使其阴性属性的血液物质获

得滋生，有望促进造血恢复。由于活血化瘀药味可以改善造血微环境，促进骨髓中先天之精血生长，加速其"生新"效果——滋生营血（即骨髓干细胞增殖），并且活血化瘀药物可以荡涤脉道通路，促使干细胞从骨髓顺利进入外周脉道，使外周中"营血"（即干细胞数量）充沛，从而骨髓移植后造血恢复及免疫重建。先生在临证中发现应用人参、黄芪、鹿角粉、红景天可使移植之造血干细胞得以增殖，女贞子、旱莲草、桑葚对升高白细胞有效，附子、锁阳可促进血小板的上升，紫河车、黄精恢复造血功能同时促进红细胞的生成。

异基因造血干细胞移植患者面临 GVHD 的困扰。移植到病患体内的细胞物质主要是造血干细胞，但其中包含部分淋巴细胞等成分，其中 T 淋巴细胞在患者体内不断活化与增殖，继而产生大量细胞因子，部分病患体内难以避免地发生了攻击其皮肤、肝脏、小肠等组织器官的事件，也就是发生了主要排斥反应之一的移植物抗宿主病。

临床分阶段治疗，第一阶段：预处理乃"以毒攻毒"的"攻法"过程，在疗"疾"攻伐体内癌毒同时，重创骨髓。患者经历癌毒及药毒双重打击，正气大虚，气血津液匮乏，临证分别施以益气养阴、滋阴清热、调和肝脾、健脾益肺等法扶助正气，待正气得复。第二阶段：大毒治病，十去其六，未清之余邪，待正气恢复后，排毒祛邪，避免毒邪损害皮肤、肠道、肝脏等，予以清热解毒、通腹排毒等法施治，有助于消减、控制病症，改善病情。

总之，在移植过程中的不同阶段，病证融合，有效融合中医四诊与西医检验结果，在推陈植新、吐故纳新的过程中，走出一条中西医结合之路。

专病论治

五、验案举隅

张某，女性，46 岁，2010 年 6 月 26 日住院。血常规：白细胞 $37.9×10^9$/L，血红蛋白 65g/L，血小板 $105×10^9$/L。骨髓象分析确诊为急性粒单核细胞白血病 AML-M4，免疫组化 MPO 约 10%+，CD68 弥漫性+，CD3-，TdT-，CD34-。免疫分型：原始细胞向单核细胞延伸，分布区域可见异常细胞群体，约占有核细胞的 45%，表达 HLA-DR、CD11b、CD13、CD14、CD15、CD33、CD38、CD56、CD123，淋巴细胞增殖明显受抑，融合基因 BCR/ABL、JAK2、FIP1L1/PDGFa 均阴性。乙肝、丙肝检测阴性，肝功能、甲状腺功能、性激素及生化 34 项未见异常。

2010 年 7 月至 9 月行 IA×2 程、MA×1 程化疗，12 月行亲缘同胞全相合异基因造血干细胞移植，血型为 A 供 O，共输注去红骨髓单个核细胞 $1.1×10^8$/kg，外周血造血干细胞 $4.2×10^8$/kg。移植后 +15 天粒细胞重建，+20 天后血小板重建，+40 天血型由原来 O 型转为供血者血型 A 型。2011 年 3 月 10 日 AML 复发，3 月 16 日施以 CAG 化疗方案，3 月 19 日第一次 DLI 治疗，细胞数 $0.8×10^8$/kg，输注后出现皮肤 3 级、全身 Ⅱ 度 GVHD，经短程甲强龙治疗好转。4 月 7 日施以第二次 DLI，细胞数 $0.5×10^8$/kg，输注后复查 STR-PCR 恢复为供者独立植入。5 月 8 日出现皮肤、巩膜深度黄染，恶心，食欲不振，疲倦乏力，纳差，眠一般，小便黄，舌红、苔黄腻，脉弦细。肝功能异常：ALT 287U/L，AST 296U/L，GGT 1558U/L，ALP 673U/L，TBIL 243μmol/L，DBIL 203μmol/L，TBA 194μmol/L。

西医诊断：急性粒单核细胞白血病，异基因骨髓移植状态，肝脏 aGVHD 状态。

中医诊断：黄疸（肝胆湿热）。

治疗方案：HSCT 移植后 148 天，DLI 后 31 天，停用一切免疫抑制剂。熊去氧胆酸：200mg po bid；苯巴比妥钠：50mg po bid；八宝丹：2 粒 po tid。中药以疏肝利胆、解毒退黄为法，方药如下：

柴胡 10g，炒枳壳 10g，赤白芍各 10g，当归 10g，大黄 10g，茵陈蒿 15g，车前草 20g，甘草 10g，水煎服，日 1 剂。

直至 2013 年 3 月 13 日，历时 304 天，血生化及肝功能各项指标正常。后停服相关药物，存活至今，生活如常人，血象、血生化、物理检测及影像学检查均为正常。

按语：肝脏排斥患者以身目黄染、小便黄、疲乏、胃纳差为主要临床表现，舌苔多黄腻，脉弦。先生认为，本证肝胆疏泄失职，胆汁不能正常排泄，且湿热毒盛。肝木乘脾土，肝病及脾，湿热困脾，脾虚生湿，互为因果。脾虚无力运化，不思饮食，无以濡养四肢百骸，故疲倦乏力。急则治其标，以清热化湿、解毒退黄为法，方选茵陈蒿汤加减。黄疸消退后，缓则治本，以调肝扶脾为法，以柴平散加减，选用太子参、黄芪、白术、茯苓益气健脾，苍术、厚朴行气运脾，柴胡、黄芩、石菖蒲疏肝解郁。

恶性淋巴瘤

恶性淋巴瘤（ML）是发生于淋巴结和／或其他部位淋巴

组织的免疫细胞性恶性肿瘤，主要分为霍奇金淋巴瘤（HL）和非霍奇金淋巴瘤（NHL）两大类，后者依其恶性程度又分为侵袭性及惰性两类。

本病可以发生于身体的任何部位，临床以无痛性、进行性淋巴结肿大为典型表现，常伴肝脾肿大及全身症状：乏力、发热、盗汗、消瘦等。

现代医学以放疗、联合化疗、免疫靶向及造血干细胞移植等为主要治疗手段，伴随诊疗技术不断进展，近期缓解率及远期生存率得以明显改观，但依然有相当部分病人的疗效不尽如人意。由于治疗强度加大，相关风险随之递增，病人常常难以承受，中医药介入辨治有望获得增效减毒效果。

先生经过数十年的中医、中西医结合临床摸索，反复实践，不断积累，逐渐总结并形成扶正祛邪之健脾疏肝、化痰散结的治疗方法，使得病人症状得以减缓，病情得以稳定，进而降低肿瘤负荷，提高生存质量，并延长了生存期。

依照临床症状，淋巴瘤可归属于中医学"痰核""阴疽""瘰疬""恶核"等病证范畴。

一、常见病因病机

恶性淋巴瘤以无痛性、进行性淋巴结肿大为主要表现，中医辨析系肝脾失调，痰瘀毒蕴，结于三焦的恶性痰核类病证，提倡"恶核"予以概括，"恶"突出了肿瘤性质且难以根除的特点，而"核"字，一方面表现了临床上以淋巴结肿大为主要表现，另一方面则寓有痰毒之邪伏而难去之意，从而区别于"瘰疬""痰核"等病证。

其病机为肝失疏泄，脾失健运，和 / 或肾不主水，致痰湿滋生，淤积不化，蕴毒积聚，形成恶核，结于上中下三焦；虚、痰、瘀、毒是淋巴瘤的基本病理产物。

究其病因，或因素体禀赋不足，或后天失于调养，或年老体弱，复感受外邪，邪毒内蕴；或饮食失宜，劳倦过度，七情内伤等，导致脏腑、经络功能失调，尤其肝脾及肺肾，其气机升降出入失常，则痰浊、水湿、瘀血内生，痰瘀胶结，蕴积成毒，稽留不去，阻滞经络，结于三焦，终成本病。

病机特点：正虚邪实。正虚以脾虚为主，邪实以痰毒为盛，从痰生成的病因、病机，和百病皆由痰作祟的致病特点，对淋巴瘤的病因病机辨析，其生成与肺、脾、肾、肝关系密切。肺失肃降，脾失健运，肾失主水，肝失疏泄，则滋生痰邪，痰随气升降，可阻滞经络、气机，而致血瘀；与外感邪毒、内蓄积毒、瘀血等结而为病。

痰凝、瘀血、癌毒同气相求，损伤脏腑，加之大多数患者反复放化疗，大伤元气，耗及阴液，故临证所见病人，常有消瘦、盗汗、发热等气阴不足、阴虚内热表现。

正邪在疾病不同时期的演变：疾病早期邪实正虚，病势尚轻，痰湿脾虚。中期邪盛正虚，痰毒久留，脾虚日盛，且气虚及阴，阴虚内热；病势进展，痰毒蕴而化火，痰火内盛，病程转急，恶核迅速增大，反复高热，毒热耗营动血，毒盛化热。痰毒日盛，正气日虚，脾虚及肾，变证蜂起，终至晚期。

二、临证中医治疗

1. 辨证施治基础

恶核属于正虚邪实病证，治宜扶正补虚、解毒抗癌，其具体治疗主要在于健脾疏肝、调补肺肾以扶正，涤痰活血解毒以祛邪；常采取分期辨治之法：放化疗期间，扶正为主，以增效减毒施治为宜；放化疗间歇期与结束后的稳定期，扶正与祛邪结合施治。

2. 常见基本证型

（1）寒痰凝滞

常见证候： 颈项、耳下、腋下几处或多处淋巴结肿大，肿核坚硬如石，皮色不变，不痛不痒，不伴发热，但难消难溃，可伴有面色少华，形寒怕冷，腹部胀满。舌淡、苔白腻，脉沉细。

基本治法： 温阳化痰，软坚散结。

基本方剂： 阳和汤（《外科全生集》）及类似方剂加减。

常用药味： 熟地黄 9～30g，麻黄 3～6g（后下），炮姜 3～9g，肉桂 3～6g（焗服），白芥子 3～6g，玄参 9～15g，鹿角胶 6～9g（烊化），浙贝母 9～15g，牡蛎 15～30g（先煎），生甘草 6～9g。

随症加减： 偏气虚者，去玄参、浙贝母，加黄芪 9～30g、党参 9～15g 以益气温阳；偏血虚者，去牡蛎、白芥子，加当归 6～10g、白芍 12～15g、川芎 6～12g 以养血温阳；阴寒甚者，可加制附子 3～12g（先煎）以助温元阳、散寒凝；腰酸膝软者，加杜仲 6～15g、怀牛膝 6～15g 以补肾强腰；纳差者，加山楂 9～15g、谷麦芽各 9～15g 以健胃助消化；眠差者，加酸枣仁 12～15g、龙骨 15～30g（先煎）以镇静安神。

（2）气滞痰凝

常见证候： 颈、腋及腹股沟等处肿核累累，胸膈满闷，胁肋胀痛，形体消瘦，精神疲乏。舌质红或淡红，舌有瘀点，苔白腻，脉沉滑。

基本治法：疏肝解郁，化痰散结。

基本方剂：舒肝溃坚汤（《医宗金鉴》）及类似方剂加减。

常用药味：柴胡6～9g，当归6～9g，青皮3～9g，红花3～9g，白芍5～30g，制香附6～15g，炮山甲3～9g（先煎），夏枯草6～15g，僵蚕6～9g，石决明9～30g，姜黄3～9g，山慈菇6～15g，生甘草6～15g。

随症加减：热结便燥者，加生大黄3～15g（后下）、芒硝3～9g（冲服）以清热泻实；午后低热者，加银柴胡6～15g、青蒿9～15g、知母9～15g以退虚热；痰核累累者，加海藻9～15g、黄药子9～15g加强化痰软坚散结之功。

（3）毒瘀互结

常见证候：颈项或体表肿核硬实累累，推之不移，质硬，伴见形体消瘦，面色暗黑，舌质暗红，苔多厚腻乏津，脉弦涩；或舌质紫暗或有瘀斑，苔黄，脉弦数。

基本治法：化痰解毒，祛瘀散结。

基本方剂：软坚汤（《嵩崖尊生》）及类似方剂加减。

常用药味：玄参9～15g，生地黄9～15g，瓜蒌9～15g，苦桔梗6～15g，蒲公英12～15g，马勃3～6g，板蓝根15～30g，赤芍9～15g，草河车9～12g，薄荷3～6g（后下），郁金3～9g，蜂房3～6g。

随症加减：瘀斑、出血明显者，加三七片3～12g、仙鹤草15～30g以活血止血；乏力、短气者，加人参6～15g、白术6～15g、黄芪9～30g以健脾补气。

（4）痰瘀互结

常见证候：颈项或体表肿核硬实累累，推之不移，隐隐作

专病论治

痛，或见两胁积聚（肝脾肿大），胸闷气促，发热恶寒，口干苦，大便干结，消瘦，乏力。舌绛苔黄，舌下青筋，脉滑数。

基本治法： 消痰散结，解毒祛瘀。

基本方剂： 海藻玉壶汤（《外科正宗》）及类似方剂加减。

常用药味： 海藻 6～12g，昆布 6～15g，乳香 3～9g，没药 3～9g，浙贝母 3～9g，连翘 6～15g，陈皮 3～9g，青皮 3～9g，法半夏 3～9g，当归 6～12g，川芎 3～9g，独活 3～9g，甘草 6～12g。

随症加减： 局部痛甚者，加延胡索 15～30g、木香 6～12g 以行气止痛；腹部积块明显者，去桃仁、红花，加三棱 6～9g、莪术 9～15g、丹参 9～15g 以消积破瘀散结；伴便血者，加仙鹤草 15～30g、地榆炭 15～30g、三七 6～9g 以止血活血，使血止不留瘀。

（5）肝肾阴虚

常见证候： 颈项肿核，质地坚硬，或腹内结块，形体消瘦，头晕目眩，耳鸣，身烘热，五心烦热，心烦易怒，口咽干燥，两胁疼痛，腰胁酸软，遗精失眠，夜寐盗汗。舌红或绛，苔薄或少苔，脉细数。

基本治法： 滋补肝肾，解毒散结。

基本方剂： 和荣散坚丸（《金鉴》）及类似方剂加减。

常用药味： 浙贝母 3～9g，海蛤壳 9～15g，昆布 6～15g，夏枯草 6～15g，天南星 6～9g，川芎 3～9g，红花 3～9g，当归 6～12g，白芍 5～30g，茯苓 9～15g，党参 6～15g，熟地黄 9～15g，香附 6～15g，桔梗 6～15g，陈皮 3～9g。

随症加减： 盗汗甚者，加麻黄根 6～12g、浮小麦

9～30g、五味子 6～15g 以敛汗；眠差者，加酸枣仁 9～15g、夜交藤 9～15g 以养血安神；纳差者，加山楂 15～30g、神曲 9～15g 以健胃助消化。

三、辨病施治经验

1. 先生辨析认为其病机本质主要在于肝郁脾虚，痰毒致病；痰毒的成因有二：一为脾虚，二为肝郁。

其一，脾虚者。脾乃后天之本，气血生化之源，脾主运化，脾在维持人体正常生命活动中起着重要作用，或饮食劳倦，或情志不遂，或感受外邪之类，皆可影响脾之功能正常运行。

先生从古典医籍原文中辨析，《素问·厥论》中"脾主为胃行其津液者也"讲述了脾运化水谷的功能，如果运化失司，则水谷精微不布，气血津液生化乏源，气虚津亏血少，津液运行不畅，聚而成痰；《古今医鉴·痰饮》载"痰乃津液所化，或因风寒湿热之感，或七情饮食所伤，以致气逆液浊，变为痰饮……百病中多有兼痰者"，更为详细地论述了脾的运化水湿功能，一旦失常，则水液失于输布，积聚成痰，故有"脾为生痰之源"之说。此外脾虚则水谷不得运化，饮食积滞亦可生湿成痰。

其二，肝郁者。从中医角度辨析，肝属木，主疏泄，喜条达。病人常因经久的情志不遂，而致肝气郁结不疏，影响肝之疏泄调达，一则影响津液的代谢输布，津液停滞则聚湿生痰；二则气郁日久，从阳化热而成肝火，煎熬津液成痰。肝胆相表里，肝郁每易影响胆腑，胆失疏泄以致胆汁淤积而发为黄疸，临证当注意，以防误诊。

脾虚肝郁，遂成痰疾。何以形成恶核顽疾？先生认为痰性黏腻，胶着不去，又"随气升降，无处不到"，故痰邪致病，或横窜经络，或留着筋骨，或内陷脏腑，或侵及皮肤，故蔓延播散，病变范围广泛。由于肝郁气滞，血行不畅，瘀血内蕴，与痰互结，则胶滞难解；日久不去，痰瘀化毒，则病深重矣。

2. 常规多疗程放、化疗结束，获得持续缓解，进入微小残留病状态，此时，病人正气未复，余毒未清，脾肾两虚。

先生对于恶性淋巴瘤的治疗，无论病人是否经过放化疗等西医手段治疗，临证均系基于望闻问切搜集的舌脉证候资料，在上述淋巴瘤脾虚肝郁、痰毒瘀结病机认识基础上，强调病证结合而辨析分型加减辨治，常可获得增效减毒效果。

针对淋巴瘤的基本病机本质，治疗以化痰散结、疏肝健脾、解毒抗癌为主，先生常用党参、黄芪、白术、茯苓、柴胡等药味，意在健脾疏肝，正如朱丹溪所云，"善治痰者，不治痰而治气，气顺则一身之津液亦随气而顺矣"。肝脾乃整个人体气机的枢纽，二者功能健旺则气机顺畅，郁解结散，痰滞自消；在此基础上联合黄芩、莪术、半枝莲、夏枯草、猫爪草等药味，功在化痰散结、解毒抗癌，对于恶性淋巴肿瘤性疾病必不可少。

3. 具体施治过程中，先生强调如下几点：

（1）化痰散结

先生认为本病乃痰毒所致。此痰之初，无明显寒热的表现，先生喜用猫爪草、夏枯草、莪术等涤痰解毒施治；发展迅速者，表现为热毒之象，如反复高热，渐渐消瘦，痰核迅猛增大等，加用清热涤痰的黄芩、白花蛇舌草、半枝莲、山慈菇、皂角刺、漏芦等；常常配伍动物类药，如穿山甲、土鳖虫、醋鳖甲等以增加软坚散结功效；痰瘀互结，日久不消，病程较长者，加用丹参、桃仁、红花、赤芍、川芎等活血散瘀。

若遇寒痰者则宜温化，常选附子、肉桂、鹿角片、炮姜、麻黄、白芥子、生南星、生半夏、皂角刺等；如伴阴虚燥热者，常以养阴润燥药合化痰药并用，如生地黄、玄参、麦冬、白芍、川贝母、北沙参、地骨皮等。

（2）健脾疏肝

痰饮为患，不能速生，亦难速去。淋巴瘤痰毒之恶，非一攻而可克，唯有扶助正气，徐徐图之。痰之为患，与脾最为相关。脾虚生痰，痰碍脾运，如此往复不休，正气日衰，而痰毒益甚，故补气健脾为治疗淋巴瘤的关键。

先生提倡以参、芪类为补气主药，健脾则以六君子系列为底，药味平和，久服无化热之弊。对于已行放化疗病人，脾虚更为明显，先生辨析淋巴瘤之际，不论病程久暂、体质虚否，均加入参、芪药味，扶正以祛邪也；苍术、白术、厚朴、半夏、陈皮、茯苓等亦常为先生所用，健脾燥湿以化痰。

肝气不舒，木不疏土，则脾虚更甚，故健脾不忘疏肝，且淋巴瘤属皮里膜外之痰，多起于颈侧、腋窝、腹股沟等肝经循行部位，先生临证时习用柴胡、白芍、佛手、青皮、枳壳、香附、郁金等加减施治以疏肝，有"气顺痰自消"之意。

肾乃元阴元阳之本，为先天之本，五脏气血阴阳非肾则无以发。同时"肾主水液"，若肾虚水液不化，停而为饮，饮凝为痰，亦成为疾病复发之祸根。

先生在健脾扶助后天之本同时，非常关注先天之本肾的补益，脾肾双补是疾病缓解阶段的根本治则，正如张景岳所说，夫痰即水也，其本在肾，其标在脾。在肾者，水不归源，水泛为痰也；在脾者，以饮食不化，土不制水也。故治痰而不知实脾堤水，非其治也。

（3）解毒抗癌

本病乃恶性疾病，尤其是分类为侵袭性者，进展迅速，变化多端，久病难愈，预后不良。先生辨析认为多与癌毒之致病有关，故解毒抗癌药味必不可少，常选用黄芩、猫爪草、白花蛇舌草、半枝莲、连翘、山慈菇，邪毒炽盛者加雄黄、全蝎、黄药子、牛黄等，对控制病势，解毒抗癌，防止侵袭进展大有裨益。

此类药物多攻邪力峻，有伤正之嫌，常用剂量在 5～20g，最多不超过 30g；对于放化疗后气阴亏损或手术后元气大伤者，不宜悉数尽下，否则正气衰惫，病入窘境。黄芩、莪术、山慈菇、雄黄等苦寒败胃，胃气不足者，需调理脾胃为先，后图攻邪之效。由于本病毒蕴痰凝，邪陷阴分，病及五脏，加之久病入络，故中后期常出现肿块坚硬、固定不移、疼痛拒按、癥瘕积聚、即溃难敛等瘀血之象，乃毒瘀凝滞，难以化消，此时应破血逐瘀、攻坚散结方可有效，常用三棱、莪术、僵蚕、全蝎、蜈蚣、木鳖子、水蛭、露蜂房、穿山甲等，此类药物亦有化痰散结、协同抗癌之效。

（4）随症加减

恶性淋巴瘤病程较长，脾气既虚，其他四脏亦难自保，症状多端，虚实夹杂，先生在中西医结合辨病基础上，重视个性化辨证加减施治。

先生辨证加减经验如下：

对伴有月经不调，头晕心悸，麻木疼痛，舌淡脉细等血虚症状者，加用四物汤并配合阿胶、益母草、鸡血藤、枸杞子等补血调冲任；对于经闭者，补血同时当注意活血；血虚较甚，虚而生风，出现皮肤瘙痒或麻痛，加制何首乌养血润燥息风。

若出现腰膝酸软，畏寒肢冷，下肢浮肿，舌淡胖嫩，脉沉细等脾肾亏虚者，习用济生肾气丸加黄精、巴戟天、熟附子等施治；若水湿内停，发为鼓胀者，予五苓散；若久病及阴，或放化疗后损伤气阴，出现盗汗、失眠，为气阴两虚，可予生脉散，配合龙骨、牡蛎、浮小麦等收敛止汗，或桂枝、白芍等敛营止汗。

失眠为主者，可选用远志、茯苓、当归、酸枣仁，临床疗效肯定。若见黄疸者，加赤芍、大黄、茵陈等祛湿退黄；反复低热不退者，加柴胡、黄芩、青蒿清退虚热；便秘者予大黄、火麻仁、桃仁以活血化瘀通便。

便溏者加白术、茯苓、葛根以健脾升清，若肾阳不足，加用四神丸增效；如有中枢神经系统受累，出现头痛、肢体活动不利者，加天麻、全蝎、钩藤等祛风通络。

四、中西医结合

先生认为淋巴瘤根本上的治疗，并非放疗、化疗及手术等，而在于提高免疫力，强调扶正补虚固本治疗。当病人免疫力提高后，对外可抗细菌、病毒、真菌，防治感染，对内可杀伤肿瘤细胞，防止复发。

所以先生在临证之际，特别注重如黄芪、党参、茯苓、猪苓及胸腺五肽、香菇多糖等调节、增加免疫力药物的应用。

中医"攻""补"要全面分析内外因及病情评估的问题。

若病人正虚明显，则以健脾益气、顾护正气为先，如有适应证者，积极配合蛋白类补充、成分输血与造血刺激因子的联合应用；若邪实为主，则需在疏肝健脾基础上，加用化痰散结、活血解毒之品，可以适时适度配合化疗干预，消减并控制淋巴瘤增殖及减轻负荷；若经放化疗后，正虚邪伏，治疗的重点在于扶持正气、健脾益肾，同时兼顾祛邪抗癌、清解余毒，防止疾病复发，延长无病生存期。

五、验案分享

例一，周某，男，48岁，初诊时间：2015年9月23日。

病史： 2015年3月左右出现腹痛腹胀，上腹部为甚，偶有进食后恶心呕吐，8月20日于广东省中医院外二科住院查CT示胰头周围、腹膜后、肠系膜根部多发肿大淋巴结，伴不全性小肠梗阻。9月1日行腹腔镜探查术+小肠切除术+小肠系膜淋巴结切除术，术后病理示：套细胞淋巴瘤。同月转至血液科，查骨髓穿刺及活检示套细胞淋巴瘤累及，PET-CT亦提示骨髓受累，排除化疗禁忌证，行R-hyperCVAD化疗1程。现症见：病人疲倦乏力，颈部可触及4个淋巴结，约蚕豆大小，腹部时有胀满，大便稍结，舌淡胖、苔白腻，脉沉细滑。查血常规：白细胞 $14.26×10^9/L$，淋巴细胞 $8.23×10^9/L$，血红蛋白 $79g/L$，血小板 $338×10^9/L$。外周血细胞形态：Nsg% 42%。序贯维持基础西医药物干扰素、反应停、胸腺五肽注射液、德巴金治疗，介入中药调理。

西医诊断： 套细胞淋巴瘤，淋巴瘤白血病（Ⅳ期A组）。

中医诊断： 恶核（气阴两虚，痰瘀互结）。

治法： 益气养阴，化痰祛瘀。

方药：黄芪 20g，三七 10g，西洋参 20g，红景天 12g，莪术 20g，黄芩 10g，夏枯草 20g，猫爪草 30g，胡麻仁 20g，何首乌 20g，天冬 20g，甘草 10g。水煎服，日 1 剂，14 剂。

2015 年 11 月 4 日二诊：服药后病人疲倦感减轻，但近来自觉颈部不适，纳眠可，二便调，舌淡胖、苔白腻，脉沉滑细。复查血常规：白细胞 9.10×10⁹/L，淋巴细胞 2.45×10⁹/L，血红蛋白 102g/L，血小板 296×10⁹/L。处方如下：

黄芪 60g，三七 10g，西洋参 20g，红景天 12g，莪术 20g，黄芩 10g，猫爪草 20g，夏枯草 20g，八月札 10g，阿胶 10g，猪苓 30g，茯苓 30g，薏仁米 30g。28 剂，水煎服，日 1 剂。

2015 年 11 月 25 日三诊：服药后病人自觉颈部胀满感较前有所减轻，颈部触及 4 个淋巴结较前缩小，约花生米大小，发病至今体重增加 5kg，淋巴结较前缩小，纳眠可，二便调，舌淡、苔微黄，脉沉细。复查血常规：白细胞 5.97×10⁹/L，淋巴细胞 1.23×10⁹/L，血红蛋白 113g/L，血小板 274×10⁹/L。处方如下：

黄芪 40g，三七 10g，西洋参 10g，红景天 12g，莪术 20g，黄芩 10g，猫爪草 20g，夏枯草 20g，当归 10g，阿胶 10g，鹿角粉 5g，黄精 30g。水煎服，日 1 剂。

2016 年 1 月 20 日四诊：病人颈部不适感较前减轻，左侧颈部可触及 2 个肿大淋巴结，约花生米大小，余无不适。血常规：白细胞 4.35×10⁹/L，中性粒细胞 1.91×10⁹/L，血红蛋白 106g/L，血小板 253×10⁹/L。复查 PET-CT：①全身多发增大淋巴结，对比前片明显缩小、减少，代谢较前明显降低，提示淋巴瘤治疗有效。②对比前片躯干中轴骨及四肢长骨近段髓腔代谢较前降低，提示治疗有效。③脾脏代谢较前均匀明显增高，提示淋巴瘤脾脏浸润。④双侧咽隐窝代谢对称性增高，大致同前。⑤原腹腔少量积液基本吸收。治疗4月余，病人复查PET-CT示全身多处淋巴结较前明显缩小，代谢较前明显降低，全身骨髓腔代谢亦较前降低，考虑治疗有效。但脾脏代谢均匀增加，考虑淋巴瘤脾脏浸润。病人旧病灶代谢较前明显降低，但出现脾脏浸润，考虑疗效为SD。处方如下：

黄芪40g，三七10g，西洋参10g，红景天12g，莪术10g，黄芩10g，猫爪草20g，夏枯草20g，鹿角粉5g，山慈菇10g，阿胶10g，甘草10g。14剂，水煎服，日1剂。

（期间病人数次复诊，血象维持正常范围内，不适感逐渐减轻，中药方剂基本维持原方，根据病情稍作加减）

2016年8月21日复诊：咽部无红肿充血，舌淡、薄白苔，脉沉滑细。复查血常规：白细胞$3.51×10^9$/L，血红蛋白120g/L，血小板$174×10^9$/L，淋巴细胞$0.97×10^9$/L，PET-CT：全身多发异常代谢消失，提示治疗有效，病灶活性完全受抑。鼻咽部双侧咽隐窝及咽喉双侧壁代谢增高，考虑炎症。处方如下：

黄芪40g，三七10g，太子参30g，红景天12g，鹿角粉10g，莪术20g，黄芩10g，夏枯草20g，猫爪草20g，薄树芝15g，天冬30g，蝉蜕10g。28剂，水煎服，日1剂。

按语： 治疗肿瘤性疾病应扶正抑癌相结合，应以固本清源为原则，予黄芪、西洋参、红景天、何首乌、天冬益气养阴、扶正固本，三七、莪术、黄芩、夏枯草、猫爪草化痰散结、祛邪解毒，酌加胡麻仁润肠通便，甘草调和诸药。同时加用二苓、薏苡仁以增强清热利湿化痰之力，加八月札调和肝脾，加山慈菇化痰散结、解毒抑瘤，增强解毒抗癌之力。

若病情稳定，当兼顾益气养阴、解毒抗癌，先加补肾之品以固先天之本，加快恢复。加太子参、薄树芝、天冬增强益气养阴之力而达到固本效果。现已生存 4 年，定期门诊。

例二，黄某，男，40 岁，初诊时间：2014 年 12 月 5 日。

病史：病人 2013 年 11 月发现脾大，伴盗汗、消瘦，当时未予以重视，未及时就诊。2014 年 7 月自觉腹胀，到广东省人民医院住院检查，血常规：白细胞 27.67×10⁹/L，中性粒细胞 3.35×10⁹/L，血红蛋白 131g/L，血小板 101×10⁹/L。行淋巴结活检术，病理示：非霍奇金淋巴瘤，B 细胞性，套细胞淋巴瘤。免疫组化：CD20+++，CD21+，CD23+，Bcl2+，Ki67（5%）。骨髓活检示：非霍奇金淋巴瘤累及骨髓，B 细胞性，小 B 细胞淋巴瘤 / 白血病。FISH：p53 30%。骨穿：淋巴细胞占 76%，其中幼淋细胞占 1%。白血病免疫表型：成熟 B 淋巴细胞瘤，异常 B 细胞占 70.92%，CD19+，CD5+，CD20+，CD25+，CD9+，CD45RA+。PET–CT：①巨脾，全身多发增大淋巴结，局部葡萄糖代谢活性稍增高或不高（等代谢病变），结合临床，考虑血液系统恶性肿瘤脾脏、多发淋巴结浸润性改变，不除外淋巴增殖性疾病。②其余部位未见实体恶性肿瘤代谢影像。③右肺下叶纤维条索；左侧斜裂胸膜局部稍增厚。④肝囊肿；胆囊结石。⑤脑形态、结构及脑功能代谢未见异常。经对症治疗症状稍缓解后出院。后于 2014 年 8 月 22 日行 COP 方案化疗（长春新碱 1mg qd d1，环磷酰胺 200mg qd d1，地塞米松 10mg qd d1）一疗程。病人乙肝小三阳病史，既往长期服用拉米夫定 100mg qd 治疗。现症见：乏力，脾区不适，纳眠可，二便调，舌淡、苔薄白，脉滑细。复查血常规：白细胞 $6.42×10^9$/L，淋巴细胞 $3.99×10^9$/L，血红蛋白 152g/L，血小板 $155×10^9$/L，查体：脾大，约肋下 1.5cm。维持西药反应停、泼尼龙、赛若金、胸腺五肽注射液等序贯治疗，介入中药调理。

西医诊断：套细胞淋巴瘤。

中医诊断：恶核（气阴两虚，痰瘀互结）。

治法：益气养阴，化痰祛瘀。

方药：黄芪 40g，莪术 20g，黄芩 10g，猫爪草 30g，夏枯草 30g，桃仁 10g，柴胡 10g，槟榔 10g，水蛭 10g，醋鳖甲 30g，穿山甲 10g，山慈菇 10g。水煎服，日 1 剂。

2015 年 1 月 9 日二诊：病人诉近期视物模糊，口苦，纳眠可，小便调，大便偏干，脾脏未及，舌尖红、苔薄，脉滑细。复查血常规：白细胞 $6.94×10^9$/L，淋巴细胞 $3.51×10^9$/L，血红蛋白 149g/L，血小板 $117×10^9$/L。处方如下：

黄芪 60g，党参 30g，莪术 20g，黄芩 10g，猫爪草 20g，夏枯草 30g，水蛭 10g，醋鳖甲 30g，桃仁 15g，半枝莲 15g，郁金 20g，大黄 10g。水煎服，日 1 剂。

2015 年 1 月 30 日三诊：病人痰多，乏力，纳眠可，二便调，舌淡红、苔薄，脉滑细，肝脾未触及。复查血常规：白细胞 $7.37×10^9$/L，淋巴细胞 $3.34×10^9$/L，血红蛋白 155g/L，血小板 $114×10^9$/L。方药如下：

黄芪 60g，党参 20g，莪术 20g，黄芩 10g，夏枯草 20g，猫爪草 30g，水蛭 10g，醋鳖甲 30g，桃仁 10g，炒白术 10g，薏苡仁 30g，怀牛膝 20g。水煎服，日 1 剂。

2015 年 4 月 1 日四诊：病人纳眠可，小便调，诉停用大黄后大便偏硬，肝脾肋下未及，舌淡、薄白苔，脉沉滑细。复查血常规：白细胞 6.33×10⁹/L，淋巴细胞 2.95×10⁹/L，血红蛋白 162g/L，血小板 165×10⁹/L。处方如下：

黄芪 60g，莪术 20g，黄芩 10g，夏枯草 20g，猫爪草 30g，天冬 20g，首乌 30g，黄精 20g，大黄 10g，厚朴 10g，炒枳壳 10g，甘草 10g，石菖蒲 20g，天竺黄 20g，远志 10g，陈皮 10g。水煎服，日 1 剂。

2015 年 6 月 17 日五诊：病人诉足底麻木，大便 2～3 天一行，干结，纳眠可，肝脾肋下均未触及，脾脏叩诊阴性，舌淡、薄白苔，脉沉滑细。血常规：白细胞 6.09×10⁹/L，血红蛋白 153g/L，血小板 178×10⁹/L，外周血细胞分类无异常。处方如下：

黄芪 40g，党参 20g，莪术 30g，黄芩 10g，夏枯草 30g，猫爪草 20g，山慈菇 10g，板蓝根 10g，连翘 20g，玄参 30g，大黄 15g，厚朴 20g。水煎服，日 1 剂。

（期间病人多次复诊，病情一直稳定，坚持服药，方药每次稍作加减，基本治法不变）

2016 年 7 月 20 日六诊：病人诉无特殊不适，舌淡、苔薄白，脉沉滑细。血常规：白细胞 4.52×10⁹/L，血红蛋白 155g/L，血小板 179×10⁹/L，纳眠可，二便调，心肺听诊阴性，肝脾均未触及，PET-CT：脾轻度增大，腹膜后数个小淋巴结代谢无增高，肿瘤活性完全受抑。达到完全缓解，门诊治疗已生存 5 年，正常上班。

按语：病人发病之初，肝脾及多发淋巴结肿大，邪实之象明显，以痰瘀为主，又为慢性病程，更行化疗之后，燥热伤正，耗气伤阴，现正虚邪实为主要矛盾，侧重于祛邪，以单药黄芪益气以扶正，莪术、黄芩、猫爪草、夏枯草为此方活血化瘀、化痰散结之要药，加桃仁、水蛭、穿山甲增强活血化瘀之功效，酌加柴胡、槟榔行气，以增化痰活血之效，配合鳖甲以达养阴之意，兼以行血消癥。若出现视物模糊、口苦、大便干等新发症状，均为阴液不足之表现，治疗侧重应做出改变，去穿山甲、鳖甲、山慈菇等，加用黄芪、党参、半枝莲增强益气养阴，郁金清热而行气活血，配合大黄通便，厚朴、枳壳、石菖蒲、天竺黄、远志、陈皮行气化痰，增强祛邪之力。

若病情稳定，治法仍以化痰活血、益气养阴为主，黄芪、人参、莪术、黄芩、夏枯草、猫爪草作为基本方，治疗上侧重于化痰散结，予山慈菇、板蓝根、连翘。予玄参既能解毒散结，又可养阴通便。

例三，梁某，男，18岁，初诊时间：2017年3月8日。

病史：外院确诊为霍奇金淋巴瘤，外院已行3程化疗。免疫组化：CD30+，CD15+，CD20+，ki67+。遂至先生门诊寻求中药调理，现症见：病人纳眠可，二便调，余无特殊不适，舌淡、薄白苔，脉沉滑细。查体颈部、纵隔及肝门多发淋巴结肿大。序贯维持西医反应停、德巴金基础治疗，介入中药调理。

西医诊断：霍奇金淋巴瘤。

中医诊断：恶核（气阴两虚，痰瘀互结）。

治法：益气养阴，化痰祛瘀。

方药：莪术20g，黄芩10g，夏枯草20g，猫爪草30g，山慈菇10g，薄树芝15g，柴胡10g，槟榔10g，天冬30g，竹节参10g，红景天12g，白花蛇舌草30g。水煎服，日1剂。

2017年4月5日二诊：病人自觉无不适，纳眠可，二便调，舌淡、薄白苔，脉沉滑细。复查血常规未见异常。方药如下：

黄芪 40g，三七 5g，竹节参 10g，红景天 12g，莪术 20g，黄芩 10g，猫爪草 20g，夏枯草 20g，薄树芝 15g，柴胡 10g，槟榔 10g，薏苡仁 20g。水煎服，日 1 剂。

2017 年 4 月 10 日三诊：病人已完成 4 程化疗，准备做 5 程化疗，皮肤瘙痒，纳眠可，二便调，舌淡、薄白苔，脉沉滑细。处方如下：

黄芪 40g，三七 10g，红景天 12g，莪术 10g，竹节参 10g，黄芩 10g，夏枯草 20g，薏苡仁 20g，地肤子 20g，白芥子 10g，白鲜皮 10g，荆芥 10g，防风 10g，水蛭 5g，生石膏 30g，猫爪草 30g。水煎服，日 1 剂。

2017 年 4 月 26 日四诊：病人咳嗽，痰黄，睡眠欠佳，舌淡、薄白苔，脉沉滑细。血常规未见异常，尿酸 453mmol/L，胸片提示肺部炎症。处方如下：

黄芪 40g，三七 10g，红景天 12g，竹节参 10g，莪术 10g，黄芩 10g，夏枯草 20g，猫爪草 30g，夜交藤 30g，白芍 10g，远志 10g，天竺黄 20g。水煎服，日 1 剂。

（服上述中药调理后，咳嗽见好，病人定期门诊复诊，病情一直稳定，坚持服药，方药每次稍作加减，基本治法不变）

按语：此病人淋巴结肿大明显，毒邪未去，予莪术、黄芩、夏枯草、猫爪草化痰散结，活血祛瘀，加山慈菇、白花蛇舌草增强祛邪之力，予柴胡、槟榔行气化痰，应用人参、灵芝、天冬、红景天益气养阴，扶正固本。当出现皮肤瘙痒，有淋巴瘤皮肤浸润可能，当属风之表象，取之于肺，方中加用荆芥、防风、地肤子、白鲜皮疏风解表止痒，加用白芥子帮助透风外出，加用水蛭活血祛瘀生新，予生石膏清热止痒。若合并肺炎情况，出现痰黄及夜眠不实等阴虚火旺、痰热扰神之象，加用天竺黄清热化痰，予夜交藤、远志安神兼以扶正，白芍养阴清热以加强安神之效。

例四，冯某，男，79岁，初诊时间：2015年3月5日。

病史：病人因胃痛、胃胀行胃镜检查，考虑胃部占位病变，外院行胃切除术后，病理提示胃淋巴瘤（边缘区）。因病人体质较差，暂未行化疗。现症见：病人精神倦怠，形体消瘦，面色少华，倦怠乏力，胃纳欠佳，眠可，二便可。舌淡红、苔白，脉细。现服用胸腺肽片、香菇多糖提高免疫力。

西医诊断：胃边缘区淋巴瘤。

中医诊断：恶核（脾气亏虚）。

治法：健脾益气。

方药：黄芪30g，党参10g，茯苓10g，炒白术10g，砂仁10g，木香10g，鸡内金10g，柴胡10g，白芍20g，木瓜10g，佛手10g，甘草10g。水煎服，日1剂。

2015年4月15日二诊：病人精神稍有好转，纳食较前略有增加，纳多则觉腹胀，口干，咳嗽有痰，形体仍较瘦，舌淡红、苔薄白，脉细。处方如下：

柴胡10g，炒白术10g，陈皮10g，党参20g，甘草10g，瓜蒌皮10g，黄芩10g，黄芪40g，连翘10g，蒲公英20g，天冬20g，玄参20g，莪术20g，薏苡仁30g，枳壳10g。水煎服，日1剂。

2015年5月25日三诊：咳嗽较前好转，形体瘦，纳一般，乏力，气不足，舌淡、苔薄白，脉细。处方如下：

柴胡10g，炒白术10g，陈皮10g，当归10g，党参10g，甘草 10g，瓜蒌皮 10g，黄芪 30g，升麻 10g，太子参 20g，茯苓 10g，枳壳 10g。水煎服，日 1 剂。

2015 年 6 月 12 日四诊：胃口较前好转，但仍觉胀满，体力、精神较前增加，二便可，舌淡红、苔白，脉细。处方如下：

柴胡 10g，炒白术 10g，陈皮 10g，当归 10g，党参 10g，甘草 10g，瓜蒌皮 10g，黄芪 30g，猫爪草 20g，夏枯草 20g，茯苓 10g，莪术 20g，薏苡仁 30g。水煎服，日 1 剂。

按语： 病人术后元气大伤，脾气亏虚，故当前主要矛盾是恢复脾胃功能。正虚感邪，肺脾二脏受侵，"脾为生痰之源，肺为储痰之器"，在上则肺气不宣，咳嗽咯痰，在中则脾气不运，腹胀纳差。治以健脾益气，辅以清热化痰利肺。经数月调理，病人整体状态好转，正气恢复，可攻邪，加解毒抗癌之品如猫爪草、夏枯草、莪术之品。

例五， 林某，女，69 岁，初诊时间：2015 年 2 月 13 日。

病史： 病人发现右乳房包块，活检示弥漫大 B 细胞淋巴瘤。因骨髓增生不良，未行化疗，求助中医治疗。病人平素易腹泻，感冒，头晕，乏力，右乳房肿块，舌淡胖、苔白腻，脉沉滑细。

西医诊断： 弥漫大 B 细胞淋巴瘤。

中医诊断： 恶核（毒蕴肝经，脾虚痰结）。

治法： 疏肝健脾，活血化痰解毒。

方药： 柴胡 10g，白芍 20g，香附 10g，玄胡 10g，川楝子 20g，薏苡仁 30g，半枝莲 20g，白花蛇舌草 20g，重楼 20g，莪术 20g，全蝎 10g，丹参 15g。水煎服，日 1 剂。

2015年3月13日二诊：服用上方后病人自觉右乳房肿块变软，但夜间失眠，晨起头晕，舌淡红、苔白腻，脉滑细。处方如下：

柴胡10g，白芍20g，太子参30g，天冬20g，生地黄30g，首乌藤30g，天麻10g，黄连5g，肉桂3g，莪术20g，全蝎10g，甘草10g。水煎服，日1剂。

2015年4月29日三诊：病人睡眠稍有好转，新增咳嗽，痰难咯出，痞满纳差，胁肋少许胀痛，舌淡红、苔微黄腻，脉弦细。处方如下：

柴胡10g，白芍20g，香附10g，玄胡10g，川楝子20g，佛手10g，太子参30g，天冬20g，生地黄30g，首乌藤30g，桃仁10g，木香10g，杏仁10g，枇杷叶10g，甘草10g。水煎服，日1剂。

2015年5月14日四诊：睡眠较前好转，咳嗽减轻，无痰，右乳房仍有肿块，纳可，二便调，舌淡胖、苔白，脉弦滑。处方如下：

柴胡10g，佛手10g，猫爪草30g，夏枯草20g，香附10g，槟榔10g，莪术20g，木香20g，首乌藤30g，枇杷叶10g，苦杏仁10g，甘草10g。水煎服，日1剂。

2015年6月10日五诊：病人自觉疲倦乏力，口干，右乳房肿块质地较前变软，舌淡胖、苔薄白，脉细。处方如下：

黄芪30g，党参30g，天冬20g，生地黄20g，沙参20g，玄参20g，半枝莲20g，白花蛇舌草20g，莪术20g，薏苡仁30g，甘草10g。水煎服，日1剂。

2015年7月13日六诊：乏力少许好转，腰膝酸软，胃口欠佳，眠及二便可。处方如下：

黄芪30g，太子参30g，山药15g，砂仁10g，桑寄生10g，杜仲10g，白花蛇舌草20g，土茯苓15g，莪术10g，山慈菇10g，炒山楂10g，瓜蒌15g，浙贝母10g。水煎服，日1剂。

（病人定期到我院门诊复查，中医药治疗效果明显。方药随症稍作加减，基本治法不变）

按语："乳房乃肝经过巡之地"，痰毒、瘀血互结而成肿块，故辨证为毒蕴肝经，脾虚痰结，以疏肝健脾、活血化痰解毒为法。本案中病人二诊诉睡眠欠佳，考虑久病致心肾不交，故以太子参、天冬、生地黄、首乌藤、黄连、肉桂交通心神而安眠。三诊时病人新增咳嗽，予调方：枇杷叶、杏仁、桃仁止咳利痰，香附、玄胡、川楝子、佛手行气止痛。经治疗后，标证大除，可针对本病，予以加大解毒抗癌之品用量。

多发性骨髓瘤

多发性骨髓瘤（MM）是一种起源于浆细胞的血液系统恶性肿瘤，其特征是单克隆浆细胞恶性增殖并分泌大量单克隆免疫球蛋白，临床上常呈现出骨痛、贫血、肾损害、高钙血症、高黏滞综合征、反复感染等症状。

MM多发于中老年患者，男性稍多于女性，我国患者的发病年龄集中在50～60岁，发病率约占血液系统恶性肿瘤的10%，目前仍无法治愈。治疗上，西医多采用化疗、激素、免疫疗法、靶向治疗及造血干细胞移植等治疗，可使部分患者进入平台期，但本病患者最终预后不良的结局并未得到根本改变。MM 患者的生存期变化很大，尽管治疗措施相同，但治疗效果却不相同，这表明影响 MM 预后的因素较为复杂。

本病归属于中医学"骨痹""骨蚀""虚劳""瘀血"等范畴。

先生从中西医结合角度辨析本病，认为治疗目标在于控制疾病进展，提高生活质量和延长生存期，切不可一味追求"病"的缓解率而加大化疗，甚至太过积极的移植，必须顾及"人"的基本状态。

先生认为，本病病机为肾虚血瘀毒蕴，并逐渐总结出以温肾益髓、活血解毒法为主的辨治经验，有助于减缓症状，对于维持平台期状态有益。

一、常见病因病机

本病乃奇恒之腑骨"髓"因肾虚毒蕴血瘀所致虚实夹杂病证。

其病机在于因虚受毒，因毒致瘀，毒瘀互结，侵及骨髓，发为本病。

究其病因，先天禀赋薄弱，或后天失养，诸如劳欲过度、情志不遂，或邪毒外感、药毒损伤，或久病失治，或年老体弱，均可致肾虚精亏，肾虚则水不涵木，火不生土，累及肝、脾，肝失疏泄，脾失健运；精髓失养，血虚不荣，肝郁气滞，日久毒瘀内阻，内侵骨髓，则致本病。

病机演变：

肾虚精亏、气血不足：年老体弱，或邪毒伤肾，皆致肾虚。肾虚精血失荣，骨髓失养，不荣则痛，发为骨痛；肾虚及脾，精血亏虚，气血生化乏源，则出现短气乏力、头晕心悸、面色萎黄等贫血症状；脾肾两虚，失于温煦，水湿泛滥，气不化水则尿少，出现肢体浮肿。

邪毒炽盛、化热动血：肾虚及肝，肝肾阴虚，阴虚火旺；或正虚感受外邪，入里化热，表现为发热性症状。热邪与痰饮搏结，痰热犯肺，则咳喘痰多色黄、胸闷胸痛；热毒内蕴，伤及血脉则见高热烦渴、衄血紫癜之类。

毒蕴血瘀、新血不生：邪毒内蕴，瘀血内阻，或流注经络筋骨，伤及脏腑气机，以致肢节酸楚、筋骨疼痛；甚则导致脏腑失调，新血不生而癥瘕积聚、虚劳血虚。

本病总属本虚标实之证，病初以邪毒为主，正气尚强；久则正气渐衰，邪毒进而独盛。基本病机本质概括为肾虚血瘀毒蕴，根本病位在奇恒之腑之骨"髓"。

先生认为本病老年人多见，其处于生理性"肾虚"体质阶段，恰如《内经》所说，"女子七七任脉虚，太冲脉衰少，天癸竭；丈夫八八，天癸竭，精少，肾脏衰，形体皆极，则齿发去"。先生结合《内经》中"肾主骨，生髓，藏精""精血同源"之基本医理，辨析本病病机符合肾虚为本，虚则骨髓不强，兼之起居不慎，邪气极易乘虚而入，蕴积骨髓，即所谓"邪之所凑，其气必虚"。

在肾虚基础上，复因邪毒内蕴，瘀血内阻，瘀毒交结，内伏骨髓，髓海瘀阻，精血亏少，则发为本病。在诸多致病因素中，正气亏虚、肾精不足这一主要内因尤为重要。

二、临证中医治疗

1. 辨证施治基础

本病基本辨治基于正虚肾亏、血瘀毒蕴之虚实夹杂病机特点，正虚以肾虚为主，肝脾失调相关；邪实以瘀血为主，兼夹毒蕴之征；施以扶正祛邪治法，以益肾活血解毒为基本治则。

2. 常见基本证型

（1）气血亏虚

常见证候：倦怠乏力，面色少华，心悸头晕，骨痛隐隐，舌淡红，苔薄白，脉细弱。

基本治法：补益气血。

基本方剂：八珍汤（《瑞竹堂经验方》）及类似方剂加减。

常用药味：党参 12～15g，黄芪 15～24g，白术 9～12g，当归 6～9g，白芍 12～15g，熟地黄 12～15g，茯苓 12～15g，阿胶 9～12g，丹参 9～15g，炙甘草 6～9g。日 1 剂，水煎服。

随症加减：纳差者，加石菖蒲 9～12g、木香 6～9g、砂仁 6～9g（打碎后下）等健脾开胃；大便不实或便溏者，加炒白术 12～15g、炒薏苡仁 15～18g；腰骶酸楚者，加杜仲 12～15g、骨碎补 15～24g、牛膝 12～15g 等补肾强腰；肢节痹痛，加桂枝 9～12g、三七片 6～9g、延胡索 12～15g 等活络止痛。

（2）肝肾亏虚

常见证候：腰脊酸楚，倦怠乏力，肢节疼痛，头痛头晕，耳鸣消瘦，夜寐盗汗，尿频色黄，舌红略暗，苔薄黄微腻，脉弦细而数。

基本治法：滋补肝肾，活血解毒。

基本方剂：三才封髓丹（《卫生宝鉴》）及类似方剂加减。

常用药味：生地黄、熟地黄各 12～15g，天冬 12～15g，太子参 15～18g，山茱萸 9～12g，枸杞子 15～18g，女贞子 12～15g，旱莲草 12～15g，牛膝 9～15g，黄柏 9～12g，砂仁 6～9g（打碎后下），郁金 9～12g，三七片 9～12g。日 1 剂，水煎服。

随症加减：头晕头痛者，加天麻 9～12g、钩藤 9～12g（后下）、全蝎 3～6g 等祛风开窍；低热盗汗者，加青蒿 9～12g（后下）、醋鳖甲 15～30g（先煎）、地骨皮 12～15g 等滋阴退热；腰骶酸痛者，加骨碎补 15～24g、三七片 9～12g、续断 12～15g 等益肾壮腰，活血止痛；倦怠乏力明显者，加黄芪 15～24g、人参 9～12g 等健脾补气。

（3）脾肾阳虚

常见证候：面色苍白，形寒肢冷，骨节酸痛，腰膝酸软，困倦乏力，头晕心悸，小便清长，大便溏薄，下肢浮肿，舌淡，苔白，脉沉细。

基本治法：温肾健脾，活血通络。

基本方剂：右归饮（《景岳全书》）及类似方剂加减。

常用药味：熟附子 9～12g（先煎），山茱萸 9～12g，黄精 12～15g，枸杞子 12～15g，淫羊藿 9～12g，杜仲 9～12g，巴戟天 9～15g，狗脊 9～12g，黄芪 15～24g，姜黄 15～24g，莪术 12～15g，牛膝 9～15g。日 1 剂，水煎服。

随症加减：下肢水肿明显者，加茯苓 12～15g、白术 9～12g、桂枝 9～12g、泽泻 12～15g 等；畏寒困倦者，加鹿角胶 9～12g（烊化）、鸡血藤 15～24g、人参 9～12g 等益肾温养；瘀血明显者，加活血化瘀之三七 9～12g、丹参 12～15g 等药味。

（4）瘀毒内阻

常见证候：腰脊疼痛，癥瘕痞块，困倦乏力，四肢不温，舌暗红，兼夹瘀斑，苔微黄腻，脉沉细略滑。

基本治法：活血化瘀，补气。

基本方剂：膈下逐瘀汤（《医林改错》）及类似方剂加减。

常用药味：红花 6～9g，川芎 12～15g，当归 6～9g，桃仁 9～12g，牡丹皮 9～12g，赤芍 12～15g，乌药 9～12g，姜黄 15～24g。日 1 剂，水煎服。

随症加减：癥瘕痞块加莪术 12～15g、三棱 9～12g、醋鳖甲 15～30g（先煎）、肿节风 15～24g；邪毒蕴结加全蝎 3～6g、水蛭 3～6g、露蜂房 9～15g 等解毒抗癌。

三、辨病施治经验

先生从中医医理角度辨析，肾乃先天之本，主一身之阴阳。肾虚则阴阳不足，其一，肾阳偏虚，温化失司，寒邪内生，流注骨髓；其二，肾阴不足，阴虚内热，热灼津液，炼液成痰，蕴结骨髓。

如此，易于产生寒、痰之毒，深伏骨髓，难于化解，日久则髓海凝滞，聚而成瘀；在肾虚基础上，寒、痰之毒夹杂瘀血等邪毒内侵骨髓而发病，乃正虚邪实之证。

依照症状，结合中医医理辨析，先生认为本病肾、髓、骨之间，呈现以下相关性变化：

其一，肾虚髓亏，骨失所养，且瘀血内阻，"不通则痛"，故常发为骨痛。

其二，肾虚髓空，骨质不坚，易发生骨蚀、骨折，如《灵枢·刺节真邪》载"虚邪之入于身也深……内伤骨为骨蚀"。

其三，肾藏精，精血同源，肾虚则造血之源枯竭，精血亏虚，气血不足，易见虚劳血虚之贫血象。

总之，本病乃为年老体弱，脏腑渐亏，肾虚尤甚，复因起居不慎，或饮食不节，或情志不遂，或劳欲内伤等，随之感受或滋生邪毒，邪毒内蕴，瘀血内生，伤及骨髓，暗耗精血，进而加重肾虚，形成因虚致病、因病致虚的恶性循环。

病位在骨髓，与肾密切相关，病机为肾虚血瘀毒蕴：肾虚为本，瘀血为标，邪毒为因。

先生在反复临床探索与实践中，结合其对多发性骨髓瘤病因病机旨要的认知与辨析，总结出辨病的基本治法"温补脾肾、活血解毒"。自拟益肾活血饮（由补骨脂、淫羊藿、三七、丹参等组成）合阳和汤（由桂枝、熟附子、鹿角胶等组成）加减施治。

1. 主证方面

先生临床诊治之际，依据疾病不同阶段正邪盛衰，施以或补虚为主，或祛邪为主，或补虚、祛邪并用之法。

（1）肾虚为主，辨之阴阳

疾病处于非进展期，或进入平台期者，临床常呈肾虚为主，邪毒不甚，或表现为腰背冷痛，四肢不温，面色萎黄，头晕乏力，下肢浮肿，心悸失眠，舌质淡、苔白，脉细滑者，施以基础方辨治，并经验性随症加减如下：

偏于肾阳不足者，多选加用熟附子、肉桂、巴戟天、杜仲、细辛等药物以温补肾阳，若下肢浮肿者，加山药、法半夏、五味子温肾利水；若虚烦不眠，舌红少苔，脉细数，偏于肾阴亏虚者，常加天冬、太子参、生地黄等益气养阴，若失眠者,加用首乌藤、合欢皮并常合交泰丸(肉桂、川黄连)交通心肾,安心助眠。

根据患者耐受程度,可在上方的基础上酌情配合使用含有雄黄的中成药(经常选用安脑丸之类)以毒攻毒。

(2)邪实为主,解毒活血

对于疾病进入进展期,临床症状明显者,先生认为此时正虚邪侵,毒蕴血瘀为甚,病人易于呈现骨痛、骨蚀,甚而骨折等骨病症状,以基础方施治同时,骨碎补、续断之类强筋健骨之品必不可少。

先生辨析认为,此时当双管齐下,在内服基础上,辅以外敷治疗,选用自创四味止痛散(由大黄、桃仁、栀子、赤芍等组成)外用,上药研末,以醋调成糊状,外敷骨痛之处,日一次,一般敷贴3～5天;对于阳虚血瘀征象明显者,加用生南星20g、白芥子20g、川乌30g、桃仁15g、蟾酥2g等药味,共研极细末,适量醋调成糊状外敷患处,效果显著。

先生在汤药中常常加用活血通络之品,尤其虫类,诸如通络止痛之全蝎、蜈蚣等,对瘀血阻络引起的骨痛疗效良好;此阶段连用祛风除湿、散寒解毒之藤类药物如清风藤、乌骨藤、雷公藤(先生多以中成药雷公藤多苷片代替),此类药物具有较好的免疫调节作用,对于减少免疫球蛋白异常克隆功不可没。

(3)大补元阳,对症施治

疾病至晚期阶段者,病人正气衰败,邪毒壅盛,癌毒蔓延,毒瘀蕴髓,预后不良。往往出现面色无华,极度困倦,动辄心悸,纳呆食少,大便不实,腰膝酸痛等一派脾肾衰败之征,兼见腰背剧痛、积聚痞块、衄血发斑等毒瘀内盛之象。

先生认为此时体质衰败，需大补元阳之气，应用人参、黄芪、熟附子等益气回阳施治，且十分注重调理后天之本脾胃，临证之际，常常配伍白术、山药、木香、砂仁、苍术、谷芽、麦芽等，以求"留一分胃气，则留一分生机"之效；此时如果外感内蕴之毒热炽盛而波及血分，动血而衄血发斑者，常合犀角地黄汤加减施治（方中犀角以水牛角代）；对于反复发热，寒热往来者，加用柴胡、黄芩、法半夏等和解之剂施治，有益于减缓症状。

先生借鉴《医宗金鉴》中强调"扶正乃祛邪一法"，本病之扶正固本，不单先天之本，务必顾及后天之本脾胃，因先后天相关；脾虚生湿，湿聚成痰，肾虚生瘀，湿痰瘀夹杂，易于迁延，临床实践单纯一味祛邪，不尽如人意；通过扶正健脾补肾之着重扶正，相得益彰，收获更好祛邪之效。

临证中先生认为多发性骨髓瘤中医药治疗，应该以固本澄源为其主要治法，习用黄芪、三七、西洋参、冬虫夏草、红景天之类；祛邪药物应用方面，习用莪术、猫爪草、黄芩、夏枯草等解毒抗癌药味为主；对于兼证之类，诸如腰腿痛加杜仲、天麻、全蝎（抗肿瘤功效）；骨质疏松加补骨脂，配合强骨胶囊；气血亏虚加鹿角霜（鹿角胶）；骨痛加杜仲、全蝎、天麻。

2. 兼证方面

先生诊治多发性骨髓瘤数十年，积累丰富经验，认为易于合并带状疱疹、感染出血及胸腔积液等并发症，给治疗带来困难，且影响了患者的生存质量，先生在临床上常常见到患者因此而痛不欲生，查阅古籍文献，依症潜方，常收佳效。

（1）带状疱疹

本病正气亏虚，易感邪毒，若湿热邪毒内侵，肝胆受之，循经外发，呈现疱疹成簇，带状分布，伴有疼痛，舌红、苔黄腻，脉弦数。

患者常常痛苦难耐，夜不能眠，病痛部位常为肝经循行所过，湿热之毒为患，先生常投以清热利湿之龙胆泻肝汤加减施治（由龙胆草、黄芩、泽泻、车前子、当归、柴胡、甘草、山栀子等组成），伴肝气不舒，加川楝子、延胡索行气止痛，痛甚加灯盏细辛活血止痛，睡眠欠佳以薄树芝安神定志。同时，可用八宝丹加醋调敷患处，可清利湿热，活血解毒，促进疱疹结痂，亦有止痛之效。

（2）合并出血（感染）

本病患者年老精亏，脾肾不足，常因气虚失摄，而血溢脉外；或瘀血不去，邪毒留溢，阻于血脉，血行不畅，溢出脉外，临床常见各类出血病证。

先生根据其辨证不同，分别投以健脾益气止血、解毒活血止血之方药，喜用当归补血汤（气为血之帅，当归补血汤以黄芪为君以补气生血摄血，当归亦能补血活血）、凉血解毒汤（自拟方：羚羊角粉、牡丹皮、赤芍、生熟地、天冬、茜草、苍耳子、贯众、三七粉、黄柏、甘草等组成）。大便不通者，加大黄以通便，又可活血化瘀解毒；伴有湿热者，加黄芩、薏苡仁清热化湿。

（3）胸腔积液

本病后期肾阳亏虚，累及脾阳，阳虚不化，水湿内停，聚而成痰，或外感湿邪，湿阻气机，气机不畅，停而成痰，痰饮上犯，内结胸胁，停留于肺，气机失调，形成"悬饮"之证。

先生遵循《金匮要略》"病痰饮者，当以温药和之"治则，对轻者兼见痰清稀如泡沫，或明亮清澈，舌苔白滑，脉浮滑者，投以小青龙汤加味（麻黄、桂枝、半夏、芍药、甘草、细辛、干姜、五味子等）；重者兼见咳喘剧烈、胸胁痞硬、牵引疼痛、舌苔白腻、脉沉弦而滑者，投以十枣汤加味（大戟、芫花、甘遂、大枣等）。

四、中西医结合

先生衷中参西，与时俱进，学习并跟进现代医学进展，参照相关指南与专家共识，归纳本病目前西医主要的治疗措施有如下几方面：

蛋白酶抑制剂万珂，抑制血管新生的药物沙利度胺、雷纳度胺等，联合化疗及造血干细胞移植等，在评估疾病危险度基础上，参照指南个性化治疗，先生不断探索中西医结合模式，阶段性介入中药辨治，获得增效减毒效果。

本病目前尚属不可治愈的肿瘤性疾病，又因中医角度辨析疾病本质乃因虚致病、因病致虚，若单纯联合化疗，或中医单纯祛邪，诸如清热解毒、活血化瘀等治疗方法并不能收获好的效果；西医化疗联合靶向免疫调节治疗，而中医需要扶正固本兼祛邪为宜。

何也？因骨髓瘤多见于老年人，其正气亏虚，尤其肾虚乃至虚衰，正衰邪盛，故治疗上补虚扶正为主，祛邪为辅，扶正祛邪相结合。此类老年病患，先生不太主张大动干戈，一方面其骨髓承受化疗的耐受度不强，另一方面其免疫力低下，容易并发感染，加重病情。

先生主张中西医结合治疗，喜在西医基本治疗基础上，常用非细胞毒化疗方案，且剂量温和，诸如反应停（75～100mg po qn）+激素美卓乐（4mg tid po）基础上，配合安脑片（3粒 tid po）解毒抗癌，并辅以免疫增强剂胸腺五肽或胸腺肽等提高免疫力，岭南病患，常常体内蕴积湿热，先生习用清热利湿解毒之八宝丹胶囊施治，收获满意效果。

八宝丹含有牛黄、麝香、珍珠、熊胆、蛇胆，这些均有镇潜解毒作用，安脑片15种成分中5种含有砷制剂，如朱砂、石膏、雄黄等，砷制剂可以控制肿瘤细胞增殖；治疗的目的在于控制疾病发展，提高生活质量，获得较长的生存时间，通过扶正可以达到祛邪目的。千万不要只看化疗，不看好坏，只看病，不看人，只看邪气，不看正虚，只看指标，不看症状。

本病药物治疗尚难根治，采取中西医结合治疗，控制疾病发展、改善症状，提高生活质量是治疗目标。

五、岭南经验

先生岭南辨治血液疾病，更加注重综合辨析，本病的发生与环境、饮食等因素相关，强调预防本病的发生，增强病人的体质，积极治疗慢性基础疾病，避免物理射线及化学毒物影响，对于疾病的防治具有重要意义。

中医方法宜注意调摄体质，防止七情太过，从而保持气血和畅，阴阳平衡，预防疾病的发展；其次，关注患病之后，保持情绪乐观，性情勿大怒、勿大悲伤，树立战胜疾病的信心，是战胜疾病的重要一环。亦要加强身体锻炼，起居有常，劳逸有度，适寒温，避虚邪，节房事。宜禁烟酒，注意饮食调养，忌暴饮暴食、饮食偏嗜，避免辛辣肥甘厚味之品。既病之后，可对症选用补血、壮骨和减轻脾大的食品。

先生认为岭南为湿热之地，久居岭南之地，湿困脾虚，又先后天相关而脾肾两虚，蕴积湿热，而 MM 的发生不外乎脾肾亏虚为本，外邪侵袭为表，故先生治以调补消三法，即调畅气机、补益脾肾、消积解毒，以益气健脾药最为常用。

先生针对此类岭南病患，在肾虚血瘀基本病机基础上，兼夹脾虚湿蕴，气机不畅，施以川芎、柴胡、枳壳、厚朴等行气之品，调畅气机，使有形之邪消退；在益肾活血解毒基本辨治基础上，联合四君子汤或参苓白术散加减施治，兼顾调补脾胃，常用白术、山药、党参、薏苡仁、红景天等，以求"留一分胃气，则留一分生机"之效，并适当加黄芪益气，辅以大黄降浊以开启脾胃；补肾则用补肾活血汤加减，以生地黄、熟地黄、补骨脂、牛膝、巴戟天、鹿角胶等补肾填髓；消积解毒则多用活血化瘀之品，诸如三七、丹参、当归、鸡血藤、莪术、水蛭、桃仁等，并以薏苡仁、茯苓、炒白术化湿降浊，健脾利水，苍术燥湿。

六、验案分享

例一，吴某，男，54 岁，初诊时间：2015 年 10 月 21 日。

病史：患者约半月前，因面色少华，自觉乏力，至当地医院就诊，查血常规：白细胞 13.3×10^9/L，血红蛋白 83 g/L，血小板 99×10^9/L。2015 年 10 月 21 日遂至门诊就诊，完善骨穿示：浆细胞增多，见 10.5% 幼浆细胞并见双核及成堆分布，破碎细胞易见。考虑多发性骨髓瘤。活检可见浆细胞样细胞增生。免疫分型：异常细胞群主要表达 CD38、CD56、CD138、clambda。确诊为多发性骨髓瘤，患者不愿化疗，求中医药治疗。来诊时症见：神清，精神稍倦，面色少华，乏力，关节疼痛，纳眠尚可，二便可，舌淡暗、苔薄白，脉滑。

西医诊断：多发性骨髓瘤。

中医诊断：髓劳（脾肾亏虚，瘀毒内蕴）。

治法：健脾益肾，活血解毒。

方药：黄芪40g，三七10g，西洋参20g（另煎冲），莪术20g，黄芩10g，川断20g，猫爪草20g，杜仲20g，夏枯草20g，红景天12g，补骨脂20g，自然铜10g。21剂，每日1剂，水煎400mL，分早晚两次服用。

辅助用药：安脑丸、反应停等联合应用。

2015年11月18日二诊：家人代诊，诉骨痛较前减轻，痰多色黄，纳眠差，小便调，大便干。免疫固定电泳示：IgA-l型。明确诊断分期：多发性骨髓瘤Ⅲ期 IgA-l型。现患者痰多色黄，且纳眠差，大便干，为痰热内蕴之象。处方如下：

三七10g，莪术20g，黄芩10g，猫爪草20g，夏枯草20g，红景天12g，自然铜10g，天竺黄20g，石菖蒲20g，瓜蒌皮20g，远志10g，首乌藤30g，郁金10g，香附10g。30剂，每日1剂，水煎400mL，分早晚两次服用。成药同前。

2015年12月16日三诊：家人代诊，诉骨痛较前减轻，但精神疲倦，手足麻木，纳差，眠可，夜尿频，大便调。11日患者感冒，发热，咳嗽，痰白量多，经治疗好转。现偶有咳嗽，痰多。处方如下：

黄芪40g，三七10g，太子参20g，莪术20g，黄芩10g，猫爪草20g，夏枯草20g，红景天12g，自然铜10g，天竺黄20g，石菖蒲20g，瓜蒌皮20g，炒白术10g，炒枳壳10g，陈皮10g。10剂，每日1剂，水煎400mL，分早晚两次服用。

辅助用药： 益血生 4 粒 tid 益气养血。

按语： 先生认为，患者为老年男性，脏腑亏虚，肾虚尤甚，再起居不慎，劳欲内伤伤及正气，而感受邪毒，邪毒内蕴，气血不畅，瘀血内生，进而伤及骨髓而发病。邪毒内蕴骨髓，瘀毒痹阻，不通则痛，故见骨痛。病位在骨髓，与肾密切相关，病机为肾虚血瘀毒蕴。舌淡红、苔薄白、脉滑细为肾虚血瘀之象。

先生以扶正祛邪为治则，治以益气养阴，健脾补肾，活血化瘀，并软坚散结解毒施治。治疗后，患者症状明显好转，周身骨痛减轻，并随症调治，咳嗽咳痰等兼症一并减缓，倦怠乏力症状缓解，后间断门诊复诊，在前方基础上辨证调整用药，促进病情稳定。

例二， 王某，女，59 岁，初诊时间：2015 年 7 月 1 日。

病史： 患者 10 余天前因心慌、疲倦、双下肢无力至某医院就诊，查血常规示：白细胞 2.73×10^9/L，中性粒细胞 1.34×10^9/L，血红蛋白 76g/L，血小板 139×10^9/L。骨髓涂片：骨髓增生活跃（－）；粒细胞浆内毒颗粒（+++）；红系增生受抑；全片未见巨核细胞，血小板散在易见；浆细胞占 27%，幼浆占 21%。免疫固定电泳：可见异常单克隆条带，IgA+，lambda 链 +。因患者不愿接受化疗，遂 2015 年 6 月 24 日至门诊寻求中医治疗。来诊时症见：神清，疲倦乏力，面色不佳，心慌，腰背痛，双下肢无力，纳眠尚可，小便调，大便秘结，舌淡红、苔薄白，脉沉细。

西医诊断： 多发性骨髓瘤（IgA λ 型）。

中医诊断： 髓劳（肾虚血瘀）。

治法：补肾活血。

方药：黄芪 60g，党参 20g，当归 10g，川芎 10g，猫爪草 30g，莪术 20g，黄芩 10g，夏枯草 20g，白芍 20g，三七 10g，补骨脂 20g，自然铜 10g。7 剂，每日 1 剂，水煎 400mL，分早晚两次服。

辅助用药：八宝丹、安脑丸、反应停、激素。

2015 年 7 月 1 日二诊：服上方后，患者精神较前有所好转，患者诉近日恶心易呕，口干欲饮，纳差，喜热食，手足心发热，仍腰背痛，双下肢无力，大便 5 日未解，小便调，舌淡红，苔薄白，脉沉细滑。急则治标，患者近日恶心易呕，大便未解。处方如下：

黄芪 60g，党参 20g，猫爪草 30g，黄芩 10g，夏枯草 20g，白芍 20g，三七 10g，厚朴 10g，茯苓 10g，炒枳壳 10g，茯苓 10g，代赭石 10g，法半夏 10g，炮姜 10g，胡麻仁 10g，大黄 10g，炒白术 10g。28 剂，每日 1 剂，水煎 400mL，分早晚两次服。

2015 年 7 月 29 日三诊：服上方后，患者食欲有所增加，恶心呕吐有所好转。仍有腰背痛，影响走路。腹胀，大便需靠药物维持，小便可。舌淡红、苔薄白，脉沉细滑。处方如下：

黄芪 60g，党参 20g，猫爪草 30g，黄芩 10g，夏枯草 20g，白芍 20g，三七 10g，厚朴 10g，茯苓 10g，炒枳壳 10g，茯苓 10g，代赭石 10g，法半夏 10g，炮姜 10g，胡麻仁 10g，大黄 10g，炒白术 10g，西洋参 20g，番泻叶 10g。7 剂，每日 1 剂，水煎 400mL，分早晚两次服。

按语：先生认为，患者乃老年女性，脏腑功能受损，气血亏虚，不能上濡清窍，则见精神疲倦，面色少华；肾为先天之本，肾在体为骨，肾气亏虚，气血运行不利，邪阻于肾，不通则痛，可见腰背痛。便秘为气血虚弱，气机运行不畅所致。舌淡红、苔薄白、脉沉细为肾虚血瘀之象。本病为本虚标实，辨证为肾虚血瘀。治以补肾活血，兼补气扶正。

患者发病至今约9个月，治疗以中医药为主，主要有中药补肾活血化瘀，辅以安脑丸、八宝丹抑制肿瘤细胞，配合西药反应停及激素取DT化疗方案之义，胸腺五肽提高自身免疫。复查免疫固定电泳仍有IgA单克隆条带。血常规示血红蛋白135 g/L，贫血较前明显改善。骨髓穿刺因取材欠佳，仅见1%浆细胞，考虑患者发病时骨髓涂片亦是稀释，幼浆细胞约占21%，且有形态异常，虽不能准确评估疾病，综合考虑治疗有效，疾病属于SD（病情稳定）。

例三，男性患者，78岁，初诊时间：2010年6月。

病史：患者因骨痛、疲倦乏力来本院就诊，症见：精神倦怠，面色淡暗，腰痛，活动受限，轮椅就诊，头晕乏力，咳嗽痰黄，舌淡暗、苔白腻，脉弦滑。查血红蛋白83g/L，白细胞、血小板正常，骨ECT多发性骨代谢异常，IgG 60.10g/L，血清蛋白电泳提示γ球蛋白40%，β2微球蛋白5.5mg/L，骨髓穿刺提示可见14.5%原始幼稚浆细胞，可见双核瘤细胞并有成堆分布。

西医诊断：多发性骨髓瘤（IgG型Ⅲ期A组）。

中医诊断：骨髓瘤（肾虚血瘀，兼夹痰热）。

治法：补肾活血解毒，兼清热化痰。

方药：黄芪20g，党参20g，淫羊藿10g，补骨脂15g，三七片5g，丹参15g，山慈菇15g，甘草5g，苦杏仁10g，法半夏 10g，薏苡仁 30g，黄芩 10g，木香 10g，水煎服，日 1 剂，连服 5 剂后咳嗽减轻。

复诊：患者无咳嗽咯痰，自觉头晕乏力改善，仍有少许腰痛，故上方可去苦杏仁、法半夏，加骨碎补 30g、杜仲 10g 补肾强骨，水煎服，每日 1 剂，连服 30 剂后虚劳血虚、腰痛症状逐渐缓解。

复诊：患者腰痛减轻，可下地活动，诉四肢欠温，小便清长，舌淡暗、苔白，脉沉细。此乃肾阳亏虚之象，故可加制附子 15g、肉桂 3g、炮姜 15g、鹿角胶 12g 温补肾阳。在此方基础上加减治疗半年余，患者可自行行走，如常人生活，复查血象、骨髓象、β2 微球蛋白等，评估为部分缓解，故继续治疗。

慢性骨髓增殖性疾病

慢性骨髓增殖性疾病（CMPD）是造血干细胞肿瘤增殖性改变，在髓系普遍增生基础上某个系列细胞尤其突出，呈持续性过度增殖的一组疾病。临床上根据增殖为主细胞系列的不同主要分为：真性红细胞增多症（PV）、原发性血小板增多症（ET）、原发性骨髓纤维化（MF）等。这类疾病起病隐匿，进展缓慢，晚期可发生骨髓纤维化、骨髓衰竭，甚至白血病。

此类病证属于慢性疾病范畴，在其尚未发生严重并发症或病情尚未明显转化之前，患者有较长的生存时间及良好生活状态。现代医学治疗方法常用：抑制髓系细胞肿瘤性增殖的药物（诸如单药化疗、干扰素等）、放血疗法、抗血小板聚集、靶向治疗等；高危进展者，尤其原发骨髓纤维化一类疾病，选择性实施异基因造血干细胞移植治疗。

上述疗法各有其局限性，或需要长期依赖以控制疾病进展，或不良反应明显，或费用昂贵，或治疗风险高等，不少病患寻求中医帮助。

先生认为，尽管此类疾病在发展过程中各有特点，但是从中医角度看来，其共同致病特点以"瘀毒内蕴"为主，活血祛瘀解毒是其基本治法，临证施治常获增效减毒效果。

根据临床症状特点，此类病证多归属于中医学"血积""血实""血证""髓劳""劳癥"等范畴。

一、常见病因病机

究其病因，或年老体弱，或劳倦过度，或外感邪毒伤及脏腑，以肾虚脾弱为主，阳气不足而血瘀内生；或情志不遂，肝失疏泄，或病久入络，滋生瘀血，日久不化，蕴积成毒，瘀毒积蓄骨髓，形成此类"血积"病证。

病机演变：

瘀血内阻是其病机本质之一，从瘀血产生的原因来看，分虚实两端：因实而瘀者，主要由肝郁、气滞、热蕴、痰积、毒结所致，因虚而瘀者，多由先天禀赋薄弱，或后天脾肾气虚所致，与气虚、阴虚相关。气为血之帅，气行则血行，气滞则血瘀，故气之虚实与瘀血最为相关。

邪毒内蕴： 不外内伤与外感之因所致。邪毒外感，侵入机体，日久不化，毒瘀互结，入络至髓，积聚而成；或内伤七情，肝郁气滞，气滞血瘀，瘀积成毒，毒蕴血瘀，入络至髓，发为本病。上述常呈邪实为患。

由于先天禀赋薄弱，或后天调养不当而脾肾亏虚，或年老

专病论治

203

肾气渐衰，失于温化，并瘀血内生；久之而气血生化不足，精血滋生匮乏，或瘀血不去，新血不生之故，疾病进展而逐渐招致正虚之虚劳血虚不足之证。

先生认为此类病证，诸如真性红细胞增多症、原发性血小板增多症，以血瘀毒蕴之邪实为主，凸显血积特点；而骨髓纤维化之类，除了邪实癥瘕痞块外，常常伴随虚劳血虚，为正虚邪实夹杂之证。此类病证之发生，多与瘀血内积、邪毒内蕴而瘀毒积聚有关，病位浅在血脉，深在骨髓，归属"血积"范畴。

二、临证中医治疗

1. 辨证施治基础

疾病不同时期用药有加减侧重，初期以实证为主，尤其表现为血瘀、毒蕴之证，故化瘀、解毒为其基本治疗原则；久则呈现正虚邪实之证，宜施攻补兼施之法；后期以虚证为主，宜补虚扶正，调补气血。若出现中风、出血等变证，又应按各自主证辨治，但均需活血通络。

2. 常见基本证型

（1）瘀毒内蕴

常见证候：面色暗红，口唇紫暗，或肌肤甲错，或胁下积块，手足麻痹，间或头痛，妇女可见闭经或痛经，舌暗红或青紫，苔白略腻，脉弦细或涩。

基本治法：活血化瘀，理气行滞。

基本方剂：血府逐瘀汤（《医林改错》）及类似方剂加减。

常用药味：柴胡 9 ～ 12g，枳壳 9 ～ 12g，郁金 9 ～ 15g，

莪术 12 ～ 15g，赤芍 12 ～ 15g，红花 9 ～ 12g，川芎 12 ～ 15g，川牛膝 9 ～ 15g，鳖甲（先煎）15 ～ 24g，甘草 9g。

随症加减：头痛明显者，可加石菖蒲 9 ～ 12g、天麻 9 ～ 12g、全蝎 3 ～ 5g 等开窍镇痛；气滞胁肋者，加入香附 6 ～ 9g、三七 6 ～ 9g、延胡索 12 ～ 15g 行气止痛。

（2）肝火瘀滞

常见证候：头痛眩晕，耳鸣口苦，面色红赤，胁肋胀痛，烦躁易怒，便秘尿黄，或齿鼻衄血，舌暗红，苔薄黄略腻，脉弦细略滑。

基本治法：清肝泻火，活血化瘀。

基本方剂：龙胆泻肝汤（《医方集解》）及类似方剂加减。

常用药味：龙胆草 6 ～ 9g，山栀子 6 ～ 9g，黄芩 9 ～ 12g，青黛 6 ～ 9g（包煎），泽泻 12 ～ 15g，柴胡 9 ～ 12g，桃仁 9 ～ 12g，红花 9 ～ 12g，赤芍 9 ～ 12g，生地黄 9 ～ 12g，当归 6 ～ 9g，甘草 6 ～ 9g。

随症加减：痞块癥瘕者，加入山慈菇 9 ～ 12g、醋鳖甲 15 ～ 24g（先煎）、郁金 9 ～ 12g 软坚散结；大便干结者，加入大黄 6 ～ 9g（后下）、厚朴 9 ～ 12g、枳壳 9 ～ 12g 行气通便。

（3）气虚血瘀

常见证候：神疲乏力，心慌气短，头晕目眩，不思饮食，面色无华，痞块坚硬，疼痛不移，舌淡或暗，脉弦细或沉细。

基本治法：益气养血，活血化瘀。

基本方剂：四君子汤（《太平惠民和剂局方》）及类似方剂加减。

常用药味：人参 9 ～ 12g，白术 9 ～ 12g，茯苓 9 ～ 15g，

川芎 12～15g，当归 6～9g，莪术 9～15g，桃仁 9～12g，红花 6～9g，赤芍 12～15g，甘草 6～9g。

随症加减：疼痛甚者，加延胡索 9～12g、川楝子 9～12g、郁金 9～12g 理气止痛；瘀血重者，加地鳖虫 9～12g、水蛭 6g、三七 6～9g 活血化瘀通络；气虚明显者，加黄芪 15～24g、生晒参 6～9g 加强益气之功；瘀而化热者，加入赤芍 9～12g、牡丹皮 9～12g、郁金 12～15g 清热凉血。

（4）脾肾阳虚

常见证候： 神疲乏力，食少便溏，腰膝酸软，畏寒肢冷，面色㿠白，痞块癥瘕，舌质淡暗、苔白，脉沉细。

基本治法： 温补脾肾，填精补血。

基本方剂： 八味肾气丸（《备急千金要方》）及类似方剂加减。

常用药味： 熟附子 9～15g（先煎），肉桂 3～6g（焗服），熟地黄 9～12g，山茱萸 9～12g，山药 9～12g，菟丝子 12～15g，牛膝 9～15g，黄芪 15～24g，党参 9～15g。

随症加减： 浮肿者，加白术 9～15g、茯苓 9～15g、猪苓 9～12g、泽泻 9～12g 等健脾利湿消肿；纳差者，加石菖蒲 9～12g、砂仁 6～9g（打碎后下）、鸡内金 12～15g 健脾开胃；兼夹瘀血内蕴者，加三七片 9～12g、姜黄 15～18g、莪术 9～15g 活血破瘀解毒。

三、辨病施治经验

1. 瘀毒内蕴为基本病机特点

先生集数十年经验辨析认为，此类疾病不仅要祛瘀，更要解毒。瘀毒内蕴乃其基本病机特点。瘀与毒交互影响，瘀久不化，凝结成毒，毒蕴不除，积聚成瘀，毒蕴血瘀，形成慢性久治不愈血之积聚病证。

瘀毒侵入骨髓，呈现慢性旺盛之增殖态势，积聚血脉，或瘀滞诱发血栓，或瘀血内阻，血不归经，溢于脉外而发生出血病证，凝结胁下遂成肝脾肿大之痞块。

先生习于在应用活血化瘀药味基础上，联合应用清热解毒类药味，诸如黄药子、莪术、黄芩、夏枯草、猫爪草等，解毒抗癌类中药诸如山慈菇、红豆杉、半枝莲、白花蛇舌草等；并喜用含有"砷"的中成药如安脑片、八宝丹胶囊、六神丸等"以毒攻毒"，通过促进细胞凋亡、抑制肿瘤细胞异常增殖以治疗本病。

（1）真性红细胞增多症者，瘀毒蕴积于血脉及四肢百骸，此类疾病瘀血证候明显，常常面色潮红如醉酒，此乃血气有余，"余"乃瘀也，瘀滞血脉，经气不通，临证易见四肢末端失于温煦与濡养而麻木、疼痛、僵硬；脑窍瘀闭，清阳不升而头痛头晕。患者病初多见气滞血瘀型，表现为面色暗红，口唇紫暗，肌肤甲错，女性可见闭经或痛经，经色紫暗等，舌质暗红或青紫，或有瘀点，脉弦细或涩；临床亦见肝胆实火型，表现为头痛眩晕，耳鸣口苦，面色红赤，胁肋胀痛灼热，烦躁易怒，失眠多梦，便秘尿黄，或齿鼻衄血等，舌质暗红，苔薄黄稍腻，脉弦略滑。

（2）血小板增多症者，瘀毒蕴积于血脉之中，早期证候不明显，部分有出血和/或血栓症状，"离经之血即为瘀血"，瘀血内阻，血不归，溢于脉外；或滞留于脏腑组织之间，初则虽清血，久则成瘀血，渐变紫黑之色，随后凝结不通，不通则痛；未离经的瘀血乃血行不畅、滞留于血脉，聚集不移而成血栓。患者则往往以肝郁气滞型和／或气虚血瘀型多见，呈现倦怠乏力，面色少华，少言懒动，胁下痞块、肿胀疼痛，舌淡、苔白，脉弦细。

（3）骨髓纤维化者，瘀毒蕴积于肚腹与骨髓，往往骨髓中纤维组织增多，造血组织减少，与上述两种疾病的表现略有不同，既有倦怠乏力、头晕心悸、消瘦汗出等虚劳血虚的贫血之象，又有胁下肿块、胀满疼痛等实证表现，胁下积聚乃瘀血日久不消而成毒，邪毒乘机侵袭，扰乱气血，阻于经络脏腑之间，留着不去所致。

从病程演变过程看，瘀血既是病理产物，又是继发性致病因素，在疾病发生发展过程中起着重要作用。瘀血累及部位主要在骨髓，涉及肝脾肾三脏，其病机演变与病程密切相关。病初多属实证，表现为血瘀气滞，肝实阳亢，热郁血分等；久则气血渐耗，瘀滞愈甚，瘀久成毒，邪毒内蕴，骨髓蕴热，增生亢进，癌瘤滋生，属虚实夹杂之证；后期邪毒炽盛，损伤正气，气血微弱，骨髓衰竭，正不御邪而转为他证。

先生辨治慢性骨髓增殖性疾病以活血解毒为基本大法，常用桃红四物汤加减，喜用药物如桃仁、红花、丹参、川芎、鸡血藤、三七、赤芍、牡丹皮等活血之品，配伍三棱、莪术、黄芩、夏枯草、猫爪草、白花蛇舌草、黄药子等解毒抗癌之品。

2.重视补气、调肝

气有温煦、推动、固摄作用，气虚无力推动，血流缓慢，易成血瘀；气虚失于温煦，寒邪凝滞，可致血瘀；气虚无力固摄，血溢脉外，离经之血亦为血瘀。治疗当"补气以行血"，

"祛瘀以生新"，先生在临床补气益气多选用黄芪、人参、党参、西洋参等，但不可多用，否则犯实实之戒，致气血有余；补阳还五汤亦有佳效，可供选用。

气机郁滞可致瘀血，慢性骨髓增殖性疾病病程长而难愈，患者多情志不舒，肝喜条达舒畅，体阴而用阳，恶抑郁，肝气郁结，气机郁滞，变生诸病。疏肝理气可加用柴胡、枳壳、白芍、香附、郁金、佛手等；气滞重者可加用枳实、三棱、莪术、青皮等破气之品；肝气盛脾气暴躁者，可加白芍、北沙参、枸杞子、麦冬、生地黄、川楝子等养肝柔肝之品；气郁化火阳亢者宜酌加泻火平肝药味，如龙胆草、栀子、钩藤（后下）、石决明、牡丹皮、泽泻、珍珠母（先煎）、代赭石（先煎）、牡蛎（先煎）；肝郁日久及肾，或肝郁化火，暗耗其阴，致肝肾阴虚，水不涵木，不能制阳，致使阴虚于下，阳亢于上，见胁肋胀痛，口干咽燥，腰膝酸软，肾虚耳鸣者，治疗当滋水涵木，以滋水清肝饮加减。

3. 重视虫类药物

先生临证时，重视应用虫类中药以获良效，诸如土鳖虫、水蛭、蜈蚣、地龙、全蝎等，以达破血祛瘀、通络和脉、消癥化积之效。本类疾病的共同特征为瘀毒内泛，毒陷邪深，非攻不克，以虫类药物治之，可直达病所，起到"以毒攻毒"的作用。

此乃先生感悟先人经验，始出汉代张仲景治疗"血痹"等妙用虫类之品制方，诸如大黄䗪虫丸、抵当汤、下瘀血汤等方药中常用䗪虫、虻虫、水蛭等破瘀血化癥结，受此启发而开展临证应用虫类药味施治血液病证。

又如《临证指南医案》中叶天士指出"凡虫蚁皆攻，无血者走气，有血者走血"。无血者走气，虫类药如全蝎、露蜂房、蜈蚣、地龙、僵蚕、蝉蜕等，作用于气分为主，能通阳散结，使清阳之气流通，以治病在气分；有血者走血，虫类药如土鳖虫、地龙、水蛭等，作用于血分为主，能活血祛瘀，使凝着之血流通，以治病在血分，先生感悟并临床践行，获益颇丰。

虫类药物可搜经剔络，因虫类药物多偏咸辛，辛能入络，咸能软坚，因而有攻坚破积、活血祛瘀、息风定惊、通阳散结等功效。

在辨治慢性骨髓增殖性疾病时，先生秉承古人经验，逐渐积累并反复实践，在辨证施治基础上，常常加用虫类中药而增效，常用诸如土鳖虫、水蛭、蜈蚣、地龙、全蝎等以期破血祛瘀、通络和脉，而防治血栓及微血管症状；加用鳖甲（先煎）、龟板（先煎）、牡蛎（先煎）等软坚散结、消癥化积，而改善癥瘕痞块之脾大症状。

先生考虑虫类药物易于耗伤气血，损及脾胃，过用有出血之虞，故应衰其大半则止，或适当配合补益气血、健脾和胃之品，用药期间需监测血小板及出凝血功能。

对于慢性骨髓增殖性疾病患者，先生强调防治血栓形成，临证经验性首选水蛭，常获佳效。此源自古籍记述，最早见于《神农本草经》，"水蛭味咸平，主逐恶血，瘀血月闭，破血瘕积聚"；《伤寒论》载"……其人发狂者，以热在下焦，少腹当硬满。小便自利者，下血乃愈。所以然者，以太阳随经，瘀热在里故也，抵当汤主之"，张仲景以水蛭为主，配入虻虫、桃仁、大黄等组成抵当汤，取其破血逐瘀之功，治疗太阳蓄血证。

近代张锡纯也对水蛭推崇有加，认为水蛭善入血分，其性乃嗜血之物而善破血，气腐而与瘀血相感召，不与新血相感召，故但破瘀血而不伤新血；其味咸为水味，色黑为水色，气腐为水气，纯系水之精华生成，故最宜生用，甚忌火炙；水蛭味咸专入血分，于气分丝毫无损，且服后腹不觉疼，不觉开破，而瘀血默消于无形，与其他凡破血之药多伤气分相比，真良药也。

四、中西医结合

先生辨治血液疾病，衷中参西贯彻其诊疗活动始终，学习并传承古人经验，并积极结合现代医学知识，尤其实验研究。

现代药理研究表明，动物药富含酶、多肽、氨基酸、蛋白质等活性成分，中医称之为"血肉有情之品"，许多药物经实验研究证实具有调节免疫、抑制癌细胞的功能。如土鳖虫，其特点是破而不峻，能行能和，气虚、阴虚皆可使用，其药理研究表明能抗肿瘤活性，抑制血管生成，抗凝血、抗血栓，在PV、ET中使用广泛；再如水蛭，其分泌一种组织胺样物质，可以扩张毛细血管，缓解小动脉痉挛，减少血液黏着力，能明显抑制正常人的血小板聚集，降低全血比黏度和血浆比黏度，使红细胞电泳时间缩短，防止PV、ET导致的出血、血栓，具有双向调节作用；另外，地龙的水提液能阻碍体内纤维蛋白血栓和血小板血栓的形成，显著减少血栓的干重及长度。其中分离出地龙溶栓酶能够充分溶解人体内的血小板血栓和血凝块，改善血液黏稠度。

专病论治

五、巧用中成药

20世纪90年代，先生于河北廊坊工作期间，曾用雷公藤制剂治疗慢性白血病，偶然发现异常增生的红细胞得以降低，随之将雷公藤用于治疗真性红细胞增多症。曾治某周姓男性患者，46岁，红细胞 $6.8×10^{12}/L$，血红蛋白220g/L，血小板 $170×10^9/L$，脾肋下2cm，经骨髓等检查确诊为PV，给予雷公藤多苷（2片 bid po）2个月后，血红蛋白下降至150g/L，脾肋下可触及边缘，病情明显好转。研究发现雷公藤可通过激活caspase及下调凋亡抑制蛋白IAPs的表达，从而诱导肿瘤细胞发生凋亡；雷公藤内酯醇可能通过调节LSD1、JMJD2B表达，从而抑制肿瘤细胞增殖及诱导其凋亡，抑制新生血管形成。临证中推广应用雷公藤治疗其他慢性骨髓增殖性疾病，效果以真性红细胞增多症为佳。

2005年初先生南下广州，在门诊偶然应用安脑片治疗一位难治急性淋巴细胞白血病患儿，发现用药后白细胞从 $38×10^9/L$ 降至 $0.8×10^9/L$。先生分析安脑片可能有抗细胞增殖作用，遂用安脑片尝试治疗慢性骨髓增殖性肿瘤。2005年8月开始，先生在门诊应用安脑片治疗慢性骨髓增殖性疾病患者，其骨髓增生均为活跃或明显活跃，相应系列显著增生。

2005年8月至2008年12月期间，先生观察了27例单纯服用安脑片治疗的慢性骨髓增殖性疾病患者，其中原发性骨髓纤维化（MF）5例，真性红细胞增多症（PV）12例，特发性血小板增多症（ET）10例，年龄45～75岁。所有病例符合《血液病诊断及疗效标准》中关于上述疾病的诊断标准。就诊时实验室检查血象，MF患者：白细胞（22～36）$×10^9/L$，

平均 $31.0×10^9/L$，血红蛋白 $60～80g/L$，平均 $73.3g/L$，血小板计数（$20～101$）$×10^9/L$，平均 $50.3×10^9/L$；PV患者：白细胞（$9.0～11.0$）$×10^9/L$，平均 $10.0×10^9/L$，血红蛋白 $180～215g/L$，平均 $195g/L$，血小板（$150～450$）$×10^9/L$，平均 $380×10^9/L$；ET患者白细胞（$11.0～25.0$）$×10^9/L$，平均 $13.0×10^9/L$，血红蛋白 $110～150g/L$，平均 $135g/L$，血小板（$800～2180$）$×10^9/L$，平均 $1250×10^9/L$。

27例患者腹部B超检查，脾肿大者17例，左肋下 $3.0～6.5cm$。所有病例骨髓增生均为活跃或明显活跃，相应系列显著增生，骨髓纤维化者骨髓活检提示纤维增生明显增殖。所有病例行bcr/abl融合基因检测，均为阴性，8例行JAK2基因检测呈现阳性。具体用法：安脑片（哈尔滨蒲公英药业有限公司生产，规格：每盒 $0.5g×12$ 片）每次 $3～4$ 片，每天2次，口服，连续治疗3个月后按照《血液病诊断及疗效标准》中上述疾病的疗效标准进行疗效评估。其中MF患者2例好转，3例进步；PV患者临床缓解4例，好转5例，3例无效；ET患者缓解1例，好转5例，4例无效。上述慢性骨髓增殖性肿瘤总有效率74%。观察治疗过程中，个别患者出现皮肤瘙痒、胃肠道反应，有较长时间应用的患者出现色素沉着等不良反应，经对症处理，均未影响治疗疗程，停药后症状消失。

临床验证发现安脑片确实有抗细胞增殖、降低血细胞的效应，从解毒法角度施治，获得较好效果，且不良反应轻微。先生推测安脑片中雄黄、牛黄、朱砂等所含砷剂成分起主要作用。

六、验案分享

例一，方某，男，69岁，初诊时间：2011年12月。

病史：2009年因下肢乏力就诊于福建某医院，经MRI确诊为脑出血，血象发现三系升高，脑出血稳定后转入血液科，完善骨穿、活检、融合基因、染色体等检查，明确诊断为真性红细胞增多症，予以放血疗法、干扰素、羟基脲等治疗，因难以耐受相关副作用，寻求中医药治疗。现症见：神清，精神疲倦，醉酒貌，头晕，偶有头痛，皮肤瘙痒，纳眠一般，小便调，大便稀。舌红偏暗，苔薄黄，脉弦略滑。查体：醉酒貌，脾大及脐。查血常规：白细胞$26×10^9$/L，血红蛋白202g/L，血小板$458×10^9$/L。序贯维持西医基础药物羟基脲、阿司匹林治疗，介入中药调理。

西医诊断：真性红细胞增多症。

中医诊断：血积（肝阳上亢，毒蕴血瘀）。

治法：平肝潜阳，活血解毒。

方药：天麻15g，钩藤15g，全蝎10g，水蛭10g，桃仁10g，莪术15g，黄芩10g，夏枯草20g，牡丹皮20g，知母20g，川牛膝30g，川芎15g，水煎服，日1剂。

2012年2月二诊：偶有疲乏，少许口干口苦，性情略急躁，余无明显不适，舌暗红，苔微黄，脉细。复查血常规：白细胞$28.19×10^9$/L，中性粒细胞$23.31×10^9$/L，红细胞$9.13×10^9$/L，血色素199g/L，红细胞比积大于50%，血小板$570×10^9$/L。辨证属于肝郁气滞血瘀，正气略亏，正虚邪实，此期需攻补兼施。处方如下：

黄芪20g，水蛭10g，莪术10g，夏枯草10g，川芎10g，桃仁 10g，黄芩 10g，牡丹皮 20g，连翘 20g，水牛角 20g，甘草 10g，薏苡仁 30g。水煎服，日 1 剂。

2017 年 3 月三诊：精神可，偶感疲乏，左上腹胀满较前明显改善，纳眠、二便可，舌淡暗，苔白腻，脉弦细。查体：肝脾肋缘可及，血色素 60 ～ 70g/L。患者二诊后效佳，5 年未诊治。此次来诊骨髓增生降低，伴贫血，疾病后期属于虚劳血虚范畴，证属脾肾亏虚夹瘀，需健脾补肾养血，祛瘀生新。处方如下：

黄芪 40g，党参 30g，当归 10g，川芎 10g，赤芍 20g，生地黄 20g，黄精 20g，鹿角胶 12g（烊化），丹参 20g，莪术 20g，黄芩 10g，夏枯草 10g。水煎服，日 1 剂。

系统治疗 2 个月，症状改善，输血时间由 13 ～ 15 天延长至 20 ～ 21 天，继续治疗。

按语：中医学认为，禀赋薄弱、外感六淫、内伤七情、劳倦过度皆可致机体阴阳失衡，脏腑气血失调，气滞血瘀，脉络瘀阻。上述原因均可导致骨髓增殖偏胜，血实血瘀，血液积聚而发为本病。该病例辨证为肝阳上亢，毒蕴血瘀，治疗初期，中医以攻为主，以平肝潜阳、活血解毒为法，方选天麻钩藤饮加减，加莪术、夏枯草、桃仁解毒散结，全蝎、水蛭活血通络，牡丹皮、知母清热解毒，凉血止血，牛膝引血下行，川芎为头痛要药，活血行气，祛风止痛，"上行头目，下调经水，中开郁结"。

例二，梁某，男，57 岁。

2005 年外院骨髓涂片检查提示血小板增多症，JAK2 基因阳性，诊断为原发性血小板增多症。诊见：神志清，精神急

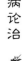

躁，头晕，头痛，颈项不舒，胸闷胁痛，面色紫暗，口唇、爪甲青紫，舌质紫暗，有瘀点或瘀斑，苔黄腻，脉弦涩。血常规提示：血小板 $1920×10^9$/L，白细胞 $11×10^9$/L，血红蛋白110g/L。

西医诊断：原发性血小板增多症。

中医诊断：血积（气滞血瘀毒蕴）。

治法：活血化瘀，理气行滞，辅以解毒。

方药：柴胡12g，枳壳12g，川芎12g，郁金12g，桃仁12g，红花15g，当归10g，赤芍15g，川牛膝15g，熟地黄12g，土鳖虫15g，甘草10g。水煎服，日1剂。

治疗15个月后，血小板下降至 $590×10^9$/L，脾明显缩小至左肋下1cm，临床状况持续缓解。

例三，李某，男，53岁，初诊时间：2008年1月。

病史：2005年6月骨髓活检呈纤维化改变，经检查确诊为原发性骨髓纤维化。现症见：神志清，精神疲倦，乏力，面色及口唇暗淡，脘腹胀满，纳眠一般，二便调，舌暗红、苔薄黄，脉弦细。脾大左肋下3cm。血象提示白细胞 $40×10^9$/L，血红蛋白95g/L，血小板 $450×10^9$/L。外院一直服用羟基脲治疗。

西医诊断：原发性骨髓纤维化。

中医诊断：血积（气滞血瘀毒蕴）。

治法：疏肝化瘀，行气消积。

方药：五灵脂10g，当归10g，川芎6g，桃仁10g，红花10g，赤芍10g，乌药6g，香附6g，柴胡10g，枳实6g，槟榔15g，甘草10g，地鳖虫10g。水煎服，日1剂。

期间定期门诊随诊，服药 4 个月后，白细胞及血小板较前下降，疲乏改善，脾脏缩小，无饱腹感。

2008 年 7 月复诊，自诉停用中药 1 个月后，自行服用羟基脲。近期疲倦乏力，面色少华，动则气促，皮下瘀斑，腰膝酸软，畏寒肢冷，痞块日渐肿大，坚硬不移，纳眠差，大便溏，夜尿多。舌质淡暗、苔白，脉沉细。血常规白细胞波动于（22 ～ 35）×10^9/L，血红蛋白波动于 60 ～ 80g/L，血小板波动于（20 ～ 30）×10^9/L。

中医诊断：虚劳（脾肾阳虚血瘀）。

治法：温补脾肾，填精补血，辅以解毒生血。

方药：肉桂 3g（焗服），制附子 10g（先煎），鹿角胶 15g（烊化），熟地黄 12g，山茱萸 12g，山药 12g，菟丝子 15g，枸杞子 15g，杜仲 12g，当归 10g，黄芪 20g，白术 10g。水煎服，日 1 剂。

服药 3 个月后，脾脏缩小，复查血红蛋白升至 70 ～ 80g/L，白细胞降至 15×10^9/L。

按语：《诸病源候论》云"瘀久不消，则变成积聚癥瘕也"，本病虽常见癥瘕痞块等有形之瘀，部分患者表现为眩晕、头痛、肢体麻木等无形之瘀。临床表现，血栓未形成之前，呈高黏滞或易栓状态；形成血栓后，属于缺血性栓塞性疾病，临床表现介于无形与有形之间，属于"积聚"范畴。《景岳全书·积聚》云"盖积者，积累之谓，由渐而成者也；聚者，聚散之谓，作止不常者也……其病多在血分，血有形而静也"。

例四，李某，女，53 岁，初诊时间：2015 年 10 月 14 日。

病史：外院查血常规，白细胞 $12.64×10^9/L$，血红蛋白 115g/L，血小板 $308×10^9/L$，经其他相关检查，确诊为原发性骨髓纤维化，遂至先生门诊就诊。现症见：脾区、肝区疼痛，纳眠尚可，小便黄，大便 1～3 天一次。舌淡暗、苔薄白，脉沉细。查体：脾脏肋下 3cm。辅助检查：查血常规，白细胞 $14.21×10^9/L$，血红蛋白 107g/L，血小板 $395×10^9/L$。既往病史：1994 因甲状腺功能亢进行甲状腺切除术。

西医诊断：原发性骨髓纤维化。

中医诊断：积聚（气虚血瘀）。

治法：益气行气，活血化瘀。

方药：黄芪 40g，三七 10g，党参 20g，红景天 12g，醋鳖甲 30g，桃仁 20g，炒枳壳 10g，鹿角粉 2 包，怀牛膝 10g，莪术 20g，黄芩 10g，鸡血藤 15g。水煎服，日 1 剂。

2016 年 5 月 18 日二诊：服药后脾区、肝区疼痛较前减轻，纳眠尚可，小便黄，大便 1～3 天一次。舌淡暗、苔薄白，脉沉细。查体：脾脏肋下 3cm。复查血常规：白细胞 $14.21×10^9/L$，血红蛋白 107g/L，血小板 $395×10^9/L$。处方如下：

黄芪 40g，三七 10g，党参 20g，红景天 12g，醋鳖甲 30g，桃仁 20g，炒枳壳 10g，鹿角粉 2 包，牛膝 10g，莪术 20g，黄芩 10g，鸡血藤 15g。水煎服，日 1 剂。

按语：患者久病气虚，气虚无力推动血液运行，滞而成瘀，病性本虚标实，治以益气行气、活血化瘀。方中以黄芪、三七、党参、红景天培元益气，以枳壳行气活血，以桃仁、莪术、牛膝活血化瘀，配伍醋鳖甲软坚散结，缓解患者脾区疼痛，患者虽是积聚，但本因骨髓造血减退生变，遂加鹿角粉温肾益髓，配合鸡血藤刺激造血。

免疫性血小板减少性紫癜

免疫性血小板减少性紫癜（ITP），过去称为"特发性或原发性血小板减少性紫癜"，系免疫功能紊乱介导血小板外周破坏增多和／或骨髓生成不足所致血小板减少而引起的常见出血性疾病。

本病临床表现为各种出血及疲劳症状，重者诱发内脏出血而危及生命。儿童与老人均易罹患此病，育龄期女性发病率略高于同龄男性。

西医常用糖皮质激素、丙种球蛋白、刺激血小板生长药物、各种免疫抑制剂等，以及切除脾脏等方法治疗，近期反应良好，远期效果不佳，相当部分病人易于反复而进入慢性状态。

临床常因效果不佳或易于反复，或药物不良反应，或激素依赖，或价格昂贵，或担忧手术创伤等因素，病患不易或不愿接受上述疗法，转而寻求中医治疗。

本病因表现为皮肤黏膜出血或内脏出血，故归属于中医"紫癜""衄血""血证""虚劳"等范畴。

先生致力于中医介入辨治本病，习以清肝凉血解毒之法施治，常可获得减缓症状、稳定病情、促进血小板逐渐恢复之效。

一、常见病因病机

本病之发生与奇恒之腑"脉"（血脉）损伤和脏腑（肝、脾、肾）失调相关，即血不归经，溢于脉外所致。

血脉损伤、脏腑失调与"火"和"气"密切相关，此之谓"血动之由，惟火惟气"。"火"有虚实之分：虚火常见肝肾阴虚、阴虚内热，实火常见肝胆实热、热盛动血；"气"有脾虚与肾虚之别：脾气不足、统摄无力与肾气亏虚、失于固摄。

究其病因，《济生方·失血论治》曰"所致之由，因人虚损，或饮酒过度，或强食过饱，或饮啖辛热，或忧思恚怒"，即不外内外之因，或外感、饮食、劳倦、七情所伤，或禀赋薄弱、体质特异。

外感风热邪毒，或情志化火，或过食辛辣等，致热入血分，伤及血络，血热妄行，此乃实火所致；或房劳过度、久病伤肾，则肾精亏虚，或火热之邪灼伤脉络，或反复出血致阴血亏虚，均致虚火内炽，迫血妄行，血不归经。

劳倦过度，损伤中焦，脾气亏虚；或反复出血，气随血脱，脾气亏虚；或久病迁延，波及脾肾，脾肾气虚，失于统摄，固摄无权，血不循经，溢于脉外。

瘀血内阻，久病入络，瘀血内停；或寒凝血瘀，或热烁津液、阴血不足成瘀，或离经之血，导致血行不畅，血不循经，溢于脉外。

二、临证中医治疗

1. 辨证施治基础

本病依照"血证"辨治，治疗上多遵循治火、治气、治血原则。治火者，施以清热泻火与滋阴降火，实则与肝胆相关，虚则与肝肾相关；治气者，常施以清气降气、益气补气，与肝脾相关；治血者，宜凉血止血、收敛止血、活血止血。

2. 基本证型

（1）血热妄行

常见证候： 发病较急，易于反复，多发出血，或皮肤紫癜，或齿鼻衄血，或经血淋漓，甚者口腔血泡，或内脏出血而便血、尿血，血量多、色鲜红；常伴发热烦躁，面目红赤，小便黄，大便干；舌质红，苔微黄或黄腻，脉弦数或滑数。

基本治法： 清热泻火，凉血止血。

基本方剂： 犀角地黄汤（《千金要方》）及类似方药加减。

常用药味： 羚羊角粉 2～3g（冲服）或水牛角 20～30g（先煎），生地黄 12～15g，牡丹皮 9～12g，赤芍 12～15g，玄参 9～12g。

随症加减： 针对血热明显者，常常加入卷柏 15～18g、贯众 9～12g、紫珠草 12～15g、地锦草 12～15g；热毒炽盛者，加生石膏 20～30g、连翘 12～15g、黄芩 9～12g、栀子 9～12g 清热解毒泻火；热伤肠络便血者，加槐花 6～9g、地榆 12～15g 凉血止血；鼻衄、齿衄等上部出血者，加牛膝 6～9g、知母 6～9g、大黄 3～6g、牡丹皮 9～12g 引血下行；尿血者，加小蓟 12～15g、茜草 12～15g、白茅根 15～18g 凉血止血；夹有瘀血者，加郁金 9g、三七 6～9g，或联合用云南白药（参照说明，常规服用）等活血止血；热犯营血，邪陷心包，而见神昏谵语者，可服用安宫牛黄丸或片仔癀、紫雪丹（参照说明，常规服用）等开窍醒神，中病则止。

（2）阴虚火旺

常见证候： 起病缓慢，时发时止，常现紫癜，或齿鼻衄血，色鲜红或暗红；常伴手足心热，潮热心烦，夜寐盗汗，头晕腰酸等；舌红少津，苔微黄或少苔，脉弦细略数。

基本治法： 滋阴清热，凉血止血。

基本方剂： 知柏地黄汤（《医宗金鉴》）及类似方药加减。

常用药味： 知母 6～9g，黄柏 9～12g，生地黄 15～18g，熟地黄 9～15g，山茱肉 9～12g，山药 12～15g，牡丹皮 9～12g，茯苓 15～18g。

随症加减： 阴虚内热甚者，加地骨皮 12～15g、青蒿 9～12g 滋阴清热；血热明显者，加紫草 9～12g、水牛角 20～30g（先煎）或羚羊角粉 2～3g（冲服）、栀子 6～9g、侧柏叶 12～15g、卷柏 12～15g 以清热凉血解毒；肝肾阴虚者，加鳖甲胶 9～12g（烊化）、女贞子 12～15g、旱莲草 12～15g 滋补肝肾；兼夹气虚者，加太子参 9～12g、黄芪 12～15g；失眠心烦者，加茯神 12～15g、酸枣仁 12～15g、黄连 3～6g 清心安神。

（3）气不摄血

常见证候： 起病缓慢，易于反复，遇劳则发，散在紫癜，间或齿鼻衄血，或经血淋漓等，血量少、血色淡；常伴神疲倦怠，头晕气短，面色少华，食少便溏；舌质淡，苔白，脉濡弱或沉细。

基本治法： 健脾益气，摄血止血。

基本方剂： 归脾汤（《严氏济生方》）及类似方药加减。

常用药味： 炙黄芪 12～15g，人参 6～9g，白术 9～12g，茯神 12～15g，甘草 6～9g，当归 6～9g，远志 6～9g，酸

枣仁 12～15g，大枣 3～6 枚等。

随症加减：皮下紫癜明显者，加茜草 12～15g、紫草 9～12g、仙鹤草 15～24g、侧柏炭 15～24g、三七 6～9g 增强止血之力；气损及阳出现畏寒肢冷、神疲便溏者，加熟附子 9～15g（先煎）、补骨脂 12～15g、菟丝子 12～15g、黄精 9～12g 温补肾阳；气虚明显者，加人参 6～12g、党参 9～15g、仙鹤草 15～24g 健脾益气。

（4）瘀血阻络

常见证候：病久不愈，反复发作，紫癜色暗；伴毛发枯黄无泽，面色黧黑，胸闷胁痛；舌质紫暗，或兼瘀斑，脉弦或涩。

基本治法：化瘀通络，活血止血。

基本方剂：桃红四物汤（《医宗金鉴》）及类似方药加减。

常用药味：桃仁 6～9g，红花 6～9g，赤芍 9～12g，川芎 6～9g，当归 6～9g，熟地黄 9～12g，桔梗 9g，牡丹皮 9～12g。

随症加减：兼夹内热者，加牡丹皮 9～12g、赤芍 9～12g、茜草 12～15g 凉血止血；气虚明显者，加黄芪 12～15g、党参 9～12g、人参 6～9g 健脾益气；肝郁气滞者，加柴胡 6～9g、郁金 9～12g、香附 9g 以疏肝行气。

三、辨病施治经验

1. 清肝凉血论治

先生辨析认为本病之血热，初始乃因风热邪毒外感，伤及少阳，胆经受邪，波及肝，呈现肝胆郁火；或因情志不遂，肝郁气滞，气有余而化火，肝胆互为表里，亦呈肝胆郁火表现。

肝乃藏血之脏，火郁肝胆，波及血室，热迫血行，藏血失司，遂致各种血证：血随气上则为鼻衄、呕血，血随气下则为血尿、便血等；血溢脉外，泛于肌肤，常现瘀斑、紫癜之类。

故此，先生临证施治，通常辨病先行，病患多见血热证型，尤以肝胆郁火所致血热妄行为主。

先生辨治经验得于偶然发现，在 20 世纪 70 年代，先生发现此病患者常因西医治疗效果不好，或难以耐受激素的不良反应等，而前来寻求中药治疗。

先生曾遇一位女性"紫癜病"患者，辨证为邪入少阳血分，方拟中医经典《伤寒论》之经方——小柴胡汤加味木贼等清肝凉血施治。病患服药 4 剂烧退，其后，皮肤紫癜日渐消退，10 天后复查血小板计数为 105×10^9/L，病情获得缓解。

此乃以中医理论为指导，整体辨析，突破常规，从少阳肝胆郁火角度施以和解少阳并加味凉血解毒治疗，获得意想不到的效果，是对传统中医辨治方法的有益补充。

先生认为凡遇辨证系肝胆郁火，或邪入少阳血分，临证呈现口苦咽干，胸胁苦满，纳食欠佳，情志不畅，或易于急躁，舌红、苔黄、脉弦的患者，均可施以小柴胡汤加减变方——"柴胡木贼汤"（由柴胡 6～9g、半夏 6～9g、黄芩 9～12g、木贼 12～15g、马鞭草 12～15g、仙鹤草 15～30g、茜草 15～20g、甘草 6～9g 等组成）施治，常获良效。方中柴胡为君，和解表里以治寒热往来，又能疏肝，使血能藏而不致妄行，血和则止；黄芩泄肺清肝、凉血止血，木贼有清热凉血止血之功效，共为臣药；佐使称之为"血见愁"的茜草凉血止血，马鞭草凉血解毒，且又活血，仙鹤草为止血和升血小板之要药，且扶正补虚。诸药合用，可清肝泄热、凉血止血，减缓出血症状，促使血小板数量上升。

先生及其临床团队曾对 32 例确诊为原发性血小板减少性紫癜的患者，施以柴胡木贼汤治疗，依照西医疗效标准其结果为：治愈 15 例，显效 10 例，有效 4 例，无效 3 例，总有效率 90.6%，充分证明了柴胡木贼汤对本病的治疗效果。

先生经数十年经验积累，认为本病基本证型表现为"肝胆郁火"，若遇到典型症状者，施以"柴胡木贼汤"加减施治即可获效；多数病人的表现并不典型，常伴随兼证，或病证演变，临证之时，结合病人的舌脉之象与临床证候特点，随症灵活加减，才有望获得理想的疗效。

先生临证加减经验如下：

若肝胆郁火炽盛，波及血分深重者，呈现鲜红紫癜，常伴发鼻衄、齿衄，甚至尿血、便血者，舌红、苔黄、脉弦数，在柴胡木贼汤的基础上，加强清热凉血止血之力，加羚羊角粉（冲服）、赤芍、牡丹皮、大黄、茜草、玄参，以奏清肝泻火、凉血止血之效。

若肝胆郁火，日久伤阴，肝肾亏虚，相火妄动，热迫血行而虚实夹杂者，出血紫癜易于反复，经久不愈，常伴夜寐盗汗、五心烦热、头晕耳鸣、腰酸腿软等肝肾阴虚证候，舌红少津、脉弦细，在柴胡、木贼为主药基础上，加滋补肝肾、滋阴清热之品，如女贞子、旱莲草、生地黄、知母，以奏滋阴清热、凉血止血之效。

若肝郁犯脾，肝木乘脾土，肝病及脾，则脾气亏虚，失于统摄，血溢脉外，常见出血紫癜，其色淡红，常伴纳食不香，倦怠乏力，心悸、眠差，舌质淡、边有齿痕、苔白，脉弦弱，在柴胡、木贼为主药基础上，加党参、黄芪、白术、茯苓，以

专病论治

奏疏肝健脾、益气养血之效。

2. 慢性迁延施治

其一，紫癜与瘀血关联。

部分患者或因久病入络，或因肝郁气滞，日久不消，呈现瘀血证候，诸如紫癜青紫，胁肋胀痛，舌淡暗或暗红，脉细涩等。先生认为此乃中医所谓"离经之血皆为瘀血"，"瘀血不去，新血不生"，随症加减以活血化瘀药味，以获活血止血、祛瘀生新之效。临证之际，常喜用桃仁、红花、赤芍、茜草之类。

其二，紫癜与风邪关联。

外感是本病主要发病原因之一，其中以风邪表现最为明显，符合中医医理之"风为百病之长"。先生认识到本病之出血紫癜，表现多端，易于反复，此起彼伏等特点，也是符合风邪善行数变的特点。

临证之际，先生针对疾病反复发作的特点，或伴外感之证候，辅以祛风药物施治，常获良好疗效。如病人外感风邪，侵及肝胆之经，常郁而化热，进而热迫血行，病情加重且易于反复，先生习加以防风、荆芥、连翘、肿节风，以获疏风清热之效。

四、岭南特色经验

先生南下广东省中医院临证几近二十载，在既往从肝胆郁火辨治的基础上，对于本病的诊治又有新的体会与感悟。

紫癜病与"伏邪之毒"相关；邪伏于内，伤及脉络（肝经为主），逾时而发，按卫气营血辨证思路，毒邪直中营血，伤及血络，阳络伤则齿鼻衄血，阴络伤则便血尿血，热伤脉络则迫血妄行，肌衄发斑；毒邪入里，伤及藏血之肝、统血之脾，日久及肾；或因肝失藏血，或因脾失统血，或因肝肾亏虚，阴虚火旺破血，或因脾肾不足，气虚失摄，易于招致血溢脉外而呈现各类血证，这也是本病久久不复的原因所在。

毒邪未清，肝脾已伤，致内在血小板不能生成，外在各类出血之证久久不复，呈现虚实夹杂复杂证候。

禀"有一分邪毒，则有一分热"，且岭南多湿热，而本病往往伤及血脉，热在血分，故治疗基本法则是清肝凉血解毒，基础方药：水牛角（先煎）、牡丹皮、生地黄、卷柏、柴胡、黄芩、醋商陆、九节茶（肿节风）等。

其辨治加减用药规律：早期治血，凉血止血；中期治肝，令肝生血；病久治肾，肾生精，精生血也。

灵活加减如下：

肝经血热之毒炽盛，加赤芍、夏枯草、青黛（冲服，不耐受者，包煎）、紫草（味道浓，不耐受者，可以选择颗粒冲服）增强清肝凉血解毒之力；儿童病患，易于反复鼻衄，止鼻衄血加大黄、代赭石、生山栀常获佳效。

由于毒邪波及肝，肝经郁热，日久易于伤及肝肾之阴，或阴虚火旺而动血，肝肾阴虚，阴血不足，血不养肝，使肝之藏血功能失司，在基础方上加阿胶（烊化）、白芍、茜草根、海螵蛸和血养肝，凉血止血。

兼见脾气亏虚，失于统血，反复出血表现者，加炒白术、仙鹤草、党参以益气摄血。

病久不愈，入络伤肾，精不化血，血小板久久不升，加山药、山萸肉、三七、鹿角胶（烊化）或鹿角粉（冲服）、黄精、

专病论治

227

锁阳、熟附子（先煎）等补益脾肾，益气生血、统血，且补肾生精化血，促进升板止血。

五、强调止血要务

止血治疗是本病中医治疗的重要环节，先生在辨病辨证采取基本方药施治基础上，注重根据出血部位、血证特点选择各类止血药味，有助于防治出血而获效。

如鼻衄者，加白茅根、山栀炭、藕节、牡丹皮等；齿衄者，加生地黄、生石膏、知母、血余炭等；眼结膜出血者，加山栀子、石决明、牡丹皮、旱莲草等；咳血者，加白及粉（冲服）、侧柏炭、仙鹤草等；便血者，加地榆、槐花、白及、三七等；尿血者，加黄柏、知母、大蓟、小蓟等凉血、收敛止血。

女性发病相对而言较男性多见，且极易受到月经影响，尤其慢性重症患者，反复月经过多，淋漓不断，先生习加乌贼骨 20 ～ 30g、艾叶炭 15 ～ 20g、益母草 20 ～ 30g、杜仲炭 15 ～ 20g 以收敛止血，控制经血崩漏不止。

六、中西医结合

"急则治其标"，强调西医协同处理，确保生命安全。

针对重症类型（3 个以上出血部位，血小板计数 < 10×10^9/L）患者，务必加强现代医学的积极抢救措施，例如大剂量丙种球蛋白、输注机采血小板、糖皮质激素冲击及止血药物的积极应用等。先生认为中医辨证论治，其显效毕竟有个过程，尤其大多数处于慢性状态病患，对于发生重症或紧急出血者，积极介入西医急救措施，有望增加疗效，尤其确保生

228

命安全!

在西医措施介入基础上,不要忘记中医的协同救治方法,如对有头痛欲呕、口腔血泡、面部密集出血点等脑出血先兆,酌情加服安宫牛黄丸或至宝丹,或用三七粉、云南白药等吞服;大失血出现休克者,除西医常规抗失血性休克外,急用独参汤或参附注射液等益气回阳固脱;齿龈出血不止可用五倍子、白茅根等浓煎漱口。

女性病患常受月经困扰,经血淋漓不断,久之伴发失血性缺铁性贫血;如经长期药物治疗,血小板计数仍不能提升,此时治疗重点不应一味放在继续提升血小板数量上,可予妇科激素类药物干预而实施停经治疗(如妇康片、妈富隆),以缓解月经过多所致出血性危险,以及由此造成的慢性失血性贫血,使患者在良好的状态下继续接受治疗。当然,必要的紧急升血小板处理需要同步给予。

先生在临床遇到 2 例女性患者,在常规诊治过程中配合妈富隆,不但月经血止,血小板计数也随之上升,推测可能由于患者体内激素分泌异常,导致其治疗效果不佳。

中西医结合临证治疗过程中,先生发现对于治疗中白细胞正常,血小板逐步上升者,往往治疗效果好;而白细胞增高,血小板也升高者,往往提示病情会反复,治疗效果欠佳。究其个中原因,有待进一步临床观察和实验研究。

七、验案分享

例一,女性患者,17 岁。初诊日期:1975 年 3 月。

病史: 因经血淋漓,反复紫癜三月余就诊,验血发现血小板计数显著减少,不足 $20 \times 10^9/L$,经骨髓检查提示:增生

专病论治

229

活跃，巨核细胞增多伴成熟障碍，血小板极少见，符合 ITP 诊断。几经中西医结合治疗，效果不好，遂来寻求先生诊疗。接诊之际，观察病患，忽冷忽热，两胁胀满，心烦干呕，不欲饮食，舌质淡、苔薄黄，脉弦滑。

西医诊断： 特发性血小板减少性紫癜。

中医诊断： 紫癜（邪犯少阳，肝经郁热）。

治法： 疏肝清热，和解少阳。

方药： 小柴胡汤加减。

柴胡 9g，黄芩 12g，半夏 6g，人参 6g，生姜 9g，大枣 3 枚，木贼 12g，马鞭草 15g，甘草 12g，日 1 剂，水煎服。

病患服药 4 剂寒热消除，皮肤紫癜日渐消退，继续煎服上方 10 剂，复查血小板计数得以恢复至 $105 \times 10^9/L$，病情获得缓解。

按语： 先生认为，患者既往传统中医辨治本病，采取补气摄血的人参归脾汤、凉血止血的犀角地黄汤、滋阴清热的知柏地黄丸/汤加减施治，临床疗效不尽如人意。先生从伤寒入手辨析，乃邪入少阳血分，方拟中医经典《伤寒论》之经方"小柴胡汤"加木贼等清肝凉血施治，收获佳效。

通过此例偶然治验，先生获得启示，以中医理论为指导，整体辨析，突破常规，可获得意想不到的效果，对传统中医辨治方法予以补充。

例二，梁某，女性，13 岁。初诊日期：2013 年 6 月 6 日。

病史： 病程漫长，反复发作，稍感乏力，间或血点和/或紫癜，时或经血量多，纳眠可，二便调，舌淡、苔薄白，脉沉滑细。既往确诊慢性免疫性血小板减少性紫癜（CITP）。来诊时血象：白细胞 $2.96×10^9/L$，血红蛋白 132g/L，血小板 $34×10^9/L$。

西医诊断：原发免疫性血小板减少性紫癜。

中医诊断：紫癜病（气阴两虚，兼夹血热）。

治法：益气养阴，凉血清热。

方药：黄芪 30g，太子参 20g，当归 10g，川芎 10g，白芍 20g，生地黄 20g，鸡血藤 10g，水牛角 30g（先煎），牡丹皮 20g，紫草 20g，仙鹤草 20g，三七 5g，7 剂，水煎服，日 1 剂，分 2 次服。

二诊（2013 年 6 月 20 日）：病人神清，精神可，皮肤紫癜明显减少，无发热及明显乏力等，纳眠、二便可，舌红、苔微黄，脉弦细滑。血常规：白细胞 $7.97×10^9/L$，血红蛋白 154g/L，血小板 $64×10^9/L$。处方如下：

水牛角 60g（先煎），牡丹皮 20g，生地黄 20g，紫草 20g，商陆 10g，九节茶 10g，柴胡 10g，木贼 10g，三七 5g，补骨脂 20g，连翘 10g，鸡血藤 10g，水煎服，日 1 剂。

患者此次复查血常规提示血小板有所升高，神疲乏力症状缓解，无新鲜出血，病情稳定，结合舌脉，辨析考虑虚证消减，内热依然，热邪易于内伏肝经"血室"，加大清肝凉血力度，上方加柴胡、商陆、九节茶、木贼。

三诊（2013 年 7 月 4 日）：病人神清，精神可，无明显出血，皮下无出血点，纳眠可，二便调，舌淡红、苔白，脉细。血常规：白细胞 $8.17×10^9/L$，血红蛋白 155g/L，血小板 $171×10^9/L$。处方如下：

水牛角 50g（先煎），牡丹皮 20g，生地黄 20g，紫草 10g，商陆 10g，九节茶 10g，柴胡 10g，黄芩 10g，三七 5g，补骨脂 20g，板蓝根 10g，连翘 10g，水煎服，日 1 剂。

患者此次复查血常规，血小板升高至正常，无明显出血，目前病情稳定，故维持原方加减。

四诊（2013 年 9 月 25 日）：病人神清，精神可，皮下无出血点，纳眠可，二便调，舌淡红、苔白，脉细。查血常规：白细胞 $5.32×10^9/L$，血红蛋白 147g/L，血小板 $146×10^9/L$。五周血小板 $>100×10^9/L$。处方如下：

水牛角 50g，牡丹皮 20g，生地黄 20g，紫草 20g，商陆 10g，九节茶 10g，柴胡 10g，黄芩 10g，三七 10g，补骨脂 20g，板蓝根 10g，连翘 15g，日 1 剂，水煎服。

四诊后至今，患者病情稳定，监测血常规，血小板一直维持在正常值范围内，2017 年 7 月 6 日复查血常规：白细胞 $5.7×10^9/L$，血红蛋白 $147×10^9/L$，血小板 $171×10^9/L$。无皮下出血点，无不适。自 2013 年患者发病至今，中医药治疗效果明显，目前患者病情稳定，故维持原治疗方案，以巩固疗效，同时嘱患者定期复查，了解疾病变化情况。

按语：先生认为本病多由外感风热邪毒，伤及血络所致。病患就诊之时，常常邪已入里，此时施以清热疏风之法，由于药证不符，往往只能取得暂时疗效。临证多为病已入里而不在表，根据先生多年临床探索，施以"从肝论治"之法辨治为宜。肝乃藏血之脏，喜条达，主生发，调气机，外邪入侵，入里伤肝而郁，郁而化火，导致血不循经而出血，肝脏安则血络宁，宜凉血解毒清肝为主，辅以养肝之法。

本例患者接受激素治疗后 PLT 已上升，然激素乃辛热之品，长期应用易致阴阳两虚，而减撤过程中，血象经常波动，故中医治疗上予水牛角、牡丹皮、生地黄、紫草、连翘清热凉血解毒，贯众、紫珠草凉血止血，以稳定症状，然纯用止血恐留瘀，故予三七活血止血。全方寒凉，予熟附子、锁阳温补肾阳，且无凉血止血而凝血留瘀之弊，无清热解毒而伤气损阳之虞，也能促进 PLT 的升高。商陆调节免疫，据现代研究证实具有治疗 ITP 的作用。

例三，黄某，女，15 岁，初诊时间：2015 年 2 月 12 日。

病史：患者于 4 年前注射疫苗（具体不详），之后逐渐出现全身皮肤散在瘀点，以双下肢和头颈部为多，压之不褪色。在外院经过血常规、骨髓穿刺等检查确诊为原发性血小板减少性紫癜，服用强的松 35mg/d 等治疗后血小板恢复至正常，此后维持激素治疗近三月余，患者逐渐出现肥胖、水牛背、满月脸、痤疮。近日患者因感冒发热、咽痛，再次出现全身皮肤瘀点，齿鼻出血。现症见：皮肤瘀斑，齿鼻衄血，口腔黏膜及舌体有血泡，色鲜红，两颧部潮红，盗汗，夜梦多，口干口苦，纳可，大便干结，小便短少，舌红、苔薄黄，脉细数。既往无特殊病史。血常规：白细胞 7.1×10^9/L，红细胞 3.88×10^9/L，血红蛋白 120g/L，中性粒细胞 0.65×10^9/L，淋巴细胞 0.35×10^9/L，血小板 12×10^9/L。

西医诊断：原发性血小板减少性紫癜。

中医诊断：紫癜（阴虚不足，血热妄行）。

治法：滋阴清热，凉血止血。

方药：羚羊骨（先煎）30g，生地黄、熟地黄各 20g，赤白芍各 20g，生石膏 30g（先煎），知母 15g，太子参 15g，桔梗 20g，黄柏 10g，黄芩 10g，玄参 10g，麦冬 20g，连翘 10g，夜交藤 30g，黄连 5g，肉桂末 3g（冲），甘草 10g。水煎服，日1剂。

2015年3月12日二诊：服上药后，皮肤瘀斑、齿鼻衄血减轻，口腔黏膜及舌体未见新鲜血泡，仍有两颧潮红，盗汗减少，夜梦多，口干欲饮，纳可，大便干，小便可，舌红、苔薄，脉细数。复查血常规：白细胞 $5.9×10^9$/L，红细胞 $3.95×10^{12}$/L，血红蛋白123g/L，中性粒细胞 $0.67×10^9$/L，淋巴细胞 $0.33×10^9$/L，血小板 $22×10^9$/L。血热得清，阴伤未复，以滋阴清热、凉血止血兼益气为法。上方基础上加大滋阴益气之力，以知柏地黄汤和一贯煎加减。处方如下：

羚羊骨30g（先煎），黄柏10g，知母15g，生地黄、熟地黄各20g，赤白芍各20g，太子参15g，黄芪30g，白术15g，玄参10g，麦冬20g，黄精15g，山萸肉15g，枸杞子15g，女贞子15g，黄芩10g，浮小麦30g，生龙牡各30g，黄连5g，肉桂末3g（冲），甘草10g。水煎服，日1剂。

2015年4月10日三诊：病人服上药后，皮肤瘀斑吸收，齿鼻衄血停止，口腔黏膜及舌体未见新鲜血泡，两颧潮红、盗汗明显减轻，夜寐安宁，口干好转，纳可，二便调，舌红、苔薄，脉弦细。复查血常规：白细胞 $6.1×10^9$/L，红细胞 $4.1×10^{12}$/L，血红蛋白126g/L，中性粒细胞 $0.69×10^9$/L，淋巴细胞 $0.31×10^9$/L，血小板 $32×10^9$/L。证属肝肾阴虚，以滋养肝肾、凉血止血兼益气为法，上方基础上加减。处方如下：

羚羊骨30g（先煎），黄柏10g，知母15g，生地黄、熟地黄各20g，赤白芍各20g，太子参15g，黄芪30g，白术15g，玄参10g，麦冬20g，黄精15g，山萸肉15g，枸杞子15g，女贞子15g，茜草20g，卷柏20g，黄芩10g，浮小麦30g，生龙牡各30g，甘草10g。水煎服，日1剂。

2015年5月13日四诊：病人服上药后，未有明显出血，乏力，汗出较少，寐安，稍有口干，纳可，二便调，舌红、苔薄，脉细。复查血常规：白细胞 $7.1×10^9$/L，红细胞 $4.05×10^{12}$/L，血红蛋白 123g/L，中性粒细胞 $0.70×10^9$/L，淋巴细胞 $0.30×10^9$/L，血小板 $40×10^9$/L。继续调治，处方如下：

羚羊骨 30g（先煎），黄柏 10g，知母 15g，生地黄、熟地黄各 20g，赤白芍各 20g，太子参 15g，黄芪 30g，白术 15g，玄参 10g，麦冬 20g，黄精 15g，山萸肉 15g，枸杞子 15g，女贞子 15g，茜草 20g，卷柏 20g，黄芩 10g，浮小麦 30g，生龙牡各 30g，甘草 10g。水煎服，日 1 剂。

按语： 西医认为 ITP 是免疫相关性疾病，目前病因尚不明确，治疗上以激素、丙种球蛋白、脾切除等为主。然长期大量使用激素，患者会出现肥胖、骨质疏松等，有些病人甚至会出现激素耐药情况，血小板水平持续低下。先生认为慢性 ITP 患者，久病使阴精耗伤，以致阴虚火旺，破血妄行；久病使正气亏损，气虚不摄，血溢脉外；久病入络，使血脉瘀阻，血行不畅，血不循经而出血；血小板减少所致紫癜多为阴虚血热，不外热、虚、瘀三方面，从肝脾肾论治。此例患者两颧潮红、盗汗、口干舌燥、眠差、夜梦多，属于肝肾阴虚火旺，中药予羚羊骨、生地黄、熟地黄、赤白芍凉血解毒，生石膏、知母清热生津，黄精、山萸肉、枸杞子、女贞子益髓填精，刺激造血。

例四， 蔡某，女，28 岁，初诊时间：2015 年 2 月 23 日。

病史： 患者院外确诊为特发性血小板减少性紫癜，2011 年 4 月行脾切除术，术后血小板波动在（200～300）$×10^9$/L。2012 年初腹泻后血小板降至 $10×10^9$/L，经甲强龙、丙种

专病论治

235

球蛋白、特比奥、美罗华、达那唑等治疗后血小板最高达 245×10⁹/L，随之自行下降，低于 20×10⁹/L，难以上升，遂寻求中医治疗。现症见：激素面容，面部潮红、痤疮，性情急躁，纳眠可，小便正常，大便日 2～3 次，质烂，舌质暗红、苔白腻，脉弦细。序贯维持基础西药治疗，介入中药辨治调理。

西医诊断： 特发性血小板减少性紫癜。

中医诊断： 紫癜（肝肾阴虚，毒蕴血瘀）。

治法： 滋补肝肾之阴，凉血解毒。

方药： 水牛角 60g（先煎），牡丹皮 20g，生地黄 20g，紫草 20g，商陆 15g，九节茶 15g，柴胡 10g，黄芩 10g，三七 10g，补骨脂 20g，仙鹤草 30g，板蓝根 10g，甘草 10g。水煎服，日 1 剂。

2015 年 3 月 19 日二诊：激素面容，面部潮红、痤疮，性情仍急躁，但较前稍有好转，口干，纳眠可，二便正常，舌质暗红、苔白腻，脉弦略细。继续服用美卓乐等药物，针对激素引起的面部潮红、痤疮，予以知母、生地黄、何首乌等滋阴，消除激素不良反应。处方如下：

水牛角 50g（先煎），牡丹皮 20g，生地黄 20g，商陆 15g，九节茶 15g，三七 5g，补骨脂 20g，仙鹤草 30g，黄精 20g，连翘 15g，天冬 20g，玄参 30g，珍珠草 20g，知母 20g，制何首乌 20g，茯苓 20g。水煎服，日 1 剂。

2015 年 4 月 22 日三诊：激素面容，面部痤疮减少，面颊潮红，性情稍有改善，纳眠可，大便稀烂，小便调，舌暗红、苔白腻，脉弦细。处方如下：

水牛角 50g（先煎），牡丹皮 20g，九节茶 15g，紫珠草

20g，女贞子 20g，黄精 20g，三七片 5g，商陆 15g，生地黄 20g，天冬 30g，制何首乌 40g，粉葛 20g，炮姜炭 10g，肉豆蔻 20g，补骨脂 20g，五味子 10g。水煎服，日 1 剂。

2015 年 5 月 7 日四诊：激素面容，面部痤疮减少，面颊潮红，性情改善，纳眠、大便可，小便调，舌暗红、苔白腻，脉弦细。复查血小板上升至 77×10⁹/L，守方续服。

水牛角 50g（先煎），牡丹皮 20g，九节茶 15g，紫珠草 20g，女贞子 20g，黄精 20g，三七片 5g，商陆 15g，生地黄 20g，天冬 30g，制何首乌 20g，粉葛 20g，炮姜炭 10g，肉豆蔻 20g，补骨脂 20g，五味子 10g。水煎服，日 1 剂。

按语：先生认为，此病例可归为 ITP，发病之初多为风热邪毒伤及血络，随着病程进展，患者情志发生较大变化，对治疗丧失耐心，精神压力增大，常因病情反复、缠绵难愈而感到烦躁不安，此时情志失调成为病情进展的主要因素，临床上常有情志忧郁、胸胁胀满不适、善太息等肝郁不舒表现，或情绪急躁等肝郁化火之象，当从肝论治，如单纯清解风热，难以奏效。同时长期大量使用激素，患者会出现肥胖、骨质疏松等，有些病人甚至会出现激素耐药情况，血小板水平持续低下。先生认为，肝主藏血，体阴而用阳，主调畅气机，喜条达而恶抑郁。如肝失疏泄，则气血逆乱，藏血失职，发为各种血证。中医认为，血小板减少所致紫癜多为阴虚血热，不外热、虚、瘀三方面，从肝脾肾论治。先生治疗 ITP 多以清热解毒、凉血止血、疏肝健脾为法。以水牛角、牡丹皮、生地黄、紫草凉血止血；瘀血不去，新血不生，以九节茶、三七活血化瘀生血；商陆为峻下逐水药，为先生经验用药，经现代药理证明有升血小板的作用；同时配合少量柴胡疏肝，连翘清热解毒。

过敏性紫癜

过敏性紫癜（HSP）也被称为免疫球蛋白 A 血管炎（IgAV），是一种常见的毛细血管变态反应性出血性疾病。

临床以皮肤瘀点瘀斑常见，累及皮肤、胃肠道、肾脏、关节等，除皮肤紫癜外，可出现关节肿痛、腹痛、便血、血尿和蛋白尿等。其病因及发病机制仍未完全阐明，可能涉及感染、遗传、药物、疫苗及某些食物诱发等，以体液免疫异常为主，T 淋巴细胞功能改变及细胞因子等在发病中起重要作用。

本病好发于儿童，常见发病年龄为 7～14 岁，男女之比为 1.4∶1，发病有明显的季节性，以冬春季发病多见，夏季相对较少。

HSP 治疗药物种类较多，尚无特效疗法，且无统一方案，一般在消除并防范致病因素基础上，多以抗过敏、糖皮质激素、免疫抑制剂等药物为主；临床易于反复，长期糖皮质激素应用不良反应较多，且不能缩短病程，尤其对肾脏受累方面无明显效果，而免疫抑制剂增加感染机会等。

本病归属于中医学"血证""紫癜""肌衄""葡萄疫"等范畴。

一、常见病因病机

本病乃先天禀赋和／或后天调养之因，复外感邪毒，侵及血脉，血不归经，或泛于肌肤、侵及肢节、下泄前后二阴而成。

患者或因先天禀赋薄弱，体质特异，或后天调养不当，或饮食不节，或劳倦过度，肝脾肾失司，复感外邪而波及血分，血不归经，溢于脉外。

病机演变：

外感六淫： 风热之邪从口鼻而入，与气血相搏，灼伤脉络，血溢肌肤则出现紫癜；"风为百病之长"，风易夹湿，湿性趋下，湿蕴肠络则腹痛便血；湿性缠绵，病久必瘀，湿瘀壅滞关节则关节肿痛；"六淫易从火化"，"瘀久必热"，湿热瘀毒壅结，迫血妄行，血液外溢肌肤为紫癜。

饮食不节： 饮食不节，脾胃失司，湿从内生，郁而化热，湿热郁结，或发于肌肤，或郁结胃肠与下焦，而发紫癜、腹痛、尿血等。

正气不足： 先天禀赋不足，或后天调养不当，或疾病反复，经久不愈，耗伤正气，而气阴亏虚；或脾气失摄，血不归经，或阴虚内热，热迫血行，而致血溢脉外。

初始发病多与感受外邪有关，诸如风热毒邪侵入机体，迫血妄行，其性"热"与"火"，多属"实"证；易于迁延者，多为禀赋不足，且反复发作，其性正气亏虚为多，为虚实夹杂难治之证。

先生认为，过敏性紫癜病因乃风热湿毒，其起病之初多由风邪外袭，夹热入里，伤及血络，血溢脉外，泛于肌肤，故见瘀斑、紫癜；且风为阳邪，其性轻扬，善行而数变，常与热、毒、湿邪相搏结，故其基本病机为风湿热毒之邪伤及血分，损伤络脉，络损血溢，血液凝滞而阻塞脉络，诸邪相互影响，互为因果。

二、临证中医治疗

1. 辨证施治基础

过敏性紫癜因涉及脏腑、四肢、百骸之不同而临床上有多种不同证候；急性期、初期属实、属热者多，治疗以祛邪为主；病程迁延、长期反复发作者属虚证，治疗以补虚为主；虚实夹杂者则当攻补兼施。祛邪法，以祛风、凉血、活血为主，扶正则以益气、滋补肝肾等治法为宜。

2. 常见基本证型

（1）风热伤络

常见证候： 下肢、臀部对称性紫癜，颜色鲜红，形状大小不一，抚之碍手，伴瘙痒、发热、微恶风寒、咳嗽、咽痛，或伴关节肿痛、腹痛、便血等，舌红、苔薄黄，脉浮数。

基本治法： 疏风清热，解毒凉血。

基本方剂： 银翘散（《温病条辨》）及类似方剂加减。

常用药味： 金银花6～15g，连翘6～15g，牛蒡子6～12g，紫草5～10g，荆芥6～12g，防风6～12g，地肤子9～15g，生地黄9～15g，牡丹皮6～12g，桔梗3～9g，甘草3～10g，蝉蜕3～6g（后下）。每日1剂，水煎服。

随症加减： 皮疹、皮肤痒甚者，加白鲜皮6～9g、浮萍3～9g加强祛风止痒；关节肿痛者可加桂枝3～9g、白芍6～15g、当归6～12g、牛膝6～15g以活血疏利关节；腹痛者加白芍6～15g、仙鹤草6～12g、倍甘草以缓急和中；尿血者加大蓟9～15g、小蓟9～30g、白茅根15～30g以凉血止血。

（2）血热妄行

常见证候： 起病急骤，皮肤瘀斑成片，色深紫，伴鼻、齿、便、尿等出血，壮热烦渴，关节肿痛，或见大便干结，小便短赤；舌红绛、苔黄，脉滑数。

基本治法： 清热解毒，凉血止血。

基本方剂： 清瘟败毒饮（《疫疹一得》）或犀角地黄汤（《千金要方》）及类似方剂加减。

常用药味： 水牛角（代替犀角）15～30g（先煎），牡丹皮6～12g，生地黄9～15g，生石膏15～60g，玄参9～15g，知母6～12g，赤芍6～15g，黄连3～9g，黄芩3～9g，连翘6～15g，栀子3～9g，甘草3～9g。每日1剂，水煎服。

随症加减： 出血明显者加藕节炭9～15g、地榆炭9～15g、茜草9～15g等加强凉血止血；便秘者加大黄3～15g、桃仁6～9g清热活血；神昏谵语者加服安宫牛黄丸或紫雪散以清热开窍。

（3）胃肠瘀热

常见证候： 腹部阵痛，下肢皮肤满布瘀斑，口臭、纳呆、腹胀，或齿龈出血，大便溏，色黯或褐紫，或便下蛔虫；舌红、苔黄，脉滑数。常有饮食不洁史。

基本治法： 清肠泄热，破瘀化斑。

基本方剂： 大黄牡丹汤（《金匮要略》）及类似方剂加减。

常用药味： 大黄3～15g（后下），牡丹皮6～12g，桃仁6～9g，冬瓜仁9～15g，葛根9～15g，黄连3～9g，防风6～12g，黄芩3～9g，蝉蜕3～6g，甘草3～9g。每日1剂，水煎服。

随症加减： 出血明显者加水牛角15～30g（先煎）、仙鹤

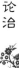

草 9～15g 以凉血止血；腹痛甚者加白芍 6～15g 以缓急止痛。

（4）气不摄血

常见证候：紫癜反复发作，迁延不愈，瘀点瘀斑隐约散在，色较淡，面色少华，神疲气短，食欲不振，头晕心悸；舌淡、苔薄，脉细无力。

基本治法：健脾益气，养血活血。

基本方剂：八珍汤（《瑞竹堂经验方》）及类似方剂加减。

常用药味：党参 9～30g，黄芪 9～30g，白术 6～12g，茯苓 9～15g，当归 6～12g，木香 3～6g（后下），川芎 3～9g，熟地黄 9～15g，白芍 6～15g，丹参 6～15g，炙甘草 3～9g。每日 1 剂，水煎服。

随症加减：出血较多时加云南白药、仙鹤草 6～12g、蒲黄炭 6～9g 活血止血；尿血重者加茜草根 9～15g、白茅根 15～30g、藕节 9～15g 以凉血止血；尿蛋白多时加益母草 9～30g、紫草 6～9g 以活血化瘀。

（5）阴虚内热

常见证候：皮肤瘀点瘀斑，色黯红，时发时隐，或紫癜消失，伴腰膝酸软，五心烦热，潮热盗汗，头晕耳鸣，口燥咽干，大便干燥，尿血；舌红少津、苔少，脉弦细数。

基本治法：滋阴降火，凉血止血。

基本方剂：大补阴丸（《丹溪心法》）和茜根散（《重订严氏济生方》）及类似方剂加减。

常用药味：熟地黄 9～15g，龟甲 9～24g（打碎先煎），黄柏 5～10g，知母 6～12g，牡丹皮 6～12g，茜草根 30g，玄参 15g，仙鹤草 6～12g，甘草 3～9g。每日 1 剂，水煎服。

随症加减：阴虚发热甚者加鳖甲 9～24g（先煎）、地骨皮 6 ～ 15g、银柴胡 3 ～ 9g 以清虚热；尿血甚者加三七末 3g（冲）、云南白药、紫草 6 ～ 9g 以活血止血。

三、辨病施治经验

先生辨析本病，强调其病机本质与"热犯血脉"相关，与肝脾肾之失司相关。

先生强调其与"热"的关联性，其"热"者，常见外感之风热、内蕴之湿热、热盛之毒热，以实证为主。经久不愈、年老体弱或阴虚体质者，常因阴虚基础，更易热迫血行，血不归经，溢于脉外，导致本病。

先生临证施治，以清热凉血止血为基本治法，习用犀角地黄汤演变而来的凉血解毒汤随症加减。在辨病从"热"论治之时，需要加以区别对待，兼夹风热外感者，加疏风清热之剂，诸如防风、荆芥穗、肿节风等；兼夹湿热内蕴者，加黄芩、黄连、黄柏等（泻心汤之类）；兼夹瘀热者，加赤芍、益母草、丹参、金荞麦等；兼夹郁热者，加连翘、忍冬藤、贯众等；阴虚内热者，加生石膏、知母、旱莲草等。然《血证论》云："既然是离经之血，虽是清血、鲜血，亦是瘀血，瘀血在经络脏腑之间，则周身作痛，以其阻塞气之往来，故滞而痛，所谓通则不痛也。"《金匮要略》中亦云："风伤皮毛，热伤血脉……热之所过，血为之凝滞。"离经之血未能速散，则形成瘀血。故先生在起病初期即重视活血化瘀，投以牡丹皮、小蓟、紫草、三七等活血化瘀之药，以达"治风先治血，血行风自灭"之效。《医术》中指出"斑发于阳明"，经云"阳络伤则血外溢，血外溢则衄血，阴络伤则血内溢，血内溢则后血"。而阳络者，阳经之络，即太阳、阳明之络也，阳明热甚，当清

专病论治

243

阳明之热，酌加生石膏、知母等。

先生认为小儿肌肤薄，藩篱疏，卫外不固，易受风邪等四时邪气侵袭，故过敏性紫癜多见于小儿。如《外科正宗》中载"葡萄疫，其患生小儿，感受四时不正之气，郁于皮肤不散，结成大小青紫斑点，色若葡萄，发在遍体头面"。此外，小儿脾气不足，脾胃易损，运化失职，以致湿蕴中焦，或郁而化热，或与火热之邪相聚，胶结为病。治疗儿童患者，先生多从先天禀赋不足、后天调养不当入手。先天禀赋不足者，多与肾虚相关，需加灵芝、阿胶、女贞子等补肾之品；后天调养不当者，多见脾虚，故加薏苡仁、茯苓、山药等健脾之品。

针对临床上以腹痛为主就诊的患儿，应注意腹型过敏性紫癜、过敏性紫癜合并急腹症与急腹症的鉴别。过敏性紫癜有其特殊临床表现，结合相关实验室及影像学检查可鉴别。针对急腹症发作的过敏性紫癜首先强调予以激素治疗原发病，同时视情况给予禁食、胃肠道减压、补液支持，必要时配合抗感染、解痉止痛、制酸止血等对症处理。中医方面，在疏风清热、凉血止血的基础上着重调肝扶脾，重用柴胡、防风、白芍、仙鹤草。避免接触过敏原，针对不同症状、不同阶段适当加减药物。中西医结合诊治能更快、更好地控制病情，缓解症状，最后予以疏肝健脾、养血祛风收功。

病情迁延反复者，先生常兼顾肝脾，因肝主疏泄、藏血，脾主统血。患者或因外感热毒，邪毒伤肝，或因病程长久、情志不遂，肝气不舒，致肝失疏泄，藏血失司；或郁而化火，迫火血行；或肝郁气滞，气滞血瘀，血不归经；或肝郁脾虚，脾不统血，血溢脉外。故过敏性紫癜与肝脾关系密切。外感、饮食不当等外因也可诱发过敏性紫癜，若病人素体脾胃不足则更加容易发病，脾虚湿热胶结并反复发作。故治疗上，先生注重调肝扶脾，柔肝和血，常用柴胡、白芍为对药，视其湿、热、瘀、虚不同，酌加茯苓、苍术、薏苡仁，黄芩、黄柏、商陆，赤芍、三七、丹参，白术、党参、黄芪等，配合仙鹤草、茜草根、小蓟、地榆等对症止血。而对于病程较长而迁延反复者，疏肝健脾同时配合活血祛湿之法，常用小柴胡汤、归脾汤、参苓白术散、四君子汤等。

有关肾脏受累及过敏性紫癜性肾炎的防治。肾脏受累是本病常见的特征之一。据报道，临床上20%～60%的患儿有不同程度的肾脏损害表现，发病仅次于急性肾炎、肾病综合征（NS）而居第3位，表现为镜下或肉眼血尿、蛋白尿，急性肾炎综合征及急性肾功能不全，虽大多预后良好，但约15%的患儿会有持续性肾损害，约8%的患儿发展到肾衰竭，严重者可导致死亡，应引起高度重视。肾脏受累的严重程度是决定本病远期预后的主要因素。

过敏性紫癜患者几乎都存在不同程度的高黏血症，而紫癜性肾炎患者的高黏血症尤为突出，支持中医学血瘀证的诊断。具有清热解毒、活血化瘀的中药如紫花地丁、白花蛇舌草、白茅根、雷公藤、当归、赤芍、丹参、牡丹皮、生大黄、益母草、桃仁、红花，特别是紫草治疗紫癜性肾炎效果尤佳。研究表明，紫草中的紫草素等能降低毛细血管通透性，抑制局部水肿和炎症渗出效果突出。这些研究结果提示我们，在治疗过敏性紫癜的过程中，不仅瘀血证的患者中使用紫草，其他证型的患者也应适当应用紫草这一有效中药。

四、中西医结合

西医目前无特效治疗方法，感染是本病发作最为多见的病因，故治疗上应彻底、有效地清除感染灶，若有结核感染当予抗结核治疗，若有严重细菌感染者，应当及时予抗生素治疗。现代研究发现辛凉解表、清热解毒之中药有不同程度抑制细菌和病毒的作用，故可在方中酌加清热解毒之药，诸如连翘、蒲公英、金银花等；针对免疫力较差的患者，可予转移因子、维生素 C 口服预防感染。本病易致肾脏受累，常规肾上腺皮质激素治疗对防治肾脏受累无效，若患者呈急进性肾炎，可予激素、免疫抑制剂、抗血小板聚集和抗凝联合治疗。同时，中药可予紫草、牡丹皮、益母草等清热解毒、活血化瘀之品，其中紫草清热活血，且现代药理研究证明其可抑制局部水肿和炎症渗出，先生认为治疗不同证型 HSP，可酌加紫草以增强疗效。治疗急性期 HSP，适当予激素、免疫抑制剂等西医治疗可治标，符合"急则治其标"原则，同时应予中医治疗保驾护航，以此中西医结合治疗，达到最佳疗效。

引起过敏性紫癜发生及反复的因素很多，临床针对具体病例往往难以确定其直接过敏原。因此对于患过本病的患者，为预防其复发，应从以下多方面综合进行。

消除病因，避免接触：有效地清除感染灶。感染是过敏性紫癜发作最为多见的病因，感染源包括细菌、病毒、寄生虫及支原体等，彻底清除感染灶，不仅是治疗的关键一环，也是预防复发的重要措施。辛凉解表、清热解毒的中药均具有不同程度的抑制细菌和病毒的作用，如薄荷、菊花、金银花、连翘、蒲公英等。对寄生虫感染应予以驱虫治疗。

避免可疑的食物及药物：过敏性紫癜病人常为特异性体质，应避免进食可能引起过敏的食物，如鱼、虾、蟹、羊肉等。药物也是引起过敏性紫癜的重要因素，大部分西药均有可能引起过敏性紫癜，值得重视的是，关于使用中药及中药制剂而导致过敏性紫癜的报道亦逐年增多。患者及家属应谨记相关药物，避免再次使用，并在就医时及时向医师提及过敏史。

锻炼身体，增强体质："正气存内，邪不可干"，过敏性紫癜患者应积极参加体育锻炼，增强体质，预防感冒，但运动应循序渐进，避免过度劳累。对体质较弱的患者可同时服用益气健脾、调节免疫的中药进行调理，如玉屏风散、童康片等。对于过敏性紫癜恢复期，可用养阴清热、健脾益气等方法，进一步清除余邪，调节气血，恢复脏腑的正常生理功能，以防止复发。服用一些增强免疫力的药物例如转移因子、维生素 C 等有一定程度预防感染作用，也是对策之一。

五、验案分享

例一，梁某，女，14 岁，初诊时间：2018 年 4 月 13 日。

病史：患者因活动后双下肢紫癜就诊，考虑过敏性紫癜，寻求中医辨治调理。症见皮肤紫癜，伴瘙痒，咽痛，扁桃体Ⅰ度肿大；舌淡、苔薄白，脉沉细。

西医诊断：过敏性紫癜。

中医诊断：紫癜（风热伤络）。

治法：祛风清热，活血化瘀，凉血止血。

方药：羚羊角粉 0.6g（冲服），牡丹皮 20g，生地黄 20g，紫草 20g，荆芥 15g，防风 10g，连翘 10g，金荞麦 20g，蝉蜕 10g，生石膏 40g，地肤子 20g，白鲜皮 20g。14 剂，水煎服，

专病论治

247

日1剂。

2018年4月27日二诊：患者诉近来外感，下肢仍有散在紫癜，尿潜血+，扁桃体Ⅰ度肿大，舌脉同前，辨析调方如下：

前方去蝉蜕、地肤子、白鲜皮，加知母10g滋阴清热，白茅根20g清热止血，甘草10g清热且调和诸药，并予雷公藤多苷片消除尿潜血，继续予地塞米松、依巴斯汀抗过敏。中药予14剂，水煎服，日1剂。

2018年5月11日三诊：双下肢散在陈旧紫癜，仍有瘙痒，未见新发紫癜，血常规、尿常规正常；舌淡、苔薄白，脉沉细。前方去金荞麦、白茅根，加蝉蜕5g、地肤子10g、白鲜皮20g以祛风止痒，川草薢20g祛风利湿。14剂，水煎服，日1剂。

后随诊患者，诉未再见新发紫癜，已无瘙痒等症状，血常规及尿常规均未见异常。

按语：先生认为患者乃青少年，易受风邪侵袭，风热之邪从肺卫入侵，入血灼伤脉络而致血溢脉外，治疗上重视清热祛风；"治风先治血，血行风自灭"，故活血当贯穿始终。

例二，史某，男，10岁，初诊时间：2017年12月25日。

病史：患者四肢反复散在紫癜，无瘙痒，间或腹痛，外院住院激素治疗后腹痛缓解，来诊时见四肢仍有散在紫癜，纳眠可，大便偏干；舌淡、苔薄白，脉滑数。

西医诊断：过敏性紫癜。

中医诊断：紫癜（风热伤络）。

治法：祛风清热，活血化瘀，凉血止血。

方药：连翘 15g，荆芥 15g，防风 10g，蝉蜕 10g，土茯苓 30g，羚羊角粉 2 包，牡丹皮 10g，生地黄 20g，紫草 20g，苏叶 10g，生石膏 30g，知母 10g。14 剂，水煎服，日 1 剂。并予安络血降低毛细血管通透性，依巴斯汀片抗过敏，维生素 C 辅助治疗本病。

2018 年 1 月 8 日二诊：患者四肢散在陈旧紫癜，无瘙痒等不适。续服前方 14 剂，加迪赛以提高免疫，加法莫替丁护胃。

2018 年 1 月 22 日三诊：患者四肢紫癜较前明显消退，验血提示尿酸稍高，尿常规提示尿蛋白 +，尿潜血 +，余无不适。前方去生石膏、知母、紫草、苏叶，加车前子 20g 清热利尿，赤芍 10g 清热活血化瘀，茯苓 10g 利水渗湿，7 剂，水煎服，日 1 剂。并予苯溴马隆降尿酸。

2018 年 1 月 29 日四诊：患者四肢散在紫癜消失，尿蛋白 −，尿潜血 +，口干，易出汗，舌红、苔微黄，脉滑数。先生认为患者表邪入里，治疗上予葛根黄芩黄连汤加减以清热解肌。葛根 20g，黄连 5g，黄芩 5g，赤芍 20g，牡丹皮 10g，防风 10g，荆芥 10g，地肤子 20g，土茯苓 10g，茯苓 10g，补骨脂 20g，甘草 10g。14 剂，水煎服，日 1 剂。

后随诊患者，家属诉四肢未再发紫癜，无特殊不适。

按语：患者年幼，卫外不固，风热之邪侵袭人体，热伤血络而致本病，其病位在表，治疗以祛风清热、活血化瘀、凉血止血为法，予银翘散合犀角地黄汤加减。小儿脏腑娇嫩，形气未充，易于传变，若表邪入里，予葛根芩连汤加减以表里双解，使内陷之邪返表而出。

方药杂谈

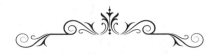

梁冰教授经验集锦
——五十载诊治血液病经验

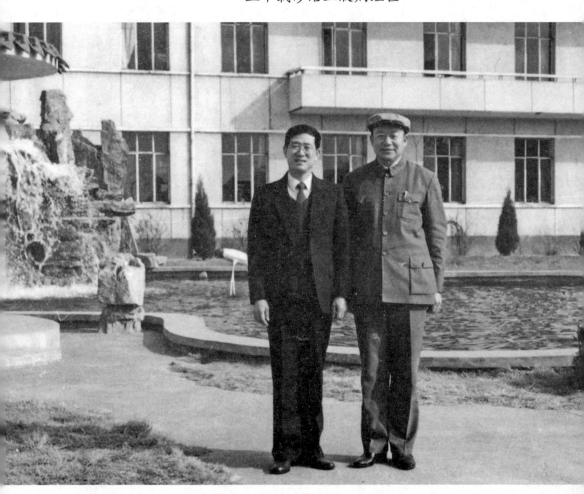

国家中医药管理局原司长宋文义与梁冰教授

先生在五十余载中医辨治血液病过程中，积累了丰富经验，其中有自拟的经验方，也有中成药辨治血液病的新用途，形成了具有特色的对药，更有与时俱进、衷中参西的结合中药药理效应辨病加减的中药与中成药等，既提高了临床疗效，又增加了患者服用的便利性。

经验方

1. 凉血解毒汤[1]

组成： 羚羊角粉 0.5 ～ 1.0g，牡丹皮 10 ～ 15g，赤芍 10 ～ 15g，生地黄 20 ～ 25g，天冬 15 ～ 20g，茜草 15 ～ 20g，黄芩 10g，苍耳子 10g，贯众 20 ～ 25g，辛夷 10g，三七粉 2g，黄柏 10g，生龙牡各 25g，甘草 10g，日 1 剂，水煎服。

功效： 凉血解毒，滋阴补肾，疏散风热。

适应证： 初始因急性、重型再障的急劳髓枯温热证型形成的经验方，现已拓展并广泛应用于急性白血病初期阶段、骨髓增生异常综合征难治性血细胞减少状态、非重型再障输血依赖期、血液淋巴肿瘤放化疗所致骨髓抑制、噬血细胞综合征等呈现阴虚血热与热毒炽盛证型；并用于各类紫癜如血小板减少性紫癜、过敏性紫癜等见血热妄行者。

症见： 病人反复高热和/或不退，肌肤紫癜，齿鼻衄血，甚或尿血黑便，或口舌血泡，间或外感风邪而致鼻塞咽痛等，或伴有面色无华，倦怠乏力，手足心热，五心烦热等阴虚征象并进行性加剧。舌淡红或舌尖红，苔薄黄，脉滑大数疾。

方解： 方中羚羊角粉替代犀牛角（珍稀濒危动物），其味咸性寒，直入血分，清热凉血而解热毒；牡丹皮、赤芍、生地黄、天冬凉血散瘀、滋阴补肾；贯众、苍耳子、辛夷、黄芩、黄柏等疏风清热解毒，茜草、三七凉血止血，龙骨、牡蛎收敛潜阳，甘草调和诸药。诸药相伍，标本兼顾，共奏凉血解毒、滋阴补肾、疏散风热之效。

本方乃三才封髓丹、苍耳子散、犀角地黄汤三方联合。在治疗上，针对急劳髓枯之病本，先生选用三才封髓丹（人参、天冬、熟地黄、黄柏、砂仁、甘草等）以滋阴补肾，针对标证的上焦外感风邪，选用苍耳子散（苍耳子、辛夷等）以疏风清热，针对温热之邪内陷营血，选取犀角地黄汤（羚羊角代犀角、生地黄、赤芍、牡丹皮等）以清热解毒、凉血止血。三方联合，随症加减，补中寓清，清不伤正，补不留邪，独具特色。

2. 参芪仙补汤[1]

组成： 太子参 30 ～ 60g 或党参 15 ～ 20g 或人参 6 ～ 10g，黄芪 20 ～ 30g，仙灵脾 10 ～ 15g，补骨脂 10 ～ 15g，甘草10g，日 1 剂，水煎服。

功效： 益气健脾补肾。

适应证： 初始先生冀北临证拟定的用于慢性、非重型再障贫血呈现脾肾亏虚者，现逐渐应用于骨髓增生异常综合征、血液淋巴肿瘤放化疗所致血细胞减少症呈现脾肾亏虚证者。

症见： 病人面色无华，倦怠乏力，心悸气短，腰酸腿软，头晕不适。舌淡，苔薄，脉细弱或沉细。

方解：肾为先天之本，主骨藏精生髓，化生精血；脾为后天之本，主统血，乃气血生化之源。脾肾亏虚，则精血滋生不足，气血化生匮乏，发为虚劳血虚类病证。方中人参大补元气，黄芪补中益气，治气衰血虚之证，有滋补强壮之功。仙灵脾、补骨脂补肾助阳，温肾暖脾。四药相配，补先天，助后天，温肾阳，健脾土，补肾益髓促进阳生阴长，恢复造血功能。甘草益气和中，调和诸药。其中人参、黄芪、甘草三药相配，如《医宗金鉴》所言，"黄芪补表气，人参补里气，甘草补中气"，可大补一身之气，使元气充，与仙灵脾、补骨脂相伍亦有温壮元阳之效。现代研究人参对大脑皮层有兴奋作用，调节中枢神经系统，同时可能兴奋内脏神经，促使造血功能旺盛[2]；仙灵脾、补骨脂能使粒细胞增加[3]；出血者，可加仙鹤草健脾止血，又治劳伤脱力，能增加血小板，有止血作用[3]。

3. 参芪杀白汤[1]

组成：党参 20 ～ 25g，黄芪 20g，天冬 20g，五味子 10g，黄精 20g，生地黄 20 ～ 25g，白花蛇舌草 25 ～ 30g，黄药子 10 ～ 15g，半枝莲 15 ～ 20g，大黄 6 ～ 9g，甘草 10g，日 1 剂，水煎服。

功效：益气养阴，清热解毒。

适应证：先生冀北临床积累经验自拟的用于急慢性白血病而证属气阴两虚、邪毒内蕴者，也用于恶性淋巴瘤、多发性骨髓瘤呈现上述证型者，血液淋巴肿瘤化疗结束微小残留疾病阶段，呈现气阴未复、余毒未清状态者。

症见：病人面色无华，倦怠乏力，自汗盗汗，低热头晕，腰膝酸软，肌肤紫癜，纳呆食少。舌淡，苔白，脉细数。

方解：方中黄芪、党参、天冬益气养阴、固本培元，尤其黄芪健脾益气，肺脾之气得充则卫外得固，邪气难袭。益气助于生血，气行则血行，从而有助于化瘀。脾气健运，则水谷精微得以化生气血，而药气亦可畅达全身；健脾还可防活血解毒之品久用而伤正。黄精、生地黄滋补肾阴，填补肾精；白花蛇舌草、半枝莲、大黄清热解毒抗癌；黄药子解毒消肿，化痰散结，适用于痰核瘰疬之症；五味子酸敛固涩，既可收五脏之精，又与诸甘药相伍，酸甘化阴，敛阴生津；甘草调和诸药。其中黄芪、党参可促进机体的肿瘤免疫[2]，天冬有抗白血病作用[4]；白花蛇舌草、半枝莲、大黄、黄药子有抑制肿瘤细胞增殖的效应[4]。

4. 参芪四物汤[5]

组成：党参 15 ~ 18g，黄芪 15 ~ 24g，当归 6 ~ 9g，川芎 9 ~ 12g，白芍 12 ~ 15g，生地黄 12 ~ 15g，熟地黄 12 ~ 15g，三七片 9 ~ 12g，阿胶 10g（烊化），鹿角胶 6 ~ 9g（烊化），日 1 剂，水煎服。

功效：健脾益气，养血活血。

适应证：先生南下广州，逐渐积累岭南辨治经验而拟定的经验方，适用于慢性再生障碍性贫血，或急性重型再障贫血度过急性期逐渐趋于稳定，以脾虚血亏证型表现为主者；或骨髓增生异常综合征、急慢性白血病等造血系统疾病呈现上述证型者，岭南地区此类患者比较适合。

症见：病人面色萎黄或苍白，倦怠乏力，自汗频频，头晕目花，肌肤紫癜，纳呆食少。舌淡红，苔白，脉细。

方解： 方中党参补中益气，健脾益肺；黄芪健脾益气，两药合用，以滋气血生化之源。脾为后天之本，脾土旺则气血足，气血运转，周流全身，药物才能进入骨髓起到作用。生熟地二药，善能滋补营血；当归主入血分，力能补血，补中有行；白芍养血和营；川芎活血行气，配于熟地黄、白芍、当归之滋补药中，补而不滞，使已补之血布散周身，四药组成四物汤协同活血养血。正如张秉成所言，"补气者，当求之脾肺；补血者，当求之肝肾。地黄入肾，壮水补阴；白芍入肝，敛阴益血……当归、川芎，辛香温润，能养血而行血中之气者以流动之"。阿胶、鹿角胶血肉有情之品填精养血；三七活血止血。诸药相配，动静相宜，补中寓行，使补血而不滞血，行血而不伤血，共奏补血调血之功。

先生于岭南地区出诊初期，习用北方辨治习惯，所用补肾类药物多滋腻沉降，病人难以吸收，治疗效果不佳。先生查阅文献发现四物汤经试验观察能升高外周血象，改善造血微环境，促进骨髓造血细胞的增殖等[6]。结合岭南地区湿气厚重、易于困脾的特点，因地制宜，健其脾胃，调其气血，祛其湿邪，以参芪四物汤方为主辨治加减，佐以祛湿治疗，共奏健脾祛湿、益气养血、补肾生血之效[5]。

5. 柴胡木贼汤[1]

组成： 柴胡6～9g，半夏6～9g，黄芩9～12g，木贼12～15g，青蒿9～12g，马鞭草12～15g，仙鹤草15～30g，茜草15～20g，石韦9～15g，甘草6～9g。

功效： 清泻肝胆，凉血止血。

适应证： 先生源于辨治免疫性血小板减少性紫癜而自拟的

经验方，用于各类紫癜：原发或继发免疫性血小板减少性紫癜，或血栓性血小板减少性紫癜，过敏性紫癜及其他血管性紫癜等，证属肝胆郁热或迫血妄行者。

症见：皮肤出现青紫斑点或斑块，或伴有鼻衄、齿衄、便血、尿血，或发热，或寒热往来，或关节肿痛，口干和/或口苦，大便干结，小便短赤。舌红，苔黄，脉弦数或滑数。

方解：先生认为，肝主藏血，"体阴而用阳"，能调畅气机，喜条达而恶抑郁。如肝失疏泄，则气血逆乱，藏血失职，发为各种血证，如血随气上则为鼻衄、齿衄、呕血、咯血；血随气下则为便血、尿血；血随气脱，血溢脉外，出现皮肤紫癜等病证。故治疗上采用清泻肝胆、凉血止血之法，方用柴胡木贼汤加减。本方中柴胡和解表里以治寒热往来，又能疏肝清热，使血不致妄行而鼻衄发斑；黄芩清上焦肺热兼能凉血，两药一清一散，共解少阳之邪，疏泄气机之郁滞。胆气犯胃，胃失和降，半夏降逆止呕。木贼有凉血清热止血之功效。青蒿清虚热，泻胆火以除口苦。茜草凉血止血，仙鹤草为止血和升血小板之要药，马鞭草、石韦清热解毒、凉血活血，甘草调和诸药。上药合用，凉血止血，可使血小板数量上升。

6. 四味止血散[1]

组成：蒲黄炭10g，三七粉10g，阿胶珠10g，白及粉10g，大黄炭10g（后补的）。

用法：共研细末，过100目罗筛备用，加适量藕粉和水，再加热调成糊状，温服。每次10g，日服5次，大便潜血转阴后，再服3天，以巩固疗效。

功效：止血、活血、化瘀、生肌。

258

适应证：适用于各类造血系统疾病，或非血液病而由于药物、感染、化疗等因素所致血小板减少而消化道出血者。血止后即可进食，限流质、半流质，渐至恢复普食。（注：密切观察病情变化，积极加强输注机采血小板等措施）

方解：蒲黄炭有收敛止血之效，《本草纲目》说"生则能行""熟则能止"，炒炭止血作用更强，"红见黑则止"。白及粉入血分以泄热，为止血要药。三七粉小量止血，大量活血。阿胶珠入肝、肾、肺经，有滋阴、养血、止血之功效，《本草纲目》记载"疗吐血、衄血、血淋、尿血……"大黄炭苦寒，入胃、大肠经，有下瘀血、破癥瘕积聚、祛留饮宿食、荡涤肠胃、推陈致新、安和五脏的作用，炒炭收敛止血之功效更著。莲藕具有凉血止血功效，以藕粉调诸药成糊状，黏附于胃肠黏膜发挥良好的局部止血效果，并能防止胃酸侵蚀，且藕粉又有解饥效应而减少胃酸分泌，促进止血效果。全方止血不留瘀，化瘀而不动血，动中有守，静中有动，动静结合而提高临床止血作用。急性大出血，止血为当务之急，但离经之血宜急祛之，瘀血不去，新血不生，故活血为其治疗第二大原则。

7. 沐足方

组成：桃仁 15g，红花 20g，桂枝 10g，当归 15g。

功效：活血通络。

用法：上药煎煮，洗按足部，每日一次，每次 15 ～ 30 分钟，水温宜在 37 ～ 40℃，浸泡 3 ～ 5 分钟后，再逐渐加水至踝关节以上，水温不宜过高，以免烫伤皮肤。

适应证：多发性骨髓瘤、慢性骨髓增殖性疾病（如原发性血小板增多症、真性红细胞增多症）所致痰瘀凝结手足部导致

方药杂谈

259

麻木者，或并发双下肢动静脉血栓、足背动静脉闭塞且皮肤无破损者。

方解： 中药沐足有热、药的双重作用，热能松弛肌筋、疏松腠理、活血通络；药物在热能的作用下通过皮肤直接吸收进入血络、输布全身而发挥药效作用。桃仁、红花相须为用，为活血通络、祛瘀止痛的常用配伍；桂枝温经散寒、活血通脉，《长沙药解》载："桂枝，入肝家而行血分，走经络而达荣郁。善解风邪，最调木气。升清阳之脱陷，降浊阴之冲逆，舒筋脉之急挛，利关节之壅阻。入肝胆而散遏抑，极止痛楚，通经络而开痹涩，甚去湿寒。"当归补血活血，调经止痛。《日华子本草》记载"治一切风、一切血，补一切劳，破恶血，养新血及主癥癖"。全方以活血通络为法，药味虽简，但配伍得当，行血、和血、调血、养血、温阳并重，促进气血运行，改善全身血液循环。

8. 止痛方

组成： 生天南星 20g，白芥子 20g，川乌 30g，栀子 10g，桃仁 15g，赤芍 15g，蟾酥 2g。

功效： 活血化痰，通络止痛。

用法： 研末后醋调外敷疼痛处，日一次。本方对皮肤黏膜有较强的刺激作用，不可久敷，一般成人不超过 1 小时，儿童 20～30 分钟，然后自行除去，若灼热难受，可提前除去。孕妇、1 岁以下幼儿及皮肤对药物容易过敏者忌外敷；当天温水洗澡，勿食寒凉生冷、辛辣腥味之物。

适应证： 白血病、多发性骨髓瘤骨痛明显者；慢性骨髓增殖性疾病如原发性血小板增多症、真性红细胞增多症所致红斑性肢痛者。

方解：天南星有燥湿化痰、祛风止痉、散结消肿之效，古籍记载其生用外治痈肿、蛇虫咬伤；白芥子利气豁痰，温中散寒，通络止痛，外用捣烂如泥作皮肤刺激引赤药；二药均走经络而化无形之痰，利气机，消痰结，祛风通络。川乌祛风除湿，温经止痛；桃仁、赤芍活血通络，散瘀止痛；栀子凉血解毒，与赤芍配伍能清气分、血分实热，并制约天南星、白芥子、川乌温燥之性。蟾酥解毒止痛，开窍醒神，《本草汇言》记载"蟾酥，通行十二经络、脏腑、膜原、溪谷、关节诸处"，《本草经疏》赞其为"拔疔散毒之神药"。诸药外用，散结化痰与活血化瘀为主，清热解毒为辅，使痰化毒清，瘀散痛止。同时，现代药理发现天南星具有抗肿瘤作用[4]；蟾酥有镇痛、抗炎、抗肿瘤等效应[4]。

9. 痔疮外洗方

组成：川椒 20g，黄柏 20g，枯矾 60g，五倍子 20g，玄明粉 30g，大黄 20g。

功效：清热解毒，收湿敛疮。

用法：上药水煎后去除药渣，趁热外洗患处或坐浴数十分钟，日 1 剂。

适应证：痔疮、肛周感染患者，以及骨髓抑制（粒细胞缺乏）阶段清洁肛周预防感染；或因血液肿瘤疾病合并带状疱疹者，或因原发性血小板增多症合并肢端坏疽者。

方解：中药熏洗法依靠其药力直接作用于患处。痔疮大多因湿邪黏腻重浊，下注肛门；热邪灼伤络脉，破血妄行，湿热相合，迫于肛管血脉，发为出血。川椒辛温，有杀虫、止

方药杂谈

痒、止痛之效；黄柏苦寒，能清热燥湿，解毒疗疮，二药一辛一苦，一温一寒，辛开苦降，寒温并用，均可外用于湿疹、瘙痒。枯矾收湿敛疮，止血化腐；五倍子其味酸涩，止血收湿敛疮；《三因极一病证方论》记载其与白矾煎汤外洗治脱肛不收；《妇人大全良方》记载五倍子、白矾煎汤熏洗治产后肠脱。玄明粉，即无水芒硝，其燥湿敛疮之力强；大黄清热解毒，止血祛瘀。诸药熏洗，改善局部症状，以达清热解毒、收湿敛疮之效。

10. 口疮方

组成： 松节油。

功效： 活血止痛，收敛生肌。

用法： 将松节油炸后，去渣，放凉后涂抹于患处。

适应证： 原用于减轻肌肉痛、关节痛、神经痛及扭伤。先生用于口腔单纯性疱疹、化疗后口腔溃疡者，或因血液肿瘤疾病合并局部皮肤感染出现红肿热痛者。

方解： 松节油，古籍中名为松香，具有祛风燥湿、排脓拔毒、生肌止痛之效，治痈疽、疔毒、痔瘘、恶疮、疥癣、白秃、金疮、扭伤、风湿痹痛、疬风瘙痒等。《神农本草经疏》载："松脂，味苦而兼甘，性燥，燥则除湿散风寒；苦而燥，则能杀虫；甘能除热，胃中伏热散，则咽干消渴自止。痹者，风寒湿合而为病也。地之湿气感则害人皮肉筋脉，此死肌之所由来也。湿热之邪散，则血不瘀败，荣气通调而无壅滞，故主疽恶疮；荣和热散，则头疡、白秃、疥瘙、风气俱愈矣。热消则荣血和，风湿去则卫气安，脾胃健五脏无病，可知。"中药油剂具有润燥、养血、祛风、润肠通便、敛疮生肌等功效，先生取其油剂外涂，具有润滑、保护创面、防止感染之用而治疗血液病溃疡者。

经典方药

1. 玉女煎：出自《景岳全书》。

组成： 石膏9～15g，熟地黄9～30g，麦冬6g，知母5g，牛膝5g。

功效： 清胃热，滋肾阴。

应用： 胃热阴虚证。头痛，牙痛，齿松牙衄，烦热干渴，舌红苔黄而干。亦治消渴，消谷善饥等。临床常用于治疗牙龈炎、糖尿病、急性口腔炎等胃热阴虚者。

特色经验： 先生用于血液病人血小板减少状态的上部齿鼻衄血、口腔炎溃疡等，证属阴虚内热、胃肠蕴热等。

2. 温胆汤：出自《三因极一病证方论》。

组成： 半夏6g，竹茹6g，枳实6g，陈皮9g，甘草3g，茯苓4.5g。

功效： 理气化痰，清胆和胃。

应用： 胆胃不和，痰热内扰证。胆怯易惊，虚烦不宁，失眠多梦，呕吐呃逆，癫痫等，舌红苔腻微黄，脉弦滑。临床常用于治疗神经症、急慢性胃炎、消化性溃疡、慢性支气管炎、梅尼埃病、围绝经期综合征、癫痫等属胆郁痰扰者。

特色经验： 先生用于血液病人化疗期间的胃肠道反应，出现恶心呕吐、口吐痰涎、口中黏腻、胃脘不适、心烦不眠等，证属胆郁痰扰者。

3. 逍遥散：出自《太平惠民和剂局方》。

组成：柴胡、当归、白芍、白术、茯苓各 9g，生姜 3 片，薄荷 3g，炙甘草 4.5g。

功效：疏肝解郁，养血健脾。

应用：肝郁血虚脾弱证。两胁作痛，头痛目眩，口燥咽干，神疲食少，或往来寒热，或月经不调，乳房胀痛，舌苔薄白，脉弦而虚者。临床常用于治疗慢性肝炎、肝硬化、胆石症、胃及十二指肠溃疡、慢性胃炎、胃肠神经官能症、经前期紧张症、乳腺小叶增生、围绝经期综合征、盆腔炎、不孕症、子宫肌瘤等属肝郁血虚脾弱者。

特色经验：先生用于血液疾病久病者，尤其女性患者多见，症见情绪不畅，胸闷不舒，纳食不香，易于抑郁，或有胁痛、目眩等，证属肝郁脾虚者。

4. 槐花散：出自《普济本事方》。

组成：槐花（炒）、柏叶（杵，焙）各 12g，荆芥穗、枳壳（麸炒）各 6g。

功效：清肠凉血，疏风行气。

应用：肠风，脏毒。便前出血，或便后出血，或粪中带血，以及痔疮出血，血色鲜红或晦暗，舌红苔黄，脉数。临床常用于治疗痔疮出血、结肠炎、肠癌便血或其他大便下血，证属血热者。

特色经验：先生将此方用于血液病人下部出血，其色鲜红，点滴而出，可伴有肛门疼痛，或肛裂，或痔疮出血等，证属风热湿毒者。尤其原发性或继发性血液病化疗骨髓抑制期，粒细胞缺乏，血小板减少状态下的肛周感染出血等。

5. 百合固金汤：出自《周慎斋遗书》。

组成：熟地黄、生地黄、当归身各9g，白芍、甘草各3g，桔梗、玄参各2g，贝母、麦冬、百合各5g。

功效：滋养肺肾，化痰止咳。

应用：肺肾阴虚，虚火上炎证。咳嗽气喘，痰中带血，咽喉燥痛，头晕目眩，午后潮热，舌红少苔，脉细数。临床常用于治疗肺结核、慢性支气管炎、支气管扩张、慢性咽喉炎、自发性气胸等属肺肾阴虚、虚火上炎者。

特色经验：先生对于血液病人骨髓移植后肺功能受损者，或重症肺部感染之恢复期，或长期反复咳嗽咯痰、形体消瘦者，认为其久病必虚，予此方肺肾同治，金水相生，滋阴凉血，降火消痰。

6. 茵陈蒿汤：出自《伤寒论》。

组成：茵陈18g，栀子12g，大黄（去皮）6g。

功效：清热利湿退黄。

应用：湿热黄疸。一身面目俱黄，黄色鲜明，身热，无汗或但头汗出，口渴欲饮，腹微满，小便短赤，舌红苔黄腻，脉沉数或滑数有力。临床常用于治疗急性黄疸型传染性肝炎、胆囊炎、胆石症、钩端螺旋体病等引起的黄疸，证属肝胆湿热者。

特色经验：先生治疗溶血性贫血疾病，或治疗相关性肝脏损害所致黄疸等，遵"黄家所得，从湿得之"之意，辨证基础上加用此方以清热利湿、化瘀通滞，使二便通利，前后分消，邪有出路，减少溶血发作。

7. 旋覆代赭汤：出自《伤寒论》。

组成： 旋覆花 9g，代赭石 3g，人参 6g，生姜 15g，炙甘草 9g，半夏 12g，大枣 4 枚。

功效： 降逆化痰，益气和胃。

应用： 胃虚痰阻气逆证。心下痞鞭，噫气不除，或反胃呕吐，舌淡，苔薄白或腻，脉虚弦或滑。临床常用于治疗浅表性胃炎、胃及十二指肠溃疡、胃扩张、幽门不完全梗阻、神经性呕吐、慢性肝炎、高血压、梅尼埃病、咽神经紧张综合征等属胃虚痰阻气逆者。

特色经验： 对于血液病化疗引起的反复呕吐，或呕吐难止，或频发呃逆者，先生常用此方以开胃气、止呕逆、除噫气。

8. 小青龙汤：出自《伤寒论》。

组成： 麻黄 9g，芍药 9g，细辛 6g，干姜 9g，炙甘草 9g，桂枝 9g，五味子 9g，半夏 9g。

功效： 解表散寒，温肺化饮。

应用： 外寒里饮证。恶寒发热，头身疼痛，无汗，喘咳，痰涎清稀而量多，胸痞，或干呕，或痰饮喘咳，不得平卧，或身体疼重，头面四肢浮肿，舌淡苔白滑，脉浮。临床用于治疗急慢性支气管炎、支气管哮喘、老年性肺气肿、肺炎、百日咳、肺源性心脏病、过敏性鼻炎等属外寒里饮者。

特色经验： 血液病尤其是再障、急性白血病等，或经过化疗、骨髓移植的患者易并发肺部感染，先生以急则治其标为原则，以祛邪为要，辨证属外寒内饮证者，于小青龙汤基础上随症加减。

9. 白虎汤： 出自《伤寒论》。

组成： 石膏 50g，知母 18g，甘草 6g，粳米 9g。

功效： 清热生津。

应用： 气分热盛证。壮热面赤，烦渴引饮，汗出恶热，脉洪大有力。临床常用于治疗急性传染性和感染性疾病，如流行性乙型脑炎、流行性脑脊髓膜炎、流行性出血热、大叶性肺炎、流行性感冒、麻疹、牙龈炎，以及糖尿病、小儿疱疹性口腔炎、败血症、不明原因高热等属气分热盛者。

特色经验： 先生用此方常将粳米替换为山药，两药均可益胃生津，但山药还具有补肺滋肾之功效。应用于血液病人出现大热、大渴、大汗、脉洪大者，属阳明经证、气分热盛证者，病初正气未伤，邪气亢盛者，未见动血耗血之时。

10. 四逆汤： 出自《伤寒论》。

组成： 附子 15g，干姜 9g，炙甘草 6g。

功效： 回阳救逆。

应用： 心肾阳衰寒厥证。四肢厥逆，神衰欲寐，面色苍白，恶寒蜷卧，腹痛下利，呕吐不渴，舌淡苔白滑，脉微欲绝，以及误汗亡阳者。临床用于心肌梗死、心力衰竭、急性肠胃炎吐泻过多或某些急证大汗出现休克等，证属阳虚阴盛者。

特色经验： 先生对于脾肾阳虚型慢性再障、化疗后骨髓抑制或恢复欠佳者，加用此方温肾助阳，以求阳生阴长化生精血，恢复其造血功能。

方药杂谈

巧用成药

1. 安脑丸（安脑片）[7]

组成：人工牛黄、猪胆汁粉、朱砂、冰片、水牛角浓缩粉、珍珠、黄芩、黄连、栀子、雄黄、郁金、石膏、代赭石、珍珠母、薄荷脑。

功效：清热解毒，醒脑安神，豁痰开窍，镇惊息风。

用法：口服，一次 1～2 丸，一日 2 次。

适应证：用于高热神昏，烦躁谵语，抽搐惊厥，中风窍闭，头痛眩晕。亦用于高血压及一切急性炎症伴有的高热不退、神志昏迷等。

新用途：先生发现其中朱砂、雄黄等解毒类矿物药中含有砷的成分，有抗细胞增殖、降低血细胞的效应。可应用于慢性白血病、急性白血病维持治疗阶段、多发性骨髓瘤、淋巴瘤、慢性骨髓增殖性疾病如骨髓纤维化、真性红细胞增多症、原发性血小板增多症等。亦可将药丸加水调成糊状后外敷于溃疡、疱疹、脓肿等。

2. 八宝丹[7]

组成：牛黄、蛇胆、羚羊角、珍珠、三七、麝香等。

功效：清利湿热，活血解毒，祛黄止痛。

用法：口服，一次 1～2 粒，一日 2 次。

适应证：适用于湿热蕴结所致发热，黄疸，小便黄赤，恶心呕吐，纳呆，胁痛腹胀，舌苔黄腻或厚腻干白，或湿热下注所致尿道灼热刺痛、小腹胀痛，以及传染性病毒性肝炎、急性胆囊炎、急性泌尿系感染等有上述证候者。

新用途： 先生使用该药除了口服用于解毒抗癌，抑制肿瘤细胞；其清热利湿以改善岭南患者的湿热体质；还常常外用，将胶囊研碎后外敷于疱疹、溃疡、脓肿等，可有良效。

3. 诺迪康[7]

组成： 圣地红景天。

功效： 益气活血，通脉止痛。

用法： 口服，一次 1～2 粒，一日 3 次。

适应证： 气虚血瘀所致胸痹，症见胸闷、刺痛或隐痛，心悸气短，神疲乏力，少气懒言，头晕目眩；冠心病、心绞痛见上述证候者。

新用途： 先生发现该药对重型地中海贫血、骨髓增生异常综合征、骨髓纤维化等长期依赖输血的病人，能增强其对贫血的耐受能力，减缓血红蛋白下降速度，延长输血间隔。

4. 昆仙胶囊

组成： 昆明山海棠、淫羊藿、枸杞子、菟丝子。

功效： 补肾通络，祛风除湿。其清热解毒利湿之作用强于雷公藤多甙片。

用法： 口服，一次 2 粒，一日 3 次，饭后服用。

适应证： 类风湿关节炎属风湿痹阻兼肾虚证。症见关节肿胀疼痛，屈伸不利，晨僵，关节压痛，关节喜暖畏寒，腰膝酸软，舌质淡，苔白，脉沉细。

新用途： 药理研究表明昆明山海棠具有激素样作用而无激

方药杂谈

素副作用，具有抗炎和免疫抑制作用，可应用于免疫性疾病如免疫性血小板减少症、自身免疫性溶血性贫血、系统性红斑狼疮等。

5. 如意金黄散

组成：姜黄、大黄、黄柏、苍术、厚朴、陈皮、甘草、生天南星、白芷、天花粉。

功效：清热解毒，消肿止痛。

用法：外用，加水或蜂蜜调匀成糊状，外敷于患处，一日1次。

适应证：用于热毒瘀滞肌肤所致疮疖肿痛，症见肌肤红、肿、热、痛，亦可用于跌打损伤。

新用途：先生将其应用于血液病脾亢之肝脾肿大引起的疼痛、胃脘不适等，外敷于肝区、脾区，以及肿瘤细胞溶解高尿酸血症引起的痛风发作关节区域。

6. 新癀片

组成：肿节风、三七、人工牛黄、肖梵天花、珍珠层粉等。

功效：清热解毒，活血化瘀，消肿止痛。

用法：口服，一次2～4片，一日3次，小儿酌减。外用，用冷开水调化，敷患处。

适应证：用于热毒瘀血所致的咽喉肿痛、牙痛、痹痛、胁痛、黄疸、无名肿毒等症。

新用途：血液病患者合并感染，伴有发热者；各类痛症等。研成粉末加水可外敷患处，治疗溃疡、疱疹、痤疮、毛囊炎、脓肿、虫毒咬伤等。

药对拾贝

1. 车前子、大黄

车前子，性味甘、寒，归肾、膀胱经，具清热利尿、渗湿止泻、明目、祛痰之功。大黄，性味苦寒，归脾、胃、大肠、肝、心包经，具有泻下攻积、清热泻火、凉血解毒、逐瘀通经、利湿退黄之功效。两药配伍多用于溶血性贫血疾病。先生认为车前子甘能淡渗，寒能清热，通利水道，利尿而不伤气阴，对湿热毒邪流注膀胱引起的血红蛋白尿有良效；大黄虽主降泻，却善动不居，走而不守，先生用法多为后下，取其气味，荡涤肠胃，推陈出新，同时大黄还入肝经，借其善动之性，以破血逐瘀，清血分之结热。在分期辨治基础上，急性发作期方选茵陈五苓散，慢性缓解期应用参芪仙补汤或参芪四物汤的基础上酌加二药，不仅能清热解毒，而且能使湿邪从二便分利，湿从下行，邪有出路，相得益彰，共奏利湿之功效。同时车前子止泻及大黄通便相互制约，使其不至于通泄太过。

2. 猫爪草、山慈菇

猫爪草，味甘、辛，性温，归肝、肺经，具有化痰散结、解毒消肿之功。山慈菇，味甘、微辛，性凉，归肝、脾经，具有清热解毒、化痰散结之功。对于淋巴瘤一类疾病，在应用化痰散结药物方面，先生喜用猫爪草及山慈菇配伍。猫爪草，辛散能化痰浊、消郁结，山慈菇为治痰要药，二药一温一凉，无论寒热偏胜之瘰疬痰核均可用之。祛邪抗癌治法贯穿淋巴瘤整个治疗过程，尤其在疾病的初始阶段，有形实邪应以消法祛之，祛邪即是扶正，邪去正自安。此二药功效相似合用，配合莪术、夏枯草、黄芩、白花蛇舌草等则加强其清热解毒、化痰散结之力，擅攻皮里膜外之痰，对体内各种痰毒结块均有良好的消散作用。外用方面，可将两药局部外敷促使有形之积消散。

3. 水蛭、地龙

水蛭，味咸苦，性平，有毒，归肝经，能破血逐瘀通经。地龙，味咸，性寒，归肝、脾、膀胱经，有清热、息风、平喘、通络、利尿之功用。这两种虫类药物配伍用于骨髓增生性疾病，可直达病所，起到"以毒攻毒"的作用。水蛭以吸食血液或体液为生，取类比象，先生认为其能吞噬消耗多余的血液成分。地龙体型细长而体滑通利，以通为用，故有通经活络功用；善钻行走窜，破瘀滞而通经络。加此二药，性能峻猛，能引经通络，直达骨髓，活血化瘀，通利血脉，祛瘀生新，以期恢复骨髓造血功能平衡状态。但虫类药物易耗伤气血，损及脾胃，过用有出血之虞，故应"衰其大半则止"，或适当配合小剂补益气血及健脾和胃之品同时应用，并监测血小板和出凝血功能。

4. 附子、锁阳

附子，味辛甘，性大热，有毒，归心、肾、脾经，其功效为回阳救逆，补火助阳，散寒止痛。锁阳，味甘，性温，归肝、肾、大肠经，其功效为补肾阳，益精血，润肠通便。先生对于慢性原发免疫性血小板减少性紫癜、慢性再障，以及因化疗、骨髓移植等强化治疗后处于血小板尚未恢复的患者，其辨证分型为脾肾阳虚证或阴阳两虚证者，药对上喜用附子、锁阳配伍，以温肾壮阳、填精益髓，促进造血功能恢复，提升血小板数量及功能。附子，其性纯阳无阴，刚烈迅捷，走而不守，能通上达下，行表彻里，通行十二经脉；锁阳，温而不燥，配合附子可引火归元以摄无根之火，温肾助阳。二药合用，温阳化气以助肾血化生，填精益血以培补根本，以达"骨髓坚固，气血皆从"之效。此外，先生同时酌加血肉有情之品，如鹿角粉、鳖甲胶、紫河车等，温阳之余又无耗伤阴精之虑，效果甚佳。

5. 太子参、蒲公英

太子参，味甘、微苦，性平，归脾、肺经，能益气健脾，生津润肺。蒲公英，味苦、甘，性寒，归肝、胃经，有清热解毒、消肿散结、利尿通淋之效。二药一为补益药物，一为清热解毒药物，一补一清，扶正而不留邪，祛邪而不伤正。蒲公英入肝、胃经，可清解肝胆之郁热，配伍太子参补中益气，可减轻肝胃不和、胃脘痞满之症状。

6. 黄芪、水蛭

黄芪，味苦、甘，性寒，归肝、胃经，能补气固表，利尿托毒，排脓，敛疮生肌。水蛭为破血要药，破血者易于耗气，两药合用，黄芪补气，水蛭活血，气为血帅，助血运行，则血行流畅；血为气母，载气前行，温煦机体，使血行而不留瘀，祛瘀而生新。

方药杂谈

活用药理

依照中药药理辨病加味施治，也是先生从事中医辨治血液病这类疑难病证时强调的经验之一，20 世纪七八十年代先生于冀北复习文献及临证的经验如下[8]：

刺激骨髓造血，增加红细胞与血红蛋白的药物：鹿茸 6g、紫河车 12 ～ 15g、阿胶 9 ～ 12g（烊化）、鸡血藤 15 ～ 24g、人参 9 ～ 12g、黄芪 15 ～ 24g、当归 6 ～ 9g。

增加网织红细胞的药物：人参 9 ～ 12g、西洋参 12 ～ 15g、鸡血藤 15 ～ 24g、石韦 12 ～ 15g、丹参 12 ～ 15g、虎杖 12 ～ 15g。

升高血小板的药物：当归 6 ～ 9g、白芍 12 ～ 15g、熟地黄 12 ～ 15g、龙眼肉 15 ～ 18g、大枣 3 ～ 6 枚、大黄 6 ～ 9g、三七 9 ～ 12g、白及 12 ～ 15g、藕节 15 ～ 24g、肉苁蓉 15 ～ 18g、水牛角 30g（先煎）、五味子 6 ～ 9g、马鞭草 12 ～ 15g、石韦 9 ～ 15g、仙鹤草 24 ～ 30g。

以下为部分药物的具体分析和先生的经验。

鸡血藤：味苦、甘，性温，归肝、肾经，有活血补血、调经止痛、舒筋活络之效。用于月经不调、痛经、经闭、风湿痹痛、麻木瘫痪、血虚萎黄。现代药理研究证实，鸡血藤能使血细胞增加，血红蛋白升高，确有补血作用；有改善造血系统、抗血栓形成的功效，而且有调节免疫、抗肿瘤、抗病毒、抗氧化等多种药理作用[3]。先生对于贫血患者常用此药，以刺激骨髓造血，增加红细胞与血红蛋白。

红景天：味甘、苦，性平，归肺、心经，具有益气活血、通脉平喘之功。主要用于气虚血瘀、胸痹心痛、中风偏瘫、倦怠气喘。现代研究发现红景天的主要活性成分为红景天苷及苷元酪醇，红景天苷具有广泛的抗氧化、抗炎、抗肿瘤和抗疲劳等作用；苷元酪醇具有抗氧化、抗炎和抗癌等作用[9]。同时，主要成分为红景天的诺迪康胶囊，能缓解心肌缺血，改善心血管功能，降低心肌耗氧量，改善患者的缺氧状态[7]。先生认为，贫血患者犹如身处空气稀薄的高原地区，身体长期处于缺氧状态，受损最大的器官是心脏，方中加用红景天，能有效缓解贫血患者胸闷、心悸气短、神疲乏力、少气懒言、头晕目眩等症状，增加对贫血的耐受能力，减缓血红蛋白的下降速度，延长输血间隔。

地榆：味苦、酸，性微寒，归肝、胃、大肠经，有凉血止血、解毒敛疮之功效。用于便血、痔血、血痢、崩漏、水火烫伤、痈肿疮毒。地榆的主要成分地榆皂苷能刺激骨髓造血，促进造血干细胞的增殖分化，以增加血细胞的生成数量，从而达到升高白细胞水平的作用[10]；同时本品煎剂可明显收缩血管、缩短出凝血时间；并有较强抗炎作用[3]。先生常用中成药地榆升白片（有效成分为地榆）帮助患者改善白细胞水平。

商陆：味苦，性寒，有毒，归肺、脾、肾、大肠经，内服具有逐水消肿、通利二便之功效，外用具有解毒散结之功效。内服常用于水肿胀满，二便不通；外治痈肿疮毒。其药理作用有增强免疫、抗炎、抗肿瘤；亦可治疗血小板减少性紫癜，提升血小板数量[3]。再障患者多因T淋巴细胞功能亢进导致骨髓造血衰竭，先生用商陆调节免疫；用于特发性血小板减少性紫癜（ITP）者以提升血小板数量。

水蛭：味咸、苦，性平，有小毒，归肝经，具有破血通经、逐瘀消癥的功效。用于血瘀经闭、癥瘕痞块、中风偏瘫、跌扑损伤。水蛭成分水蛭素抗凝作用极大，能防止血栓形成，对已形成的血栓有溶解作用，亦能改善局部血液循环[3]。先生用于骨髓增殖性疾病（血小板增多症、真性红细胞增多症、骨髓纤维化），以降低血细胞数量。

三七：味甘、微苦，性温，归肝、胃经，具有化瘀止血、消肿定痛之效。用于咯血、吐血、衄血、便血、崩漏、外伤出血、胸腹刺痛、跌扑肿痛。药理研究发现三七对血液系统除有止血、活血作用外，还具有补血作用，能提高外周血红蛋白、白细胞数量[11]。先生用之，止血多用三七粉冲服；补血则多用三七片入汤剂。

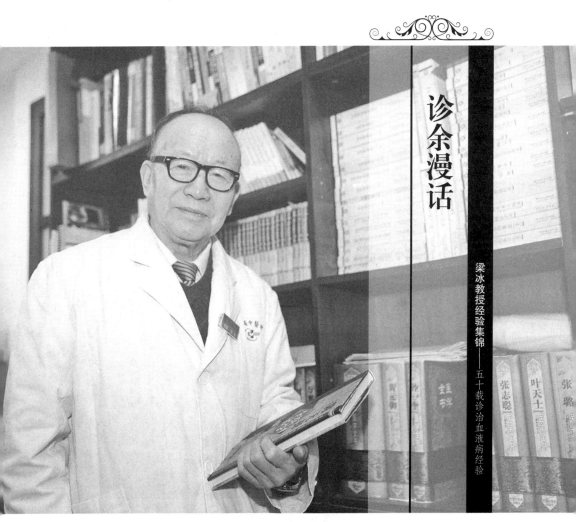

诊余漫话

梁冰教授经验集锦——五十载诊治血液病经验

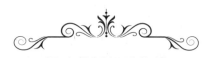

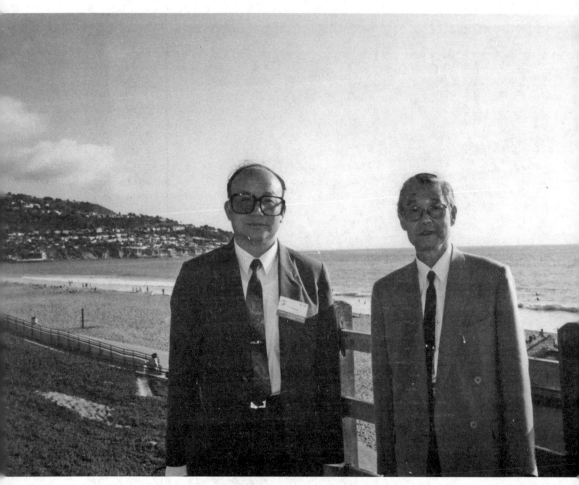

梁冰教授与国医大师阮士怡于洛杉矶

医学衷中参西

近代中西医汇通学派的代表人物之一张锡纯，其代表性著作《医学衷中参西录》，影响着无数立志中西医融会贯通的志士仁人。张锡纯与先生同为燕赵后裔，对于这位中西医结合前辈，先生甚为尊崇。

先生以相对少见而特殊的血液病作为主攻方向，此类疾病在古代医籍中缺乏明确、系统的描述与记载，依照疾病性质，多数归属于"虚劳""紫癜""内伤发热""癥瘕积聚"等，不难看出，中医辨治只是针对"证与症"，从而减缓、消除症状，难以针对"病"而获得缓解与治疗，因为此类疾病的根本在于客观血液、骨髓等指标的异常。

先生经过临床实践，逐渐感悟并受到启发，血液病的症状仅仅只是表象而已，远远反映不了疾病的本质，而现代医学所包含的血液系统疾病，主要在于各项血液与骨髓等系列客观检查结果，例如病人发热，经过中医辨治得以控制，但白血病没有缓解，过段时间又会发热，而且是愈演愈烈，所以需要衷中参西、标本兼顾而施治。

先生在临床上特别强调并重视的是：中医辨治血液病，务必中西医病证结合！先是及时完善各项客观检查，明确疾病的诊断，参照相关针对性的指南与共识意见，进行疾病危险度及预后的评估，在选择合适的西医诊疗基础上，实施中医介入辨证施治；强调整体观念个体化，哪些病人适合中西医结合，哪些病人适合中医辨治；何时以西医为主诊疗，何时以中医为主论治等，其目的在于不断提高临床疗效。

血液病的中西医结合辨析，首先要辨病探讨疾病中医病机本质，其次在于结合症状辨证施治。如再生障碍性贫血，病变部位在骨髓造血系统，参考中医医理的"肾主骨髓""脾乃气血生化之源"等，临床施治需从肾与脾的整体角度介入，施以健脾益气、益肾填精之品；再行望闻问切辨析证候，个体化随症加减治疗，诸如眠差、盗汗者，加入养心安神、滋阴清热之品，乏力纳差，加入大补元气、健脾开胃之品，如此施治，常常获得良好的减毒增效，促进症状缓解、指标改善，进而逐渐康复。

上述诊疗与辨治过程，既参照了现代医学诊断与治疗基础，又以中医传统理论为指导，辨病与辨证结合，突显中医治疗的灵魂所在，此即先生所谓血液病治疗之医学衷中参西。

因地制宜，辨证论治

先生从事中医、中西医结合诊疗与辨治血液病已五十余载，悬壶济世，治病救人，积累了丰富的临床经验。

先生先后在河北省廊坊市中医院与广东省中医院血液科工作，感受到冀北与岭南病人各有特点，冀北病人多瘀血，岭南病人多暑湿，此与北方的寒冷、干燥和岭南的暑热、潮湿有关，在临证施治之际，先生常常综合辨析、加减施治。例如先生擅长治疗的再障贫血，属于骨髓虚损劳伤的髓劳范畴，其血虚与脾肾亏虚相关，冀北患者，以肾虚为主，脾虚为辅，而岭南病人，以脾虚为主，肾虚为辅。先生历经南北方之临证，形成了冀北施以参芪仙补汤（补骨脂、淫羊藿、参类、黄芪、女贞子、黄精等）补肾为主，兼顾活血化瘀，而岭南施以参芪四物汤（参类、黄芪、熟地黄、白芍、当归、川芎、白术、淮山药等）健脾益气养血为主，兼顾化湿，这一因地制宜的辨治特色，指导着南北方的医生辨治再障贫血，从而促进病人的康复。

此外，先生针对其他各类血液病，也注重在整体观念下兼顾个体化特点。例如在扶正补虚方面，冀北患者常常兼顾补肾，岭南患者往往兼顾健脾；在祛邪方面，冀北患者活血祛瘀兼顾通络，岭南患者化湿除暑兼顾祛痰，充分体现了广义的辨证论治，有益于提高疗效。

先生辨析南北方地域疾病发生及分布特点，发现冀北及其北方地区，常见骨髓衰竭综合征之类病证，诸如再障贫血和造血干细胞疾病，与其寒冷冰封干枯地域相关，岭南及其南方地区，易见慢性骨髓增殖性疾病，诸如血小板增多症、红细胞增多症等，与其暑热潮湿瘴气地域相关。

凉血解毒与免疫调节

先生在 20 世纪 70 年代，通过一个偶然的发现，开启了凉血解毒法治疗骨髓衰竭性疾病之急性再生障碍性贫血的先河，通过施以凉血解毒之祛邪法获得"补虚升血"之效；此法应用于慢性再障初期治疗，也利于减缓症状，稳定病情，并与补益治法交替隔日应用，求得在稳定症状基础上促进血象的恢复。

先后指导其血液病团队人员进行了一系列实验研究，不但从临床角度发现并证实其"先稳症，后生血"之效果，更有实验证实凉血解毒法具有良好的免疫调节效应。

先生从凉血解毒法辨治重型再障贫血获效而受到启发，逐渐开拓临床施治免疫性血液病，例如免疫性血小板减少性紫癜、变态反应所致过敏性紫癜，以及骨髓移植过程中易于发生的移植物抗宿主病，均获得稳定病情、减缓症状的良好效果，推测其具有良好的免疫调节作用，且可能有调节细胞因子所致炎症因子风暴的作用。

实际上，但凡临证所见血液病患者呈现的证候，辨析属于"血热破血""热毒内蕴"者，施以先生的凉血解毒法，均有望获得减缓症状、稳定病情之效。

活血止血与祛瘀生新

先生感悟《金匮要略》中虚劳篇，以大黄䗪虫丸治疗虚劳血痹病证，并结合中医医理"瘀血不去""祛瘀生新"，以及对于出血从瘀血角度辨析解读"离经之血，皆为瘀血"，"瘀血内阻，血不归经，溢于脉外"等，先生每逢临床辨治血液病之际，但凡遇到"久病不愈""难治贫血""反复紫癜"等症状，在辨证基础上擅长加减活血化瘀药味，每获良效。

血液病患者因其血小板数量和 / 或质量的异常，以及凝血功能障碍，常见各种出血性疾病，一味止血，往往效果欠佳。先生常在收敛止血、凉血止血的基础上，佐以活血止血之剂，或者选用既有收敛 / 凉血之效，又具活血之力的药味，诸如三七片、牡丹皮、赤芍、茜草、郁金等。

先生曾有重用大剂量活血药味丹参制成的注射液治疗严重凝血障碍性出血性疾病，获得改善凝血、防治出血的经历，典型案例就是针对急性早幼粒细胞白血病伴发的弥散性血管内凝血（DIC），在积极加强输注血小板，并补充凝血因子基础上，应用收敛止血药味有增加凝血之嫌，应用活血药味，且以针剂直接给药，收获颇丰。借此经验，先生把此法用于神经系统的出血性中风治疗，以刺五加类中药针剂治疗脑出血，获得了意想不到的效果。

对于骨髓造血障碍与异常的疾病，诸如再生障碍性贫血、骨髓增生异常综合征的难治性贫血等，贫血改善迟缓，恢复艰难，病情迁延，在健脾益气、益肾填精等补益治疗基础上，先生习于加味活血生血药味，诸如田七片、鸡血藤、川芎、当归等，活血祛瘀而生血。

大毒治病，十去其六

《素问·五常政大论》指出，"大毒治病，十去其六；常毒治病，十去其七；小毒治病，十去其八；无毒治病，十去其九……"

其寓意用性味偏盛的药治病，病去十分之六即停药；用一般偏盛的药治病，病去十分之七即停药；用稍有偏盛的药治病，病去十分之八即停药；用无有偏盛的药治病，病去十分之九即停药。

先生在血液病的临床实践中，强调并时时践行着"衷中参西"诊疗与辨治行为。恶性血液淋巴肿瘤大多以化疗为主，且

诊余漫话

为强烈联合化疗，临床应用之际，往往遵从剂量逐渐递增之法，希望越来越多地杀伤白血病 / 淋巴瘤 / 骨髓瘤细胞，然而，不但难以彻底消灭癌瘤细胞，而且极大影响了病人的脏器功能，伤害其正气，以及带来身体的痛楚，病人常常难以耐受。

对此，先生感悟上述《内经》里以毒治病的论述，以此指导恶性血液淋巴肿瘤病人中西医结合治疗，获得增效减毒效果。诸如急性髓系白血病，诱导缓解后常规施治 5 至 6 个疗程化疗，即可停止联合化疗，积极介入中药辨治调理，通过扶正补虚调节免疫，调动正气以达祛邪之效，而进一步消杀微小残留病，防止复发。

对于缓解后的急性髓系白血病患者，由于年龄问题、身体问题、心理承受问题、经济问题等，未能接受分层缓解后的充分巩固强化化疗，也就是对于大毒治病，十去其七的力度都难以耐受，先生拟定"四药一日"之"小毒 / 常毒"疗法，配合中药扶正补虚治疗，使得一些病人也获得长期带病 / 无病生存及良好生活质量。

论血液病消化道出血之饮食控制

消化道出血，尤其持续的、较大量的出血，西医大夫都要采取饮食控制，甚至禁食水处理，这是由于此类出血是消化道血管破裂所致。

先生的临床经验是，血液病患者的消化道出血与此不同，采取上述常规疗法，效果并不理想。在临床上遇到因为血小板减少所致胃肠消化道点状渗血为主的状况，在积极加强支持疗法，例如输注成分血基础上，可以适当调控一下病人饮食，嘱咐其进食一些藕粉、黑芝麻糊之类易于黏附胃肠黏膜的食物，可以起到辅助止血的效果。

此外，先生使用具有收敛活血止血的三七、白及、阿胶珠、蒲黄炭等，各等份，打研成粉，每服 2.5 克，以藕粉调成糊状，日三次，吞服施治。经临床多次验证，效果颇佳。

当然，对于此类消化道出血，首先需要充分评估出血状态，如果出血量不大，尤其是胃肠点状出血性问题，此类治法效果不错，如果出血量较大，需要积极结合消化科的救治方法，并加强输血，观察生命体征，提升血小板水平，消除诱因至关重要。

急则西医，缓则中医

先生从血液病临床实际出发，本着以病人为中心，敬畏生命，一直以来强调血液病的治疗不同于普通常见多发病，因为血液成分的异常，常常招致严重感染和 / 或出血等并发症，随时危及病人生命！尤其如今病人大多接受了西医的联合强烈化疗，甚至骨髓移植前预处理等特殊治疗。

在许多状态下，病人呈现诸如粒细胞缺乏、血小板显著降低、血液肿瘤负荷重状态、凝血功能障碍等，即便没有并发症出现，也要配合西医的支持与输血疗法积极防范处置，一旦出现，先生强调及时积极救治，以免延误而危及生命。

血液病时常病情危急，进展迅猛，变化多端，不但强调救治处理务必及时而积极，而且一些基本的重要指标要时时密切观测，以便及时发现问题和处理问题，此乃中医"治未病"之寓意。

相当部分血液病患者，许多时候与状态，都是需要西医的支持与支撑，在此基础上介入中医辨治调理，确保在显效之前患者的生命安全，不至于在并发症方面出问题，而等不到中医辨治获效的"胜利曙光"来临，留下无奈与遗憾。

尽管西医的支持与支撑疗法起到了很好的确保安全作用，防止了致命并发症的出现，但也时常"治标不治本"，对于一些血液异常的恢复难以发挥疗效，其作用似乎只是"昙花一现"，此时，先生认为应该好好发挥中医药的作用。

例如慢性再障贫血的环孢素、雄激素等治疗尚未发挥作用或无效的时候，重型再障贫血强效免疫抑制治疗没有疗效之际，病人常常处于输血依赖状态，此时病人感觉，西医的输血只是临时"望梅止渴"而已！先生接诊此类病人，予以望闻问切综合辨析评估，施以凉血解毒法稳定病情并减缓症状，并施以益气养血、健脾补肾法，促进血液细胞稳定并逐渐恢复，或凉血解毒与扶正补虚交替应用，在稳症基础上促进升血。

补阳热更炽，滋阴血不生

先生临证辨治血液病，尤其血细胞减少的骨髓衰竭综合征的再生障碍性贫血、骨髓增生异常综合征、血小板减少性紫癜等，常常感觉初始阶段施以补气温阳法，不但病人"热气""上火"症状频现，而且易于耗血、动血，使得血更虚，血外溢之状时时发生。

先生辨析认为，病人在患病之初，血虚而阴亏，易生内热，此时若施以外来之温补药味，内外之"热"相加，则助火势而波及血分，有耗血动血之虑。

此时一味滋阴补血，也难以见效，尤其填精益髓的血肉有形之品，难以速速奏效，反而阻碍后天脾胃之受纳与运化，蕴积于内，阻碍气机，甚至疏泄失常，瘀血内阻，使得新血断无生成之理。

先生认为，此时应该施以凉血解毒之方药，以使血得静，静则不动，不动则无外溢也，有助于减缓症状，稳定病情。待病情稳定之后，无初始阶段的"热"候，逐渐施以补益之剂。

尤其在慢性再生障碍性贫血类疾病的治疗中，先生体会到疾病的初、中、后、末之不同，施以凉、平、温、热不同治法，而获得逐渐生血并升血之效。此乃先稳症、后生血之理也。

血肉有形之品加味施治经验

先生针对虚劳血虚类血液疾病，诸如各类血细胞减少性疾病、常见再生障碍性贫血、骨髓增生异常综合征之难治性贫血，或血液肿瘤放化疗所致血细胞减少症等，在益气养血、健脾补肾方药基础上，擅长加用血肉有形之品，诸如胶类、紫河车、鹿茸等，从而填精益髓、大补精血，促进血液细胞的生成。

胶类常用阿胶、龟甲胶（或鳖甲胶）、鹿角胶等，胶类源于动物药味，均有补血止血效果。阿胶补血为主，常与补气药黄芪、人参等合用，获得增效之养血效果；体质偏阴虚者，先生习用龟甲胶或鳖甲胶，在滋阴基础上，又有补血止血之效；在病人阴虚内热之势已消，逐渐呈现阳虚之候时，先生擅长加用鹿角胶，待病人适应之后，进一步加用鹿茸温补肾脏、填精益髓，促进骨髓造血功能的恢复。

对于紫河车，先生有独特的认知，紫河车乃健康人体胎盘，孕育生命之载体，含有丰富的营养成分及造血物质，诸如造血干细胞、造血刺激因子等，更有丰富的激素类物质。不但传统中医认为其具有大补元气、填补精髓之效，可疗诸虚百损，现代医学也证明其具有良好的增强免疫力作用。但凡遇到骨髓造血障碍和／或异常所致血细胞减少疾病，先生均加用紫河车施治，常获满意之效。

中西医病证融合，分层辨析施治

先生认识到血液淋巴系统疾病，古代文献鲜有针对性诊断与辨治记述，且传统中医以"辨证论治"为其灵魂、精髓，有斯证用斯药也。

然而，血液淋巴系统疾病，常常突出的并非证候，而是客观血液、骨髓及影像学检查等客观、微观指标。有的病人血细胞逐渐减少，但由于身体慢慢适应，临床并未见明显的不适表现；有的病人血象异常不明显，但骨髓已呈现原始细胞增多迹象，甚至是染色体和／或基因的异常表达，这就特别需要中西融合综合辨析评估病情才是。

聆听先生举例，感悟颇丰！例如骨髓造血衰竭综合征之再生障碍性贫血，在血细胞降低并非显著之时，或者病人接受了充分支持疗法，诸如成分输血、造血刺激因子治疗等，临床常常缺乏明显症状。此时，先生提醒结合西医骨髓衰竭的疾病性质，依据中医之"肾主骨髓"，"气之源头在于脾，血之源头在于肾"等医理，强调补肾填精、健脾补气施治，获得明显促进血细胞恢复的效果。

先生与时俱进，衷中参西，不断学习并跟进现代医学相关进展、诊疗指南与共识意见，针对血液淋巴肿瘤，强调首先搞清楚"病"的性质与危险度，这关乎病人的安全与预后问题，更有助于选择最佳诊疗方案。例如急慢性白血病，予以骨髓穿刺细胞形态学、骨髓活检细胞组织学，以及免疫分型、染色体、基因等检查，评估其危险度及生物学特性，在西医分层施治基础上，有机介入中医辨治调理。

针对特殊类型的急性早幼粒细胞白血病，先生主张单纯选择中药砷剂，或选来源于砒霜的三氧化二砷，或选含有雄黄的复方黄黛片等治疗，有望获得最佳治愈效果；对于危险度属于中度，甚至高度的，主张中西病证结合，采取围联合化疗／造血干细胞移植施治，有望获得减缓症状、增效减毒等效果。

附　录

科研成果

1. 中药凉血解毒为主治疗急性再生障碍性贫血，获得河北省科技进步二等奖。

2. 凉血解毒并电子计算机程序治疗急性再生障碍性贫血，获卫生部重大科技成果二等奖。

3. 再生障碍性贫血的肾虚基础理论研究，获河北省卫生厅科技进步一等奖。

4. HOA/HOAP 并中药治疗急性非淋巴细胞白血病，获河北省科技进步三等奖。

5. 主持国家"七五"攻关课题"再障肾虚的临床与实验研究"。

论文著作

1. 发表于期刊的论文

［1］梁冰. 单纯中药治疗急性淋巴细胞白血病一例报告［J］. 临床与科研，1977，4：28.

［2］梁冰. 半姜散敷脐治疗白血病化疗呕吐观察［J］. 临

床与科研，1978（3）：2.

［3］梁冰．中药治验 PNH 一例报告［J］．临床与科研，1978，5：12.

［4］梁冰．加味参芪仙补汤为主治疗再生障碍性贫血：附18 例临床分析［J］．新中医，1983，12（12）：16–17.

［5］梁冰．中西医结合治疗再生障碍性贫血60 例观察［J］．中西医结合杂志，1983（2）：95–97.

［6］梁冰．VMMP 方案并中药诱导治疗急性淋巴细胞性白血病36 例疗效观察［J］．实用内科杂志，1984，10（5）：241.

［7］梁冰．白血病发热辨证治疗体会［J］．中医杂志，1985（10）：21.

［8］梁冰．近年来再生障碍性贫血的中医中药治疗［J］．河北中医，1985（1）：38–40.

［9］梁冰．中西医（HOA/HOAP 方案）治疗急性非淋巴细胞型白血病31 例的疗效观察［J］．天津中医学院学报，1985（1）：23–27.

［10］梁冰．中药为主治疗急重症再生障碍性贫血25 例的疗效观察［J］．上海中医药杂志，1985（5）：7–8.

［11］李英麟，卢君健，梁冰，等．白细胞减少症证治［J］．中医杂志，1986（9）：12–14.

［12］梁冰．中医药为主治疗急性重症再生障碍性贫血25 例［J］．浙江中医杂志，1986（6）：243–244.

［13］梁冰．中医治疗急性再生障碍性贫血的思路与方法［J］．中医杂志，1986（7）：62–63.

［14］梁冰．中药为主治疗急性再生障碍性贫血的临床分析［J］．中医杂志，1986（5）：28–30.

附 录

［15］梁冰.中西医结合治疗急性非淋巴细胞性白血病46例疗效观察［J］.河北中医，1987（3）：39.

［16］梁冰.柴胡木贼汤为主治疗32例原发性血小板减少性紫癜［J］.上海中医药杂志，1988（2）：32-33.

［17］郑博荣，梁冰.小剂量高三尖杉酯碱合并丹参治疗急性早幼粒细胞白血病［J］.中华内科杂志，1989（28）：375-376.

［18］查冠林，梁冰.以干细胞培养技术研究急性再生障碍性贫血的发病机理［J］.中华医学杂志，1989（69）：453-454.

［19］孙玉桃，梁冰.原发性血小板减少性紫癜88例临床治疗与预后关系的探讨［J］.实用中西医结合杂志，1991，4（6）：367-368.

［20］梁冰.偶然治验的启示［J］.中医杂志，1992，33（8）：15-16.

［21］查冠林，梁冰.再生障碍性贫血合并妊娠患者自身肝胎输注治疗14例［J］.中华内科杂志，1993（32）：54-55.

［22］李达，杨淑莲，梁冰.中西医结合治疗再生障碍性贫血并发腹腔大出血1例［J］.中国中西医结合杂志，1994，14（8）：492.

［23］杨淑莲，梁冰.中药并雄激素治疗急性再生障碍性贫血45例临床分析［J］.实用中西医结合杂志，1994，7（11）：650-651.

［24］梁冰.治疗再生障碍性贫血的思路［J］.中医杂志，1995，36（12）：749-750.

［25］李达，梁冰.骨髓异常增生综合征治验［J］.江苏

中医，1995，16（1）：31.

［26］李达，杨淑莲，梁冰. 中西医结合治疗成人急性白血病生存5年以上7例［J］. 实用中西医结合杂志，1995，8（10）：626.

［27］李达，梁冰. 骨髓增生异常综合征治验［J］. 江苏中医，1995，16（1）：31.

［28］李达，杨淑莲，梁冰. 中西医结合治疗急性非淋巴细胞性白血病82例临床观察［J］. 山西中医，1995，11（6）：20-21.

［29］李达，杨淑莲，梁冰. 中医药抗白血病细胞耐药的临床研究探讨［J］. 中国中西医结合杂志，1995，15（10）：636-637.

［30］谷克义，梁冰. 益气生脉活血汤为主的中西医结合法治疗急性心肌梗塞的56例［J］. 中西医结合实用临床急救，1995，2（3）：101-102.

［31］李达，杨淑莲，梁冰，等. 急性再生障碍性贫血并感染性休克救治1例［J］. 中国中医急症，1996，5（4）：177-178.

［32］李达，李振丽，梁冰，等. 骨髓增生异常综合征中医研究现状［J］. 实用中西医结合杂志，1997，10（1）：67.

［33］江秀卿，梁冰，沈玲哲，等. 中西医结合治疗PNH合并急性肾衰1例［J］. 实用中西医结合杂志，1997，10（7）：685-686.

［34］王继亮，梁冰，杨淑莲，等. 中医药为主治疗再生障碍性贫血临床与实验研究［J］. 实用中西医结合杂志，1997，10（19）：1854-1856.

［35］刘清池，梁冰.中药诱生细胞因子研究进展［J］.中医杂志，1997，38（12）：748-750.

［36］梁冰.整体观念个体化是血液病治疗的重要法则［J］.中医杂志，1998，39（8）：495-497.

［37］孙志华，王继亮，梁冰.中西医结合治疗阵发性睡眠性血红蛋白尿41例［J］.河北中西医结合杂志，1998，7（12）：1962.

［38］梁冰.中医治疗再生障碍性贫血的思路与方法［J］.中医药导报，1999（11）：5.

［39］李达，梁冰.梁氏凉血解毒汤为主辨治急性再生障碍性贫血72例分析［J］.医学理论与实践，1999，12（12）：710-711.

［40］梁冰，胡晓梅，李达，等.中药缓解嗜酸性筋膜炎合并再生障碍性贫血1例［J］.中医杂志，2000，41（1）：84.

［41］苏伟，李伟，梁冰，等.急性白血病中医证候分型与P170表达及临床疗效关系的研究［J］.北京中医药大学学报，2001，24（2）：55-57.

［42］李伟，苏伟，梁冰，等.急性白血病P170和CD34抗原表达及其临床意义［J］.中华内科杂志，2001，（3）：202-203.

［43］李达，梁冰.中医诊治急性再生障碍性贫血经验拾遗［J］.中国中医药信息杂志，2001，8（4）：79.

［44］刘清池，郑博荣，梁冰，等.急性再生障碍性贫血的中医论治［J］.中国中医基础医学杂志，2003，9（12）：53-55.

［45］李伟，苏伟，梁冰，等.浙贝母散剂逆转急性白血

病多药耐药的临床研究［J］.北京中医药大学学报，2004，27：63-65.

［46］代喜平，李达，梁冰.紫癜灵治疗慢性难治性特发性血小板减少性紫癜28例［J］.吉林中医药，2005，25：22-23.

［47］陈琪，梁冰，杨希山.老年人急性白血病治疗现状及进展［J］.白血病·淋巴瘤，2006，15：463-465.

［48］李达，代喜平，梁冰，等.反应停结合大承气汤加减治疗多发性骨髓瘤初步观察［J］.深圳中西医结合杂志，2006，16：161-162.

［49］李达，代喜平，梁冰，等.青黛四黄散治疗慢性骨髓纤维化性巨脾症临床观察［J］.辽宁中医杂志，2006，33：1144-1145.

［50］崔徐江，葛志红，梁冰.血府逐瘀汤治疗真性红细胞增多症3例［J］.中医杂志，2006，47：685-686.

［51］李达，康颖，梁冰，等.中药序贯介入造血干细胞移植治疗血液病2例［J］.中医杂志，2006，47：208-209.

［52］代喜平，李达，梁冰.补肾生血方对于慢性再生障碍性贫血患者免疫功能的影响［J］.陕西中医，2006，27（11）：1366-1368.

［53］代喜平，李达，梁冰，等.中药为主综合治疗慢性原发性骨髓纤维化20例［J］.时珍国医国药，2007，18（2）：482.

［54］代喜平，李达，梁冰，等.清肝化瘀汤治疗初期真性红细胞增多症15例［J］.辽宁中医杂志，2007，34：931.

［55］吴顺杰，梁冰，李达.梁冰老中医治疗慢性特发性

血小板减少性紫癜的经验研究［J］.时珍国医国药，2007，18（9）：2270-2271.

［56］李达，代喜平，梁冰等.中医序贯疗法辅助化疗治疗难治性急性髓系白血病疗效观察［J］.深圳中西医结合杂志，2007，17：118-119.

［57］吴顺杰，梁冰，李达.梁冰老中医治疗慢性特发性血小板减少性紫癜经验［J］.深圳中西医结合杂志，2008，18（1）.20-21.

［58］代喜平，李达，梁冰.多发性骨髓瘤病因病机探微［J］.浙江中西医结合杂志，2008，18（5）：290-291.

［59］代喜平，李达，梁冰，等.中药联合化疗对老年急性髓系白血病生存期的影响［J］.辽宁中医杂志，2008，35：873-874.

［60］代喜平，李达，梁冰，等.益肾活血饮联合VADT方案治疗多发性骨髓瘤疗效观察［J］.浙江中西医结合杂志，2010，20（11）：680-681.

［61］代喜平，高红霞，梁冰，等.中医分期辨证配合激素治疗成人慢性特发性血小板减少性紫癜30例［J］.中国中医基础医学杂志，2011，17（9）：1037-1038.

［62］李达，江志生，梁冰，等.调和肝脾方辅助造血干细胞移植治疗血液系统疾病的临床研究［J］.中国中西医结合杂志，2011，31：626-630.

［63］代喜平，李达，梁冰，等.中医辨病辨证结合危险度分层治疗原发性血小板增多症36例［J］.中国中医基础医学杂志，2011，17：339.

［64］李达，李慧，梁冰，等.573例贫血性疾病脾肾类

证辨证属性及其相关分析［J］.中华中医药杂志，2012，27：495-497.

［65］吴顺杰，梁冰，李达.梁冰老中医治疗慢性特发性血小板减少性紫癜的经验研究——附60例临床研究报告［J］.时珍国医国药，2007，18（09）：2270-2271.

［66］李达，刘瑞萍，梁冰，等.中医药诱导肿瘤细胞凋亡的可行性探讨［J］.中国中西医结合杂志，1996（07）：433-435.

［67］范腾，周红，梁冰.梁冰老师从调补消三法论治多发性骨髓瘤［J］.时珍国医国药，2017（06）：72.

［68］刘清池，梁冰.阵发性睡眠性血红蛋白尿症合并红血病1例［J］.实用内科杂志，1991（05）.

［69］杨淑莲，李达，梁冰，等.大剂量复方丹参注射液治疗急性白血病并发弥散性血管内凝血24例［J］.中国中西医结合杂志，2000（03）：226-227.

［70］侯伟，李达，梁冰，等.四味止血散治疗再障并发急性消化道出血45例［J］.中医杂志，1997（12）：726.

［71］庞爱军，李达，梁冰，等.胸腺切除术后发生纯红细胞再生障碍1例［J］.临床血液学杂志，1996（01）：45.

［72］李达阁，杨淑莲，梁冰，等.166例成人急性白血病未缓解病例临床分析［J］.白血病，1996（01）：55-56.

［73］赵金华，李秀云，梁冰，等.中药注射液为主治疗中风中脏腑的前瞻性观察［J］.中医杂志，1995（04）：226-227，196.

［74］王继亮，侯伟，梁冰，等.五味止血散治疗再生障碍性贫血并发消化道出血15例［J］.河北中医，1994（05）:4.

附
录

［75］李秀云，李文英，梁冰 . 通窍活血汤合丹参注射液为主治疗中风中脏腑疗效分析［J］. 黑龙江中医药, 1993（05）: 19-20.

［76］孙玉桃，张丽娜，梁冰，等 .VDCP 方案治疗急性淋巴细胞白血病 15 例临床观察［J］. 新医学, 1993（05）: 257.

［77］孟智宏，刘大功，梁冰，等 .43 例再生障碍性贫血舌血细胞灌注量检测分析［J］. 陕西中医, 1992（12）: 560.

［78］孟智宏，刘大功，梁冰，等 .43 例再生障碍性贫血舌色测定研究［J］. 天津中医, 1992（04）: 41-42.

［79］孟智宏，刘大功，梁冰，等 .137 例再生障碍性贫血病人舌象的临床视察［J］. 天津中医, 1992（02）: 30-32.

［80］孙玉桃，梁冰 . 辨证治疗重度再生障碍性贫血发热 60 例［J］. 陕西中医, 1991（02）: 57-58.

［81］孙玉桃，梁冰 . 严重性再生障碍性贫血发热的辨证施治——附 52 例临床分析［J］. 河北中医, 1990（06）: 1-2.

［82］查冠林，田洪波，梁冰，等 . 再生障碍性贫血合并妊娠患者的自身胎肝治疗［J］. 河北医药, 1990（04）: 205-206.

［83］赵同鼐，鲁同红，梁冰 .IgDK 型多发性骨髓瘤 1 例报告［J］. 医学理论与实践, 1990（04）: 36-37.

［84］梁冰，查冠林 . 再生障碍性贫血发病机理与临床治疗的关系（附 35 例临床报告）［J］. 医学理论与实践, 1990（03）: 11-12.

［85］李达，梁冰 . 急性白血病长期生存 8 例报告［J］. 医学理论与实践, 1990（02）: 27-28.

［86］查冠林，田洪波，梁冰，等 . 血液病并妊娠自身胎

肝治疗及回顾分析［J］.临床医学，1990（01）：45-46.

2. 发表于学术会议的论文

［1］李达，葛志红，吴顺杰，等.白血康为主治疗难治性复发急性髓系白血病12例临床分析［C］//中国中西医结合学会血液学专业委员会.第六届全国中西医结合血液病学术会议论文汇编.北京：中国中西医结合学会血液学专业委员会，2002：1.

［2］杨淑莲，梁冰，闫金玉，等.中药并雄激素治疗急性再障88例临床研究［C］//中华医学会血液学分会.中华医学会第八次全国血液学学术会议论文汇编.北京：中华医学会血液学分会，2004：1.

［3］杨淑莲，梁冰，闫金玉，等.中药并雄激素治疗急性再障88例临床研究［C］//中国中西医结合血液学专业委员会.第七届全国中西医结合血液病学术会议论文集.北京：中国中西医结合血液学专业委员会，2004：3.

［4］江志生，李达，梁冰，等.晚期多发性骨髓瘤伴骨髓纤维化自体外周血干细胞移植一例［C］//中华医学会浙江分会.The Proceedings of the 10th Congress of Asian-Pacific Bone Marrow Transplantation.杭州：中华医学会浙江分会，2005：2.

［5］梁冰.安脑片治疗慢性骨髓增殖性疾病的初步临床观察［C］//中国中西医结合学会血液学专业委员会.全国中西医结合血液学学术会议论文汇编.北京：中国中西医结合学会血液学专业委员会，2010：2.

［6］李达，苏冬青，梁冰，等.调肝扶脾方治疗激素依赖性特发性血小板减少性紫癜临床分析［C］//浙江省中医药

学会.2011年浙江省中医药学会血液病分会学术年会暨国家中医临床研究基地血液病研究2011高峰论坛暨国家级继续教育中西医结合血液病新进展学习班文集.杭州：浙江省中医药学会，2011：2.

［7］吴建伟，梁冰.梁冰教授治疗阵发性睡眠性血红蛋白尿（PNH）经验介绍［C］//中华中医药学会.中华中医药学会第二届岐黄论坛——血液病中医药防治分论坛论文集.北京：中华中医药学会血液病分会，2014：3.

［8］代喜平，李玲，梁冰，等.参芪四物汤结合分期辨证治疗慢性再生障碍性贫血30例［C］//中华中医药学会.中华中医药学会第二届岐黄论坛——血液病中医药防治分论坛论文集.北京：中华中医药学会血液病分会，2014：4.

3. 著作

1.梁冰，葛志红.血液科专病中医临床诊治［M］.北京：人民卫生出版社，2000.

2.梁冰，葛志红.血液科专病中医临床诊治.2版.北京：人民卫生出版社，2005.

3.梁冰，李达.血液病.北京：人民卫生出版社，2006.

4.黄振翘，梁冰.实用中医血液病学.上海：上海科学技术出版社，2005.

师承教育

1.李达，第二批全国名老中医梁冰学术继承人（介绍略）。

2. 周红，女，1960 年 1 月生，1984 年毕业于江西中医学院（现更名江西中医药大学），获学士学位，2006 年于广州中医药大学获硕士学位。广州中医药大学教授、硕士生导师，新南方基金优秀教师，广东省中医院主任中医师。第三批全国名老中医梁冰学术继承人，广东省优秀中医临床人才、中医药防治传染病临床人才。现任中国针灸学会腹针专业委员会委员，广东省中医药学会热病专业委员会副主任委员，广东省中西医结合专业委员会常委，广东省中西医结合学会灾害医学专业委员会委员、灾害医学专业委员会化学伤害救治专家委员会常委，广东省医师协会急诊医师分会委员会委员。主持省部级、厅局级课题 8 项，参与国家级、省部级课题 8 项，以第一作者或通讯作者公开发表学术论文 50 多篇，获得广州中医药大学科技成果一等奖 3 项。主编《中西医结合急诊急救实训教程》，副主编《中医急重症学》《中西医结合妇科学 PBL 教材（教师版）》《中西医结合 PBL（学生版）》《中西医结合急诊内科学》4 部教材，参编 8 本教材及专著。主要研究方向为中医药防治血液肿瘤疾病和急性呼吸道疾病。

师从梁冰教授期间，撰写了跟师医案 90 个、跟师心得 12 篇，公开发表跟师论文 5 篇，进行了"梁氏凉血解毒汤治疗重型再生障碍性贫血作用机制的临床研究"，探讨了梁冰教授之经验方凉血解毒汤治疗重型再生障碍性贫血的临床疗效及作用机制。

3. 胡永珍，副主任医师，留日博士，广东省医师协会血液科分会委员，广东省药学会血液科用药专家委员会委员，中国民族医药学会血液病分会委员；广东省首批师承项目跟师梁冰教授。

擅长血液系统疾病的中医、中西医结合治疗。尤其是运用中医经典方药，治疗各类淋巴瘤、骨髓瘤、急慢性白血病、骨髓增生异常综合征、骨髓纤维化、贫血等血液系统疾病。

4. 李琤，广东省首批师承项目跟师梁冰教授（介绍略）。

参考资料

［1］黄帝内经素问［M］.北京：人民卫生出版社，1963.

［2］黄帝内经灵枢［M］.北京：人民卫生出版社，2005.

［3］张仲景.伤寒论［M］.上海：上海人民出版社.1964.

［4］张仲景.金匮要略［M］.上海：上海人民出版社.1963.

［5］秦越人.难经［M］.北京：人民卫生出版社，1979.

［6］魏之琇.柳州医话［M］.北京：中国中医药出版社，1997.

［7］汪昂.医方集解［M］.北京：中国中医药出版社，1999.

［8］韩保升.蜀本草［M］.合肥：安徽科学技术出版社，2005.

［9］严用和.济生方［M］.北京：人民卫生出版社，1980.

［10］孙思邈.备急千金要方［M］.北京：人民卫生出版社，1982.

［11］吴谦.医宗金鉴［M］.北京：人民卫生出版社，1963.

［12］王清任.医林改错［M］.北京.人民卫生出版社，1991.

［13］张介宾.景岳全书［M］.上海：上海卫生出版社，1957.

［14］刘完素.素问玄机原病式［M］.北京：人民卫生出版社.2005.

［15］巢元方.诸病源候论［M］.北京：人民卫生出版社，1955.

［16］李时珍.本草纲目［M］.北京：人民卫生出版社，2002.

［17］太平惠民和剂局.太平惠民和剂局方［M］.北京：人民卫生出版
社，2007.

［18］唐容川.血证论［M］.北京：中国中医药出版社，1996.

［19］张子和.儒门事亲［M］.上海：上海科学技术出版社，1963.

［20］李东垣．兰室秘藏［M］．北京：中医古籍出版社，1986.

［21］李东垣．内伤外感辨惑论［M］．北京：中国医药科技出版社，2011.

［22］朱丹溪．丹溪心法［M］．上海：上海科学技术出版社，1959.

［23］朱丹溪．格致余论［M］．北京：人民卫生出版社，1956.

［24］张锡纯．医学衷中参西录［M］．北京：学苑出版社，2007.

［25］吴鞠通．温病条辨［M］．北京：中国中医药出版社.1999.

［26］王肯堂．证治准绳［M］．上海：上海科学技术出版社.1962.

［27］成无己．注解伤寒论［M］．北京：人民卫生出版社，1963.

［28］陈言．三因极一病证方论［M］．北京：人民卫生出版社，1957.

［29］黄振翘，梁冰，陈信义，等．实用中医血液病学［M］．上海：上海科学技术出版社，2005.

［30］周仲瑛．中医内科学［M］．北京：中国医药科技出版社，2007.

［31］张之南，沈悌．血液病诊断及疗效评价标准［M］．北京：科学出版社，2007.

［32］陈信义，麻柔，李冬云．规范常见血液病中医病名建议［J］．中国中西医结合杂志，2009，29（11）：1040-1041.

［33］梁冰．中药为主治疗急性再生障碍性贫血［J］．中医杂志，1986，27（5）：28.

［34］梁冰，高国和，王继亮，等．中西医结合治疗再生障碍性贫血60例观察［J］．中西医结合杂志.1983：3（2）：95-97.

［35］梁冰，李贞祥．近年来再生障碍性贫血的中医中药治疗［J］．河北中医，1985（01）.

［36］查冠林，梁冰，田洪波．干细胞培养技术研究急性再生障碍性贫血发病机理［J］．中华医学杂志，1989，69（8）：453.

［37］杨淑莲，张文艺，王东侠，等．凉血解毒汤治疗急性再生障碍性贫

血的机制探讨［J］.中医杂志，2007，48（3）：230-231.

［38］胡永珍，李达.凉血解毒汤对再障小鼠骨髓免疫紊乱的调控［J］.
辽宁中医杂志，2009，36（2）：298-299.

［39］梁冰，胡晓梅，李达，等.中药缓解嗜酸性筋膜炎合并再生障碍性
贫血1例［J］.中医杂志，2000，41（1）：84.

［40］蒋群，李玎，李达.梁冰辨治溶血性贫血经验［J］.中华中医药杂
志，2017，32（04）：1577-1579.

［41］林双，梁冰，代喜平.梁冰教授治疗慢性淋巴细胞白血病临床经验
［J］.四川中医.2017，35（2）：8-10.

［42］李玎，李达.梁冰老中医诊治多发性骨髓瘤经验拾遗［J］.中华中
医药杂志，2013，28（7）：2023-2025.

［43］梁冰.偶然治验的启示［J］.中医杂志，1992，33（8）：15-16.

［44］葛志红，李达.血液科专病中医临床诊治［M］.3版.北京：人民
卫生出版社，2013.

［45］黄兆胜.中药学［M］.北京：人民卫生出版社，2002.

［46］国家中医药管理局《中华本草》编委会.中华本草（第8册）［M］.
上海：上海科学技术出版社，1999.

［47］南京中医药大学.中药大辞典［M］.2版.上海：上海科学技术出
版社，2006.

［48］梁冰.整体观念个体化是血液病治疗的重要法则［J］.中医杂志，
1998，39（8）：495-497.

［49］李玎，李达.梁冰教授因地制宜辨治慢性再生障碍性贫血经验
［J］.中华中医药杂志，2014，29（10）：3122-3124.

［50］胡琦，郭平.四物汤补血机制研究进展［J］.山东中医杂志，
2017，36（09）：819-821.

［51］李达，陈瑶.梁冰教授运用中成药巧治疑难血液病经验简介［J］.

参考资料

新中医，2012，44（06）：198-199.

［52］梁冰，李贞祥.近年来再生障碍性贫血的中医中药治疗［J］.河北中医，1985（01）：38-40.

［53］赵兵兵，李涛，闫咏梅.红景天苷及其苷元酪醇抗炎作用研究进展［J］.转化医学电子杂志，2018，5（08）：55-58.

［54］邹文俊，刘芳，吴建明，等.地榆总皂苷促造血细胞增殖效应研究［J］.中草药，2012，43（05）：929-933.

［55］吴英魁.三七对小鼠血液系统药理活性的探讨［J］.中国民康医学，2016，28（14）：42-47.